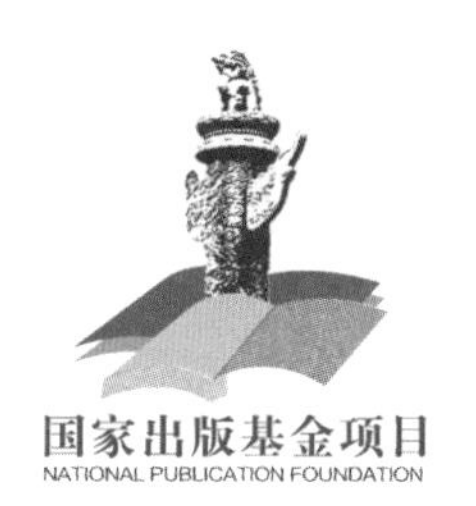

基于器官系统的 PBL 案例

PBL 教师培训手册及指南

丛书主编　边军辉
丛书副主编　林常敏　陈海滨　张忠芳　辛　岗
丛书秘书　孙绮思　洪　舒
分册主编　张忠芳　辛　岗
编　　委　（按姓名汉语拼音排序）
边军辉　陈海滨
陈雪婷　丁倩杭
归　航　何日华
黄天华　林常敏
吴　丹　吴丽萍
辛　岗　杨棉华
张　军　张忠芳
周浩锋

北京大学医学出版社

PBL JIAOSHI PEIXUN SHOUCE JI ZHINAN

图书在版编目（CIP）数据

PBL 教师培训手册及指南 / 张忠芳，辛岗主编 . —
北京：北京大学医学出版社，2020.8
（基于器官系统的 PBL 案例丛书 / 边军辉主编）
ISBN 978-7-5659-2208-4

Ⅰ . ① P… Ⅱ . ①张… ②辛… Ⅲ . ①临床医学—师资培训—手册 Ⅳ . ① R4-62

中国版本图书馆 CIP 数据核字 (2020) 第 108272 号

PBL 教师培训手册及指南

分册主编：张忠芳　辛　岗
出版发行：北京大学医学出版社
地　　址：（100083）北京市海淀区学院路 38 号　北京大学医学部院内
电　　话：发行部 010-82802230；图书邮购 010-82802495
网　　址：http：//www.pumpress.com.cn
E-mail：booksale@bjmu.edu.cn
印　　刷：北京信彩瑞禾印刷厂
经　　销：新华书店
责任编辑：赵　欣　　责任校对：靳新强　　责任印制：李　啸
开　　本：787 mm × 1092 mm　1/16　　印张：19　　字数：389 千字
版　　次：2020 年 8 月第 1 版　2020 年 8 月第 1 次印刷
书　　号：ISBN 978-7-5659-2208-4
定　　价：139.00 元

丛书序

现代医学教育伴随着医学科学的发展和人类认知理论的进步而快速发展。在医学教育领域，教育学对人的学习和认知发展的研究理论——行为主义、认知主义和建构主义理论一直影响着医学教育的过程和结果。

近年来，医学教育改革基于医学学科的发展和教育学的进步，方兴未艾，如火如荼。医学教育从之前的以学科为中心的模式，逐渐转变为以器官系统为中心的模式，这已成为新时代医学教育改革的标志之一。似乎在“时髦”的词语中，医学教育中唯以器官系统为中心才能称之为“医学教育改革”。然而，我们应该清楚地认识到，医学知识的呈现方式以及学生获取并掌握知识的多少和质量，其实并无直接的关联，知识的构建方式才是更重要的过程。

所谓的以学科为中心的课程体系和以器官系统为中心的课程体系均属于知识的呈现方式，所不同的主要在于呈现的角度而已。讨论式教学和案例互动教学则是从学生知识构建的角度出发，着眼于学生知识体系的搭建，这才是未来学生构建自主学习、主动学习和终身学习能力的基础。优化知识的呈现体系，同时加强知识构建体系的改革，才能从知识和能力的层面上帮助学生构建起“网格化”（可以理解为以学科为中心课程的横向模式与以器官系统为中心的纵向模式基础上的整合交叉）的理论和实践知识体系。PBL 正是在知识呈现体系基础上，针对知识构建的教学改革，显然是有利于学生的成长和知识的融会贯通。

PBL 案例的最高境界是来源于临床实践，并加以整理完善。其中包含了建构主义理论指导下的教育思想和理念，包含了结果导向的教育设计，包含了胜任力的目标要求。其在医学教育教学中的重要价值不可小觑。

由于医学科学的复杂性，以何种方式高效率、高水平地传递知识并使学生掌握和应用于医疗实践显得至关重要。

多年来，汕头大学医学院采用多种方式培训 PBL 导师，导师们将经验总结成案例，并加以细致打磨，形成独具特色的 PBL 案例集，着实为已经非常活跃的医学教育领域增加了新的素材；更主要的是，为医学生的学习提供了源于临床实践，同时又升华至理论高度的案例资源，尤其值得欣慰；此外，也为高校教师理解 PBL 和使用 PBL 进行互动式教育，提供了很好的借鉴。

我高兴地推荐本案例丛书，并乐意一起学习，进一步推动医学教育领域的学习革命。

王维民

北京大学医学部副主任

全国医学教育发展中心常务副主任

2020.6.30

丛书前言

2005年的一天，温家宝总理看望了著名物理学家钱学森，与他谈到教育问题时，钱先生说：“这么多年培养的学生，还没有哪一个的学术成就能够跟民国时期培养的大师相比。为什么我们的学校总是培养不出杰出的人才？”这就是广为人知的“钱学森之问”。这一问题本身就十分重要，因为在日益全球化的今天，国家之间的竞争是杰出人才之间的竞争，说到底就是各国教育质量之间的竞争。因此，找到解决这一问题的有效方法更为关键，这关系到民族的前途和命运。

从2002年起，汕头大学医学院就开始实行医学教育的大胆改革，率先打破传统医学学科间的界限，建立了以人体器官系统为基础的整合课程体系。经过多年的实践，这一代表“以学生为中心”现代教育理念的措施和成效在2009年获得了教育部临床医学专业认证专家的认可。学院师生更是再接再厉，在全英文授课的医学教育在国内普遍前途惨淡的背景下，创建全英文授课班，引入美国执业医师资格考试（United States Medical Licensing Examination，USMLE），有效地扩大教育国际化的规模，在病理、临床技能、教师培训等领域创新，于2014年获得国家级教育成果一等奖。

中国的教育必须通过改革才能摆脱“钱学森之问”的局面。随着科技日渐进步和知识更新步伐的加快，学生了解和记忆知识已经不再是教育所追求的目标。培养具有深度学习、提出和解决问题能力，兼具岗位胜任力和创新能力的学生才是现代教育的宗旨。学校必须放弃将毕业生的知识水平、考试成绩作为衡量教育产出的一贯做法，而要将教育的长远效果——毕业生的潜力、职业素质和终身学习能力——作为最准确的衡量标准。因为前者是技术学校的目标，而后者才是能培养出大师的高水平大学的目标。

汕头大学医学院决心举办“主动学习班”，吸取国外先进医学院校（如加拿大 McMaster 大学）的成功经验，让医学生能有机会选择问题导向学习（problem-based learning，PBL）方式，在教师的辅导下，利用生活及临床的情景作为案例进行深度学习，培养学生自主学习、独立分析、有效沟通能力和团队精神。新教学大楼配备的符合 PBL 理念的优质设施也为这一教育改革措施的成功奠定了基础。

据我所知，在中国的医学院校中这是个创举。首先我必须感谢拥有“国家教育兴亡，你我匹夫有责”勇气和专业精神的各位同事，也特别感谢在亚太地区推广 PBL 理念和实践多年、获得同行尊重的关超然教授为我们把脉和指导。我更要感谢那些愿意加入“主动学习班”的同学，因为他们将为中国医学教育的发展提供最直接的数据和宝贵的经验。

即使在国外，PBL 案例也是每个学校的“传家宝”，轻易不肯示人，也因为大家对 PBL 案例的认知是，一旦传到学生手中，案例将失去教学功能。PBL 案例如此“难产”，如此宝贵，基于器官系统模块的 PBL 案例集更是稀罕，我们该如何珍藏这批“宝贝”呢？受关超然教授撰写的案例编写著作——《问题导向学习（PBL）平台之建构——案例设计、撰写技巧、参考实例与审核机制》大受欢迎的启发，核心小组讨论后决定：我们公开分享它们。

——“汕头大学是中国教育试验田。”
——“汕头大学医学院应该为中国的医学教育发展贡献她的力量。”
这是汕头大学的使命，也是我们给主动学习班学生做的最好的榜样。

“钱学森之问”是个重要问题。令人振奋的是，汕医师生将通过“问题导向学习”，为破解这一问题找到有效的解决办法。

边军辉

汕头大学医学院原执行院长

丛书编写思路

汕头大学一直致力于引入国际先进的教育理念和教学模式，被誉为“中国教育改革试验田”。在医学教育方面，继 2002 年打破传统基于学科的课程模式后，汕头大学医学院（以下简称汕医）没有停下探索的脚步，在人才培养模式上又提出新的问题：中国医学生是否可以打破传统“填鸭式”教育模式，推行“问题导向学习”模式？为此，汕医人进行了 10 余年的准备，最后于 2015 年开设“主动学习班”。在这个过程中，汕医聘请了关超然教授为资深教育顾问，协助构建了完善的 PBL 导师培训流程和管理制度，先后培养了 100 多位 PBL 带教小组老师，也产生了一批高质量的 PBL 案例。随着主动学习班课程的推进，每个模块都开发了与课程相应的 PBL 案例，以上努力为“主动学习”理念的实践奠定了基础。在实践过程中，师生的教与学理念发生了巨大变化，感受到“主动学习”的巨大魅力。

我在一个偶然的机会与后来任本丛书责任编辑的赵欣主任谈起，由此产生了组织这套“基于器官系统的 PBL 案例丛书”的想法。这个想法很快得到模块负责人毫无保留的支持。他们还从使用者的角度，提出在一部分案例后加入 PBL 带教前、带教后会议记录以及学生使用反馈、使用结果。通过参与带教会议老师畅所欲言的“絮叨”，使不熟悉 PBL 模式的教师拿到书后，也可以没有任何障碍地组织教师、学生使用这些案例，少走我们走过的弯路，躲过实施 PBL 过程中的“坑”。通过“PBL 课后学生对案例的反馈”，读者可以跳出教师视野的局限性，审视学生视角下课程的实施效果及学生的学习感受，这在传统教学模式中常被我们忽略，但将是改革医学教育的一个重要抓手。模块负责人的支持给了我们莫大的信心，要知道，撰写一个好的 PBL 案例有时候需要几个月甚至数年的打磨，而且，案例出版后，模块负责人很可能需要重新组织新案例供学生使用，所以，模块负责人、各个案例作者们的这个决定是非常慷慨而且富于奉献精神的，这何尝不是汕医精神呢！

经过十几年的探索和实践，器官系统整合模块课程体系逐步完善。本书第二～五册（注：册序见封底）是基于课程整合后形成的10个课程模块的PBL案例，模块排列顺序基本与学生学习顺序相同。其中，大部分案例都是临床常见病、多发病，但也有少量是罕见病，目的在于匹配课程模块具体的学习目标，还可让学生看到他们在教科书、考核中都不会遇到的疾病，以及这些罕见病患者和家庭的境遇。第六册是学生版案例合集，设计这一册的初衷是使读者，不论是教师还是学生，都可以在课前撕下当天讨论的一幕，而不会透露后面剧幕的剧情。第一册是PBL理念和教师培训，将汕医在主动学习实验班建立初始如何为老师们引入全新的教学理念，如何一步步将老师们从新手培训成能够熟练将此理念贯穿教学全程的过程，一一用文字描述出来。而丛书所配套的视频教程，则是将PBL理念、实施过程、评价方式精心表现出来，丰富了理念和实操的传达维度。

如果说PBL案例集是汕医领导层、培训者、全体教师努力的结晶，那么，丛书整理过程中“主动学习班”学生编委的加入则是水到渠成的，是这个人才培养模式必然的结果。从“主动学习班”建立第一天起，时任执行院长边军辉教授即提出“为每一个学生提供用脑、用手、用口、用心的机会”的理念。对于主动学习班的学生，老师们的共识是抓住各种可能的机会让学生参与教与学的所有过程，在实践中培养学生终身学习、团队合作、领导力等岗位胜任力。为此，丛书编写过程中我们邀请了2015和2016级主动学习班学生加入，学生编委的主要任务是整理他们学习过的案例学习目标、从学生角度进行案例评价和书写使用感想。类似这样的实践模式在主动学习班非常常见，在这样的实践活动中，我们与学生既是师生关系，也是同事关系，我们会教学生怎么做、给他们反馈，但同时也不断征求他们的意见，把学生当成工作伙伴，信任他们的能力，鼓励他们成长。在这样的模式中，学生的成长和蜕变是显而易见的，这又不断推动我们纳入更多学生与我们共同工作，因此，在丛书编写后期，学生团队不但进行了格式、文字、标点符号等最后的校对修改，有些新案例甚至请2015级学生团队修改，而他们的表现甚至不比老师逊色。本丛书最后的工作是视频拍摄，也是由老师定下模式和主题，由学生挑选案例、编写剧本。总之，对于主动学习班的学生，我们老师共同的看法就是：“活交给他们，我们非常放心”；或者换一句我们经常说的：“这是一批拿得出手的学生”——用时髦的医学教育术语，叫置信职业行为（entrustable professional activities，EPAs）。作为老师，我们是骄傲而自豪的，有时候也惭愧，因为和他们共同成长的过程中，我们也常常感觉到自己的不足，从学生身上也学习到很多，他们也是我们的良师益友。

本案例丛书的编写已经到了最后阶段，即将接受各位教育专家、学者、老师、同学们的审阅，想到此，内心难免忐忑。但再回想，无论是 PBL 理念还是主动学习班设立的初衷，我们一直强调“终身学习”“在反馈与反思中成长”，因此，无论未来来自于读者的评价是褒是贬，对我们而言，都是成长的过程；如果这些案例以及“主动学习”理念和人才培养模式的探索，能够引起使用者对医学教育现状、教育理念和教学方法的思考，那我们的目的就实现了；如果读者能再有温和或犀利的批评，那就远远超过我们的预期了。

最后再次感谢边军辉教授、关超然教授将 PBL 和主动学习的种子带到汕医，感谢本丛书的主编团队、各分册主编、各个模块负责人、案例作者们，还有孙绮思、洪舒两位丛书秘书，以及所有参与其中的主动学习班同学在本丛书编撰过程中付出的辛勤劳动。2015 年，我们因为“主动学习”这个共同的目标聚在一起，我们用人才培养结果达到一个个教育里程碑，未来，我们还将继续为这个目标共同努力，为“钱学森之问”提供行之有效的答案。

林常敏

汕头大学医学院

目录

第一章
成果导向教育与问题导向学习

张忠芳

问题导向学习（problem-based learning，PBL）强调让学生在一个与实际情形近似的专业背景中学习基础和临床医学的相关知识，并以小组讨论和自我指导性学习的方式，在教师引导下，通过对问题的不断探讨，培养学生未来发展所需的核心能力。这一点与成果导向教育理念完美契合。因此，在本系列丛书的第一册第一章，我们首先简单介绍成果导向教育。

一、什么是成果导向教育

成果导向教育（outcome-based education，OBE）是一种以学生的学习成果（learning outcomes，LOs）为聚焦点的教育模式。OBE 要求教育系统的运转要围绕着所有学生能够成功学习这一目标来展开。OBE 强调的是学生的学习产出，是教育的结果，而非过程。也就是说，是教育的结果决定了教育过程，而不是教育过程决定教育结果。例如，临床医学专业的培养目标是合格的临床医生，在 OBE 模式中，教育的成果被清晰界定，并依此确定课程内容和组织安排、教学方法和策略、教学进度表等。OBE 还为课程评价提供了框架。这意味着首先要有一个清晰的蓝图，把对培养学生能力至关重要的要素都勾勒出来，而后再进行课程的组织、教学和评价策略的选择，以确保有效学习最终能够发生。而评价就是不断检测目标的达成情况。

因此，OBE 的关键是确定一套清晰的学习成果，从而使教育系统的所有环节都聚焦于此。而后就是尽一切努力创造系统条件，鼓励并确保所有学生都能够达成学习成果。

在进行成果导向的课程设计时，要遵循“向下设计”或“反向设计”的原则（图 1-1）。即首先依据社会需求确定专业培养目标，并在此基础上制订专业学习成果（也就是该专业毕业生的能力要求）；而后确定达成这些教育成果所需的课程体系框架。每门课程的大纲中都要明确描述课程结束时预期的学习成果，而且这些课程的学习成果都要对标专业培养目标和专业学习成果，从而形成完整的专业能力培养框架。

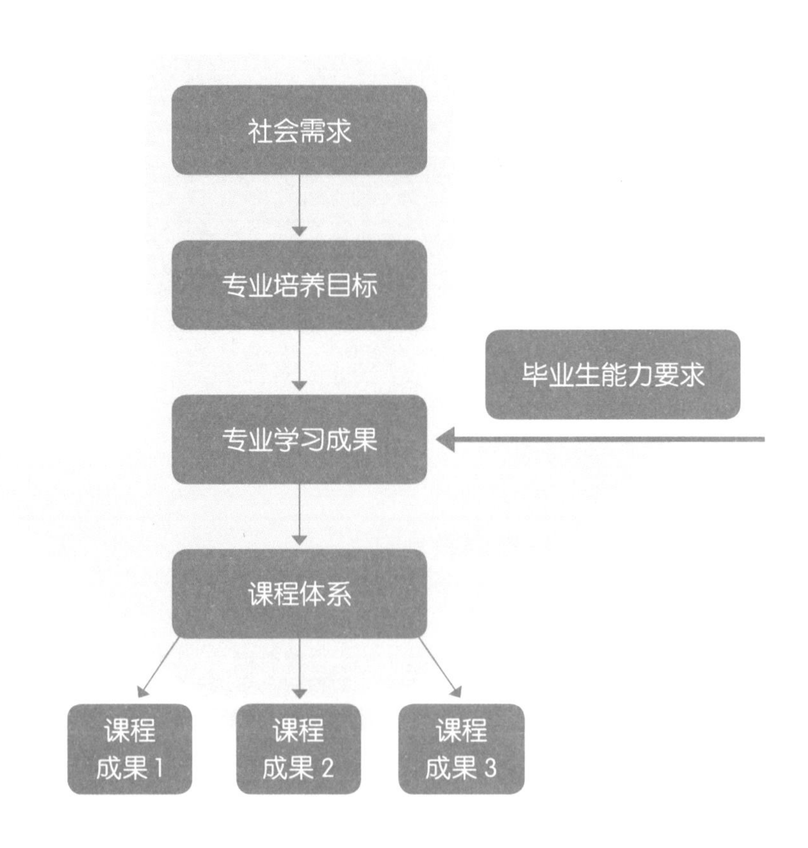

图 1-1 成果导向课程的设计流程

为什么我们提倡成果导向的教育模式呢？主要有以下几个原因。

第一，从学生角度出发，OBE 能够为学生展示清晰的蓝图，帮助学生将学习动机和学习策略相统一，使学生更加明确自己的学习目的，从而制订适当的学习计划，设定更高的学习目标。每次学习经历都有明确的目标，每个目标的实现都是朝着成果的达成迈进了一步，从而激励学生更加努力地学习。

第二，对于教师来说，OBE 可以帮助教师将教学策略与学生的学习目标相统一，使教师能够关注学生的进步，并采用更恰当的评价方式，从而更真实地反映学生的实际能力（例如，如果要考核学生解决问题的能力，就让学生在模拟情景或真实环境中应对实际问题，而不仅仅是笔试答题）。

第三，OBE 要求学生把他们了解、熟悉和掌握的知识和技能展示出来，这些可以展示出来的就是他们的学习成果，换句话说，学生的学习成果必须是可以观察、能够衡量的。

第四，OBE 强调个性化的评定，强调学生个人的进步，而不是在竞争性排名中的位置。教师要准确掌握学生的学习状态并及时调整教学策略。

第五，OBE 强调以能力为本。教育应该赋予学生适应未来生活的能力，在设定教育目标时要列出具体的核心能力，每一个核心能力都有明确的要求，每个要求则对应着相应的课程。因此，OBE 要求学校和教师要首先明确学生预期的学习成果，然后配合个性化的学习要求，让学生在学习过程中不断进行自我挑战，向更高的目标努力。

OBE 强调四个核心问题：

1. 我们打算让学生学什么？

这是教学内容的选择；在海量信息充斥、注意力越来越稀缺的时代，选择合适的学习内容变得越来越重要。

2. 我们为什么要让学生学习这些内容？

这就涉及学生学习后，要达到怎样的成效，学习后学生发生了哪些行为的改变，会做什么事，也就是预期的学习成果。

3. 我们怎样帮助学生学习这些内容，才能达到这样的成果呢？

这涉及教学策略的选择。如果我们希望培养学生的沟通能力，那就不能只是在课堂上给学生讲理论，而是要给他们提供机会进行练习，在实践中去学习。

4. 我们怎么才能知道学生已经学习到，或者说，我们怎样判断学生是否已经达到了预期的目标，实现了预期的学习成果呢？

这是教育评价的问题。成果导向的评价关注的不是学生记住了多少理论知识，记住了多少干巴巴的数字；而是关注他们把知道的、理解的和记忆的内容展示出来，用于解决实际问题。

成果导向教育与传统教育截然不同的地方，就是相信所有学生都能够成功地学习，但不是以同样的方式、在同一个时间成功。传统教育中，教学严格按照固定的流程进行，在统一的教学时间，教授同样的教学内容，使用同样的教学方式，在一个少则几十人、多则几百人的教室里，期望所有学生能够同步学习，并取得同样的成绩。这些学生就像是流水线上的产品，按一个标准、在一个模具中被“制造”出来。到底有多少是真正合格的呢？行政部门关注的，是老师是否按照教学进程上课，授课内容是否符合教学大纲；学生的成绩是否正态分布，不及格率是否在“合理”范围内，等等。而老师们关注的，则是“按照教学大纲，完成了教学管理部门指定的教学任务”。学生们关心的，是老师教的东西哪些考、哪些不考，考试能不能及格，可以拿几个学分。至于学生读大学到底应该获得什么样的能力，也就是“学生的学习成果”，却没有得到应有的重视。

除此之外，成果导向教育模式与传统教育相比还有很多不同。传统教育更多的是强调学科的系统性、完整性，强调教师的主导作用；而成果导向教育模式强调的是学生能力的达成。我们从以下几个方面对传统教育和成果导向教育模式进行比较，主要包括逻辑起点、课程进程、学习机会、学习目标、学习模式、学习方法、学习动力、知识体系、教学模式、教学策略、教学中心、教师作用、评价模式、评价目的、参照标准、成绩记载、毕业标准、学习成果、师生关系、成功属性共 20 个方面（表 1-1）。

近年来，成果导向教育理念也逐渐成为高校教育改革的重要指导原则。2018 年 1 月，教育部发布我国首个高等教育教学质量国家标准——《普通高等学校本科专业类教学质量国家标准》（简称《国标》）。《国标》主要突出了三大原则：一是突出学生中心，要求本科教育应注重激发学生的学习兴趣和潜能，创新形式、改革教法、强化实践，推

表 1-1　传统课程与成果导向教育课程的比较

内容	传统课程	OBE 课程
1. 逻辑起点	知识获取	知识运用
2. 课程进程	时间决定	成果决定
3. 学习机会	限定	扩展
4. 学习目标	通过考试	获得能力
5. 学习模式	竞争性学习，同伴间竞争	合作性学习，自我竞争
6. 学习方法	被动学习，记忆式	主动学习，转化式
7. 学习动力	考试驱动	成果导向，目标驱动
8. 知识体系	分割，课程单元彼此独立	整合，所有课程都与成果呼应
9. 教学模式	孤立；教师独立教学	协同性；密切沟通，共同目标是帮助学生达成学习成果
10. 教学策略	单向传递式	参与式
11. 教学中心	教师	学生

（续表）

12. 教师作用	主导性，教师决定教什么、怎么教	指导性，教师提供诊断性评价与反馈；帮助学生成功
13. 评价模式	终结性，注重结果	形成性，注重过程
14. 评价目的	等级比较；贴标签	学习成果达成程度，指出改进方向
15. 参照标准	统一标准，一刀切	自我参照
16. 成绩记载	平均成绩，累积	顶峰成绩
17. 毕业标准	规定时间的学分累积为准	学习成果为准
18. 学习成果	学分、证书	能力展示
19. 师生关系	师生目标不一致	协同；目标共享
20. 成功属性	差异性，优良及格，不同等级	包容性，每个学生都能成功

动本科教学从“教得好”向“学得好”转变。二是突出产出导向，要求本科教育应主动对接经济社会发展需求，特别强调要“科学合理设定人才培养目标，完善人才培养方案，优化课程设置，更新教学内容，切实提高人才培养的目标达成度、社会适应度、条件保障度、质保有效度和结果满意度”。三是突出持续改进，强调做好教学工作要建立学校质量保障体系，要把常态监测与定期评估有机结合，及时评价、及时反馈、持续改进，

推动教育质量不断提升。《国标》的三大原则正是成果导向教育的突出体现[1]。

我国的医学教育将教育成果的确定作为本科教育的基本要求。《中国本科医学教育标准—临床医学专业（2016 版）》中明确要求，“医学院校必须明确规定医学生毕业时应达到的预期教育成果或表现”，并“阐明学生与同伴、教师、医疗服务领域其他从业者、患者及家属相处时应有的恰当的行为方式”。其中，“教育结果是指学生在各阶段学习结束后所应具备的科学和学术、临床能力、健康与社会、职业素养四方面的要求”[2]。

二、预期学习成果

成果导向教育的核心要素是确定清晰的教育成果，并强调学习成果的高阶性和可衡量性。那么，到底什么是学习成果呢？按照 William Spady 的描述，学习成果是在学生完成一段重要的学习经历后，我们期望他们所能展示出来的能力。这里能力不是指态度或者心理状态等精神层面的内容，而是指学生把他们所知道和所学习到的内容运用到实践中的具体表现[3]，既包括可以呈现出来的能力，如具体的临床操作能力，也包括学生的作品，如学生拍摄的小视频、撰写的论文、医疗文件等。

预期学习成果（intended learning outcomes，ILOs）是学生完成某项学习后所能展示出来的能力。教育的不同阶段，预期学习成果不同。专业学习的成果是学生的“毕业”标准，课程学习成果则是课程的“结业”要求，是成功完成一门课程学习后必须达成的最低要求。

[1] 普通高等学校本科专业类教学质量国家标准. http://www.moe.gov.cn/jyb_xwfb/xw_fbh/moe_2069/xwfbh_2018n/xwfb_20180130/sfcl/201801/t20180130_325921.html

[2] 教育部临床医学专业认证工作委员会. 中国本科医学教育标准—临床医学专业（2016 版）. 北京：北京大学医学出版社，2017.

[3] Spady William. Outcome-based education: Critical issues and answers. Arlington, VA: American Association of School Administrators, 1994.

对于预期学习成果的清晰描述，需要包括以下几个要素：

（1）学习成果的执行者是学生，而非教师。

（2）学习成果是能够展示的，可以被考核、被衡量的。

（3）学习成果关注的是学生表现，而不是活动或者任务本身。

通常可以使用如下句式描述预期学习成果：

成功完成本专业 / 本课程学习后，学生将能够 + **行为动词** + 活动

专业水平的预期学习成果举例

例 1. 临床医学专业毕业生将能够全面、系统、正确地采集病史；规范地进行体格检查、病历书写；能形成初步判断，并能进行鉴别诊断，提出合理的治疗原则。

课程学习预期成果举例

例 1. 学习完人体生理学后，学生应该能够描述人体主要器官系统的功能，并从生理学角度解释器官功能障碍时机体的反应及典型临床表现。

例 2. 微生物免疫课程学习结束后，学生应该能够描述常见细菌、支原体、衣原体、立克次体、螺旋体、病毒、真菌的生物学特点、致病机制、免疫性、常见临床感染、微生物学实验室检查、控制、预防和治疗原则。

例 3. 儿科学课程学习结束后，学生应该能够分析并列举常见儿科疾病的病因，解释常见儿科疾病的发病机制，并根据儿科常见疾病的典型表现对患儿进行诊断及鉴别诊断。

撰写预期学习成果时要注意的几个因素：

1. 在描述专业成果和课程成果时，要注意“大概念”和“总原则”，而不要纠缠细节，细节应体现在目标中。

2. 学习成果应包括认知（知识）、心智运动（技能）和情感（态度、价值观）三个学习领域（图 1–2）。

3. 依据布鲁姆（Bloom）认知领域分类（图 1–3），学习成果应更多聚焦在高认知水平。

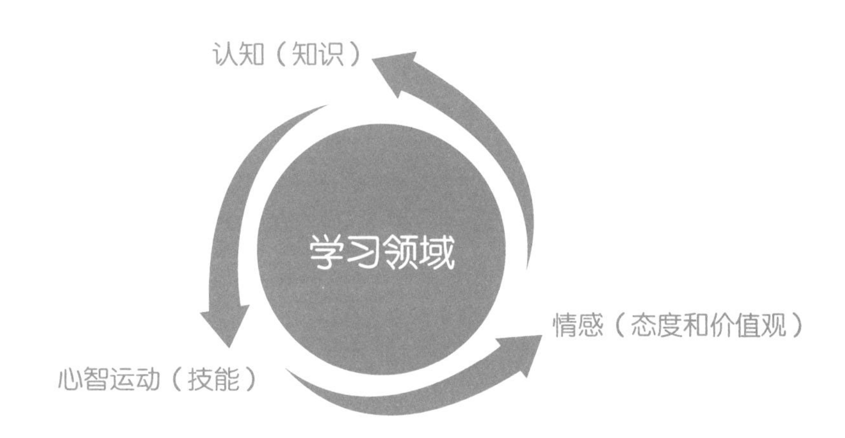

图 1–2　成果导向教育的学习领域

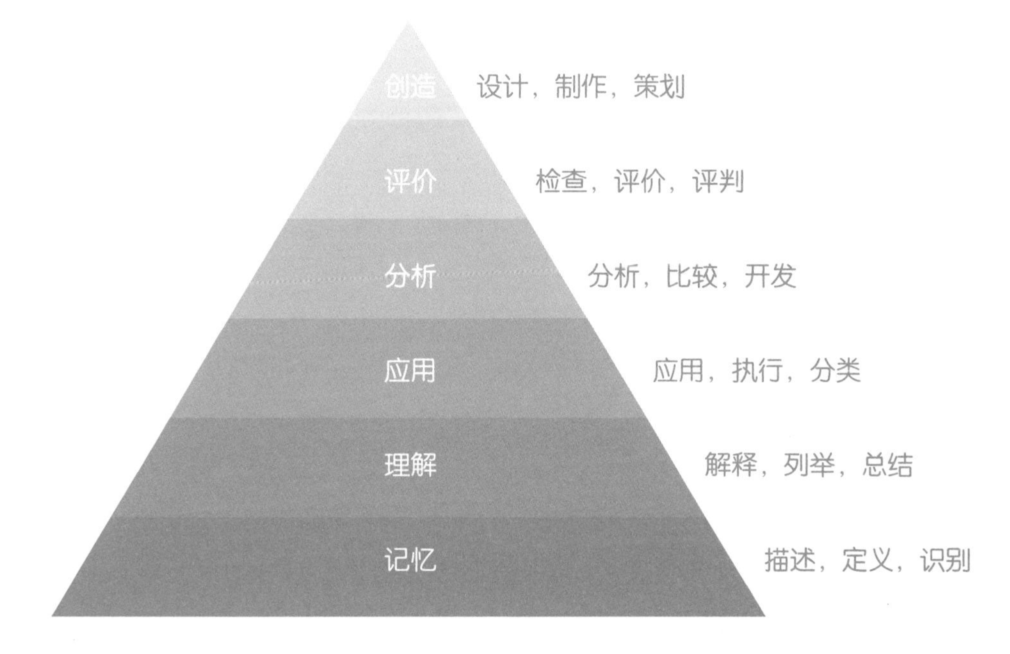

图 1–3　布鲁姆认知领域分类

4. 学习成果应符合SMART原则，即必须是具体的（specific）、可衡量的（measurable）、可实现的（attainable）、与成果相关的（relevant），以及有一定时限的（time-bound）。简单地说，就是包括谁、在什么时间、在哪里、做了什么、怎么做、做到什么程度。

5. 学习成果应使用具体的行为动词来描述（详见学习目标的撰写）。

三、成果导向学习目标的设定

有了预期的学习成果，如何才能实现呢？这就需要教师针对自己的每次课或者教学活动为学生设定具体的学习目标。学习成果通常是宽泛和综合的，而学习目标则是实现成果所需的具体行为。通常一个学习成果可能需要通过几个不同的学习目标才能实现，而一个学习目标也可以与不同的学习成果相关联。

成果导向教育的学习目标是为学生设定的，目的是促进学生的有效学习。学习目标描述的是学生完成一段学习经历后能够做到的具体的事情。撰写成果导向学习目标时，可以遵循ABCD法则[4]。即要包括明确的对象（audience，A），也就是学生；明确的行为（behavior，B）描述，使用可观察、可衡量的动词；明确的条件（condition，C），如学习时间、案例、设备等；还要包括明确的学习深度（depth，D），例如是知识的记忆或是应用，还是知识的整合创新等。

---

[4] Heinich R. Instructional media and technologies for learning. 6th ed. Colambia: Prentice Hall, 2002.

通常使用以下句式来表述学习目标：

本课程结束后，学生应该能够 + **行为动词** + 活动

例如，儿科学课程中，小儿病史采集和体格检查床旁教学课（3 学时）的学习目标如下：

本课程结束后，学生应该能够

（1）描述小儿病史采集的内容；

（2）在床旁进行小儿病史采集，病史采集过程中能注意医患沟通；

（3）说明不同年龄段体格检查的注意事项；

（4）根据小儿病史采集情况，对患儿进行重点部位的体格检查，体格检查过程中能体现人文关怀；

（5）分小组在床旁进行一例儿科常见疾病的病史采集和体格检查后，总结并分析病例特点，分析辅助检查结果，提出初步诊断及鉴别诊断，制订合理的诊疗计划；

（6）根据采集的病史、体格检查的情况，结合辅助检查的结果，书写一份完整的大病历。

与学习成果的描述一样，成果导向学习目标的描述也必须遵循“SMART”原则，也就是说，目标必须是具体的（specific）、可衡量的（measurable）、可实现的（attainable）、与成果相关的（relevant）、有一定时限的（time-bounded）。

撰写目标时的另一个原则是要遵循布鲁姆认知领域分类模型（图 1-3）[5]。依据这个分类模型，不同的认知层级反映不同的能力表现，可以使用不同的行为动词来表述。例如，对知识的理解、记忆，可以分别使用“解释”和“描述”等行为动词进行表述，这样的目标，往往通过简单记忆就能够实现。而如果学习目标是对基本原理的深度理解和应用，就要使用“展示”“构建”等词语，此时单纯的简单记忆就不够用，还需要学生能够将知识进一步加工，用自己的语言或其他方式呈现出来。临床实践中，医生接诊患者时，首先要对患者的病情进行分析，再根据自己的经验对患者的情况进行评价和判断，形成临床决策（创造）。这些过程所涉及的都是高层级认知能力。因此我们在进行目标设定时，如果过多地设定在记忆和理解层面，就会导致学生死记硬背；而如果目标的设定更多围绕着高层级认知能力，则会促进学生思考，培养学生的临床思维，有利于学生的深度学习。

下面我们来比较两个不同层级的学习目标。

例 1.“学生能够描述心力衰竭患者的临床表现，列举常见的辅助检查、诊断标准及治疗原则”。

这样的目标，看上去是临床的内容，但实际上要求的是学生能够记住这些内容，能够口头描述或是写出来就可以，并不需要临床思维也可以回答出来，不具备高阶挑战性，属于初层级的认知目标。这样的目标对于刚刚学习临床理论课程的学生当然是必要的，但临床理论课学习的目的，绝不仅仅是“记住”这些条条框框。对于临床医学专业的学生而言，他们不仅要牢记这些临床知识，还必须把这些文字描述的内容与患者在临床上实际表现出来的具体症状和体征建立联系。他们要能够依据患者的临床表现反推出疾病所在，并能够在面对真实患者的时候，识别出这些临床特点（例如心力衰竭患者的水肿

[5] http://edweb.sdsu.edu/courses/EDTEC470/sp09/5/bloomstaxanomy.html

看上去是什么样的，患者的心音和呼吸音听上去有什么特点，等等），为临床决策提供依据。

例 2.“学生能够描述心力衰竭患者的临床表现，在门诊或病房中识别出心力衰竭患者的症状和体征，依据患者的临床表现和辅助检查结果做出初步诊断，并制订治疗方案”。

在这个目标中，学生“在门诊或病房中识别出心力衰竭患者的症状和体征，依据患者的临床表现和辅助检查结果做出初步诊断，并制订治疗方案”的前提是从理论上知道心力衰竭患者的临床表现，同时还要能够在临床情境下做出正确的识别和判断（分析和评价），并形成诊疗方案（创造）。这属于高层级认知水平的目标，不仅仅是关于临床的理论知识，更重要的是培养学生的临床思维能力，以及对临床知识的综合应用能力。这样的目标，靠死记硬背是难以实现的。学生必须学会知识的整合和应用，学会像医生一样思考。因此，在设定课程学习目标时，应包含不同层级的认知目标，特别是高阶性目标，从而促进学生的深度学习。表 1–2 中列举了常用的描述学习目标的行为动词。

描述学习目标时，要避免使用下面蓝框中的这些模糊的词语，因为这些词语往往表达的是主观感受，难以衡量。比如，“理解”这个词，就很难界定。到底什么是“理解”？我说的“理解”和你说的“理解”是一样的概念吗？每个人心里对“理解”都有不同的想法，甚至同一个人在不同的时间也可能有不同的解读。

知道，理解，掌握，学会，熟悉，了解，欣赏，懂得，清楚，相信，体会，产生兴趣……

表1–2 撰写学习目标时常用的行为动词

<table>
<tr><th colspan="3">撰写SMART学习目标时可以使用的行为动词</th></tr>
<tr><td rowspan="6">认知层级</td><td>记忆</td><td>下定义 描述 确认 标记 列举 配对 命名 概述 识别 再现 选择 陈述</td></tr>
<tr><td>理解</td><td>综合 换种说法 辩护 辨别 估计 说明 延伸 概括 举例 做出推论 解释 改述 预测 改写 总结 翻译</td></tr>
<tr><td>应用</td><td>应用 转换 计算 作图 论证 发现 操作 修改 预测 准备 生产 关联 演示 解决 使用</td></tr>
<tr><td>分析</td><td>分析 划分 比较 对比 图解 解构 鉴别 区分 辨认 举例说明 推理 概述 联系 选择 分类</td></tr>
<tr><td>评价</td><td>估计 比较 推断 对比 批评 评论 辩解 描述 辨别 评价 解释 说明 证明 联系 总结 支持</td></tr>
<tr><td>创造</td><td>归类 结合 编制 创作 创造 策划 设计 解读 发明 修改 组织 计划 重组 重建 关联 改编 改写 总结 讲述 写作</td></tr>
<tr><td>技能层级</td><td colspan="2">适应 改变 组装 校准 示范 展示 追踪（如实验数据） 倾听 制造 摆布 操作 做（实践） 复制 适用</td></tr>
<tr><td>情感层级</td><td colspan="2">接受 遵守 协助 合作 分享 展示价值观 表达（如观点、做事的满意度等） 解释观点及所持观点的理由 关注（如关心同事、关心社会问题等） 表现出（对他人的尊重、同情心等）</td></tr>
</table>

四、成果导向教育的评价原则

对于评价，教师和学生的看法有很大不同。从教师的角度来看，评价或者更常说的考试，往往是教学的最后环节。老师在教学过程中，首先考虑的是教学内容——我要教什么，然后是教学策略和方法——我该怎么教，最后才是评价——我如何衡量学生的学习效果。而从学生的角度看，他们在学习的过程中，往往首先考虑的是老师教的这些东西哪些会考、会怎么考。对于绝大多数学生来说，考试是他们最关心的。考试决定了老师教的什么东西重要，决定了该在什么地方花多少时间、下多大工夫。因此，作为教师，一定要善于利用评价，将其作为促进学生有效学习的有力工具。

从定义上说，评价与考试不同。考试是一种严格的知识水平鉴定方法，包含效果考试与资格考试。考试的目的是在一个群体中区分出优劣等级，选拔出优秀者、合格者，淘汰不合格者。而评价则不同，评价通常指对一件事或人物进行判断、分析后的结论。评价的目的是改进和提高，而不是区分优劣。在教育过程中，评价不是为了评分，评价更重要的功能是为改进教学提供依据，同时可以通过评价驱动学生更有效地学习，帮助学生通过自我评价促进自主学习，引导学生取得更好的学习成果。

从功能上来说，教育评价包括形成性评价（formative assessment）和终结性评价（summative assessment），终结性评价有时也称为总结性评价。

形成性评价是在教学过程中进行的评价，评价结果通常不计入学科成绩，而作为改进学习的参考，目的是促进学习。形成性评价一定要有及时反馈，而且这个反馈要及时，针对学生个体给予具体指导，以便学生发现自身不足，及时改进和提高。

终结性评价是在某个学习阶段结束后对学习成效的考核，考核结果按一定比例计入学科成绩。因此，严格地讲，不仅是期末考试、毕业考试等大型正式考试，平时测验和阶段性考试如果计入学科成绩，也属于终结性评价。教师对终结性评价的结果通常会进行整体分析，包括试题难度和成绩分布曲线等，形成成绩分析报告。终结性评价的目的是得出结论，区分等级。

形成性评价与终结性评价的区别绝不在于是否计成绩。真正的形成性评价，一定是能够不断缩小实际行为与预期行为之间差距的评价，是能够激励学生改变学习态度和策略、提高学习成绩的评价。对于教师来说，形成性评价也绝不仅仅是频繁的测验。形成性评价还涉及根据测验结果不断调整教学策略，提高教学效果。形成性评价在学生参与自身评价和目标设定时才最有效。形成性评价与终结性评价的比较见表 1-3。

表 1-3　形成性评价与终结性评价

形成性评价	终结性评价
有助于改进	达到标准
促进深度学习	为了通过考试
有助于培养自我管理和反思的能力	仅仅依据终结性评价给予的评价 往往不促进反思和改进
能够激励学习，鼓励成功	达成目标，避免失败

成果导向的评价关注的是学生表现，目的是在学生能力发展过程中不断地给予反馈，促进学生学习目标的达成。

成果导向教育的评价特别强调对学生学习成果的评价，强调学生必须有足够的学习经历，充分体验这些评价方式。因此，成果导向的教育模式中，评价方式要兼顾学生学习与广泛的能力表现。医学教育相对其他专业教育的长学制使得我们能够在学生学习和评价的过程中长时间地观察他们的表现。学生们也渴望能够有机会展示他们的个人成长，监测自己的学习，从而使成果导向评价更容易实施。

成果导向教育的评价要遵循如下几个基本原则：

1. 评价的目的是帮助学生学习，因此评价的内容必须与课程目标一致；标准透明、公开；教师应该明确告知学生他们应该如何做，做到什么程度，最低要求是什么，等等。

2. 成果导向教育强调过程评价，而且非常关键的是，评价后一定要给学生及时、具体的反馈，而不是仅告知分数。

3. 成果导向教育强调评价的有效性。如果是考核学生的临床技能，就要在临床情景下采用实操的方式进行，使用选择题、论述题等都难以达到有效考核目的。

4. 成果导向教育强调对于核心能力必须进行长时间反复评价，并不断反馈给学生，以帮助学生进步和成长。

5. 成果导向教育强调对评价结果要进行系统分析，并用于改进和完善培养方案及教学大纲。

医学教育中常用的课程评价方式举例如下：

1. 多项选择题（MCQ）
2. 简答题
3. 论述题
4. 案例研究
5. 改良的论述题（案例为背景）
6. 项目（个人或小组）
7. 报告
8. 微型操作，迷你演练
9. 同学互评与自评
10. 实验报告／实习报告
11. 口试
12. 壁报
13. 客观结构化临床考试（OSCEs）
14. 模拟面试
15. 工作现场评价
16. 辩论
17. 过程展示
18. 专业实践操作
19. 文献综述
20. 项目策略／计划／提案
21. 期末考试
22. 直接观察
23. 问卷／填表
24. 反思性日志／学习日志
25. 学习档案

需要指出的是，没有哪一种评价方法是完美的，重点是要根据学习目标，选择适宜的评价方法，确保评价结果能够真正反映所要评价的内容。例如，内科学考试中“简述心力衰竭的临床表现”这样的试题，实际上考核的是学生的记忆力，很难考核到学生的临床思维。而给学生一个精心设计的病例，描述心力衰竭患者的临床表现，让学生进行分析，依据患者的临床表现和体征做出初步判断，则可以很好地评价学生的临床思维。

五、成果导向教育与问题导向学习

如前所述，成果导向教育模式聚焦于学生的学习成果。学校和教师的职责就是为学生创造条件，帮助学生实现预期的学习成果。对于教师来说，最重要的职责就是确定学习成果或期望学生具备的能力，并确保学生在学习结束的时候能够达到这样的成果。

医学院校培养的是为民众健康提供有效保障的健康专业人才。依据《中国本科医学教育标准—临床医学专业（2016 版）》的规定，临床医学专业的毕业生要求包括科学和学术、临床实践能力、健康与社会以及职业素养四个领域，有 34 条具体要求。医学院校毕业生要具备职业素养、终身学习能力、人际沟通能力、信息管理能力、团队协作精神、批判性思维能力、科学研究能力和群体预防意识。如何才能使学生学到、学会、具备这些能力呢？以教师为主导的传统教学，关注的是学科需要，教学过程以知识传递为主，是教师的单向输出，难以培养学生的综合能力。

问题导向学习（problem-based learning，PBL）以 PBL 案例为平台。这些精心设计的案例，包含了多种线索供学生挖掘，不仅涉及了生命科学的相关内容，更包括了人群和社会行为等方面。学生被分为 6~8 人的小组，在小组老师（tutor）的引导下，对 PBL 案例进行研讨、分析，由学生自己提出问题，建立假设，制订学习目标。而后去查找资料，进行自主学习，再进行分享、反思、反馈。在这样的过程中，学生不仅要学会如何学习，更要学会思考，学会沟通，学会查找和甄别有效信息，学会自我评价、反思和反馈；小组教师则针对每个学生的情况给予具体的评价和反馈，强化优点，指出不足，从而使学生得到不断的改进和提高。PBL 的评价活动伴随 PBL 始终，是真正意义上的形成性评价。这样的评价可以使学生能够从他们自己的评价中不断学习[6]。PBL 关注的不仅是学科的知识点，而且是学生的综合学习成果，是以学生学习成果为本的学习模式，在这个过程中，成果导向的教育理念得到了很好的实践。

---

[6] Loacker G. Performance assessment in undergraduate education. Paper presented at the AERA annual meeting. Atlanta, GA, 1993

六、成果导向教育实例——汕头大学医学院的探索和实践

汕头大学医学院（简称汕医）以“培养具备国际视野和竞争力的卓越医生”为目标，2002 年起在成果导向教育理念下进行全方位教学改革，取得显著成效，得到同行的高度认可。下面以汕医的改革经验为例，以期为其他院校提供借鉴和参考。

（一）教学改革举措

1. 创建全新医学人才培养体系

在国内率先构建“以课程整合为基础、以岗位胜任力培养为导向”的全新医学人才培养体系，被誉为“国内课程整合最彻底、实施最有效的体系”。

2. 引入国际化执业医生质量评价标准

我院是中国医学教育标准颁布后第一所接受有国际专家参与专业认证的学校；要求学生参加美国医师执照考试（United States Medical Licensing Examination，USMLE），第一、二批参加 USMLE Step1 的学生通过率为 97%；率先构建国际公认最有效的客观结构化临床考试（objective structured clinical examination，OSCE）模式，得到国家医学考试中心和同行肯定，并推广至全国。

3. 多元的国际化医科办学模式

全球招聘优秀教师；与国际知名大学合作办学；邀请国际知名教授参与教学；招收北美具有学士学位的留学生；全英文授课班学生通过美国医师执照考试后，均有机会到国外交流学习；定期接收国 / 境外交流学生等。

4. 创建高素质临床技能培训模式

首建现代化临床技能中心，构建全程临床能力培养体系和首个“临床基本技能”国家精品课程，坚持“精雕细刻”的临床技能培训，被誉为“汕医培养模式”。

5. 创建具有国际水准的教师成长中心

创建国内首个教师成长中心，聘请有国际教师培训经验的专家担任主任。采用先进的培训理念，提供“量身定做式”的培训，与斯坦福大学等国际知名院校合办骨干教师

培训班，为全国 40 所知名院校培训教师 4000 余人。

6. 达到卓越医生培养效果

本项目已培养 12 届总计 3380 名学生，毕业 7 届。学生知识、技能和综合素质高，得到社会高度认可。国家医师资格考试平均分和通过率稳居全国第 3~8 名，全国大学英语四级考试一次性通过率连续 8 年保持在 92%~97%，毕业生就业率连续 10 年大于 99%。

（二）教学中存在的问题

汕医坚持教育改革创新，紧紧围绕人才培养目标，将人才培养的质量作为学院生存的生命线。在教学过程中，我们发现存在以下问题。

1. 课程体系陈旧

“重学科、轻整体”，“重专业、轻人文”，“重医疗、轻预防”，学生被动学习，各学科知识长期处于相互分割状态。

2. 评价模式单一

“重结果、轻过程”，缺乏国际资格认证。

3. 缺乏国际化教育的氛围和条件

难以培养具备国际视野和竞争力的卓越医生。

4. 教育理念落后

“重知识、轻能力”，“重理论、轻实践”，导致医学生临床实践能力不尽如人意。

5. 教师水平参差不齐

“重科研、轻教学”，缺乏教师培训与教学质量监控。

（三）解决教学问题的方法

针对上述存在的问题，汕医从以下几个方面着手，踏踏实实地进行教育改革。

1. 围绕国家医学教育标准和参照国际标准，构建新型人才培养体系

（1）以课程整合为基础的全新课程体系

基础与临床课程全方位整合，注重学科知识交叉融合，彻底改变“以学科为中心”和“老三段式”传统教育模式，实现医学生早期接触临床和以病例为中心的多学科知识综合应用。

（2）以岗位胜任力为导向的培养目标

临床能力培养、英语教学、职业素养教育及科研能力培养贯穿人才培养全过程，改变“重知识、轻能力”和“重理论、轻实践”等导致医学生临床实践能力差的现象。

（3）以学生为中心的教学理念

减少 30% 以上理论授课学时，采用 PBL、床旁教学等以团队合作、能力培养为主的学习模式，培养学生主动学习和善于思考。

（4）以临床技能中心为核心的汕医培养模式

构建贯穿 4 个学期的临床基本技能教学，小班授课、小组训练，将模拟技术、虚拟技术、标准化病人与临床见习 / 实习紧密结合，搭建学生临床能力全程培养的桥梁。

（5）以 “HEART” 为灵魂的专业素质培养

人文相关课程占选修课 50% 以上，设计“HEART”（医者之心）体系，以医德实践活动培养学生具备人文关爱（humanity）、同理心（empathy）、提供艺术服务（art）、尊重患者（respect）和团队合作（team）的精神。

2. 采用国际标准评价学生的知识、能力和态度

（1）引入客观结构化临床考试（OSCE）模式，全面评价学生的临床技能、临床思维能力、沟通能力与职业素养。

（2）引入美国医师执照考试（USMLE），采用国际标准评价学生知识综合应用能力、临床思维能力、英语能力，引导教师改变传统的记忆反刍式的考核模式。

（3）接受由外籍专家任组长的临床医学专业认证，卓有成效的汕医培养模式得到专家的高度认可。

3. 营造浓厚的国际化氛围，不断提升教育水平

（1）设立全英文授课班（简称全英班）：全英班实行滚动管理，提供全额奖学金，使用原版英文教材，由外教和具备全英授课资格教师授课，为卓越医生培养创造条件。

（2）开展跨国学习交流：选拔优秀学生赴美、英等国进行交流，交流学生占在校学生的 15%～20%。

（3）招收已获得学士学位的美、加留学生：这些国际学生与全英班学生同班学习，丰富了全英班国际化教育内涵。

（4）接受美国、加拿大、日本、中国香港等境外师生进行教学交流。

4. 建设具备国际视野的高素质师资队伍

（1）全球招聘教师：实现教师队伍国际化，留学 1 年以上教师占 40%。

（2）骨干教师到境外知名院校学习交流人数达 50% 以上。

（3）首建“教师成长中心”：聘请具备国际背景、深谙现代教育理念、熟悉教师培训的教授担任中心主任。与美国、加拿大等多个教师成长中心合作，举办专题报告和工作坊，为教师专业化发展提供全程服务。

（四）改革成效

自 2002 年起，汕大医学院借鉴国际医学教育标准，在培养模式、评价体系、教师培养、国际交流等方面进行了大胆探索与实践，2009 年临床专业认证后，被认证专家誉为国内“国际化程度最高的医学教育”。

1. 首创“以课程整合为基础、以岗位胜任力培养为导向、以学生为中心”的全新培养体系

该体系被同行认为是目前国内整合最彻底、效果最好的培养体系。我院临床医学专业认证专家组组长、澳大利亚专业认证主席 Michael Field 充分肯定汕医培养模式，认为是“中国医学教育改革的典范”。

2. 率先引入国际化执业医生质量评价体系，全面评价学生的知识、能力与态度

我院是中国医学教育标准颁布后第一所接受有国际专家参与专业认证的学校；率先引入 USMLE 考试，2008、2009 级学生参加 USMLE Step1 考试平均通过率 97%，成绩与美国、加拿大同级学生持平，汕医成为国内第一所组织在校生参加 USMLE 的学校；构建覆盖临床各学科基本技能、临床思维能力、人文关怀等的 OSCE 考核模式，得到国家医学考试中心的肯定，并三次专程赴汕医考察。

3. 首创“临床基本技能”国家级精品课程

率先建立功能齐全、有专职教师队伍的现代临床技能培训中心，首创“临床基本技能”国家级精品课程，创建全程临床能力培养体系。采用“精雕细刻”的培训，被同行誉为“汕医临床技能培养模式”；2013 年成为国家医师资格考试（实践技能）基地与考官培训基地。

4. 全方位开拓国际交流合作途径

全球招聘优秀教师，与国际知名大学合作办学和举办国际会议；师生跨国学习和交流机会多；举办汕头大学 - 香港中文大学联合培养班，学生第二学年与香港同年级学生合班学习；招收优秀的北美本科毕业的留学生，他们与中国学生合班上课，营造浓厚的国际化教育氛围；接受国外师生访问交流等。

5. 率先成立教师成长中心

教师成长中心以转变教师教育理念为目标，实施“量身定做式”培训，成为教师职业发展的加油站。与美国斯坦福大学等国际著名教师培训机构合作，立足汕医，服务全国，已有 40 所国内知名院校 4000 余名骨干教师接受培训。

（五）成果推广应用

改革 12 年，教学成果促进了汕大医学院的快速发展，也推动着我国医学教育改革，得到教育部领导和国内外同行的高度肯定，成为国内医学教育改革的试验田。时任教育部郝平、吴启迪副部长，林蕙青部长助理，张尧学司长，杨志坚、石鹏建、田勇泉副司长，王启明处长，巴德年、韦玉、钟南山院士，全国高等医学教育学会王德炳、文历阳、孙宝志会长等和省教育厅领导多次亲临汕医观摩指导；国家医学考试中心多次组织专家莅汕考察、调研，以期实施国家医师资格考试的改革。围绕改革成果发表相关教学论文 100 多篇。

1. 通过举行各种学术会议，全面推广我院改革

2002、2004 年全国高等医学教育学会年会在汕医举行，与会 170 多所医学院校 400 多名专家听取我院新模式介绍和参观临床技能中心；2008 年国际医学教育论坛、2010 年临床技能中心建设与发展国际论坛、2011-2013 年三届东西方联盟会议和第

十四届海峡两岸暨香港地区医学教育研讨会，有来自美国、英国、日本、加拿大、澳大利亚的学者，还有我国内地（大陆）、香港和台湾的学者，近 600 名代表参加会议；连续举办 17 届全国远程医疗会议，邀请国际著名大学专家做学术报告并研讨，通过中央教育电视台向全国转播。

2. 接受国内外学校专程考察、观摩

北京大学、香港中文大学、美国斯坦福大学等国内外 200 多所高校上万人次专程亲临我院考察。随着我国临床医学专业认证的全面开展和教育部卓越医生培养计划的实施，我院的改革将产生更大影响，得到更进一步的推广和应用。

3. 参加国内外各种大型教学改革会议，应邀到各高校进行专题介绍

在医学教育高峰会议、亚太地区教学研讨会、国际 PBL 论坛、两岸三地医学教育研讨会、教育部临床医学专业认证培训会和全军医学教育会议等 60 余场会议上介绍我院教学改革；应邀到同济大学、南京医科大学等 40 多所医学院校做专题报告，全面推广我院改革经验，被众多学校采用。

4. 教师成长中心立足汕医，服务全国

与美国斯坦福大学、加拿大明尼托巴大学联合举办全国临床骨干教师培训班、PBL 工作坊等，北京大学、复旦大学等 40 所大学 4000 余名骨干教师接受培训。

5. 国家级质量工程的辐射作用

我院拥有“临床基本技能”等 4 门国家级精品课程和 2 门精品示范课程；临床技能中心国家级实验教学示范中心、人才培养模式创新实验区；病理学、微生物与免疫学双语课程、双语教学团队等一批国家级质量工程项目。通过专题网站等辐射作用，我院全新医学人才培养体系已被国内高校广泛借鉴与应用。

第二章
主动学习与问题导向学习

边军辉

现代教育体系是以人们对学习本身的认知和体验为基础，并根据对过去教育成效的评价及为适应未来社会发展的需要而进行设计和调整的。教育主要涉及三个方面：教师、学生和学习内容（课程）。有效的教育体系以学生为中心，也就是以提高学生的学习效果为目标来设计教师的教学行为和课程。因此，了解在校学生学习的规律是提高学校教育体系成效的前提。

一、什么是学习

学习是人通过某种方式获得知识或技能的过程。科学家们在不同的研究领域对学习这一过程进行了详尽的研究。

学习科学（science of learning）现在正成为最热门的跨学科研究领域。学习科学的主要研究发现表明，学习不仅引起学习者认知、记忆方面的改变，还引起人脑组织解剖结构和功能的改变；人通过不断学习而强化这些变化，由此将原来不会的技能变成自如的本能。

Nature 在 2004 年刊登的论文首次证实人在学习之后，大脑会发生实质性的改变，

这种改变在人停止学习之后会逐渐消失[1]。平均年龄 22 岁的 24 位青年人参加了实验，实验内容是学习一个杂耍技能：双手接抛三个球，并使球维持在空中。24 人分成三组：8 人不学不练 6 个月；8 人学会后继续练习 6 个月；8 人学会后练习 3 个月，停 3 个月。功能性磁共振成像测试大脑灰质在学习前后体积的比较结果显示：不学不练者，6 个月后没有脑灰质增加；先练习、后中断者脑灰质有明显增加，幅度中等；持续练习者脑灰质增加幅度最高。2014 年 *Science* 发表了又一研究结果，在动物实验中进一步证实这种实质性的脑组织改变发生在脑神经细胞形态和功能的改变上[2]。在滚筒上不停地跑动争取身体平衡的大鼠，跑 90 分钟后，就能在荧光显微镜下观察到脑神经细胞树突分支的形成，分支的长短与连续跑动的时间成正比。最近，*Science* 刊登了美国麻省理工学院脑科学团队的新发现，在老鼠视觉中枢的神经元突触一旦接到来自新刺激的信号，将在当地区域建立新神经元突触网络关联，同时在其 50 μm的周边范围内降低原有的神经元突触树突的长短，使得因原有刺激而建立的原有神经元突触网络关联的强度降低，达到“忘记”原刺激、“记住”新刺激的效果，揭示了大脑可塑性、学习和记忆的基本原理[3]。可见，学习带来大脑组织结构和功能效率的改变已经得到各方面实验证实。

在教育（学习）心理学领域，约翰 · 杜威（John Dewey）是对现代教育的课程体系最具影响力的教育家之一[4]。他强调学习是学习者的人生体验，有效的学习取决于

---

[1] Draganski B, Gaser C, Busch V, et al. Neuroplasticity: changes in grey matter induced by training. Nature, 2004, 427(6972): 311-312.

[2] Yang G, Lai CS, Cichon J, et al. Sleep promotes branch-specific formation of dendritic spines after learning. Science, 2014, 344(6188): 1173-1178.

[3] El-Boustani S, Ip JPK, Breton-Provencher V, et al. Locally coordinated synaptic plasticity of visual cortex neurons in vivo. Science, 2018, 360(6395): 1349-1354.

[4] John D. Fxperience and Education. New York: Macmillan Company, 1938.

这种学习体验在连贯性和互动性方面的质量有多高，而不在乎学习内容本身被掌握的程度。他曾经说过，“学习是一个社会过程。学习是成长，它不是为人生做准备，而是人生本身”。

随后的研究发现：① 学习者通过对周围事物的观察、研究、体验和与他人进行讨论，而形成自己的认知模型；这一模型成为以后进一步学习的基础。② 学习不在真空中发生，它离不开复杂的社会环境；学习者依赖自己和学习内容各自在社会环境中的角色和需要进行学习。③ 学习者参与学习的动机和自身毅力对学习的效果有决定性的影响。在这三个因素中，学习者的学习动机和毅力是显著影响学习效果的所有因素中最不可控、不可预料的变量，也是教育体系最不能有效应对的一个关键环节。

在人力资源领域，Maier 所推崇的评估员工工作业绩的公式

工作成效 = 工作动机 × 工作能力

得到了社会普遍的认可和应用[5]。由于对年轻、生活阅历简单的学生而言，如果学习任务相同，他们在能力上的差异主要是在努力程度方面的差异造成的，因此，他们的

学习成绩 = 学习动机 × 努力程度

[5] Maier N. Psychology in industry. 3rd edition. Boston: Houghton Mifflin, 1965.

其中学习的

努力程度 = 学习时间 × 学习效率

于是：

学习成绩 = 学习动机 × 学习时间 × 学习效率

又因为学习时间与学习动机成正比，学习者学习动机越强，在学习上花费的时间也就越多，因此，学习时间 ≈ 学习动机，故：

学习成绩 ≈ （学习动机）^{2} × 学习效率

可见，学生的学习成绩受学生自己学习动机和学习效率的影响，但学习动机对成绩影响最大，呈几何级数。这说明任何有效的教育都要尽量关注学生的学习动机。学习动机包括外在动机（如为了获得奖励、避免处罚或其他家庭和社会因素而学习）和内在动机（如为了自我完善和探索自身的兴趣而学习）。对美国西点军校 10 239 名毕业生的 10 年随访研究发现，拥有内在动机的学员明显比拥有外在动机的学员有更大的完成学业的比例和更多毕业后 5 年内被破格提拔的机会。外在动机的强度越大，完成学业的比例和 5 年内被破格提拔的机会就越小[6]。

二、什么是教育

有史以来，对教育的认识随人们对教师职责的认识而变化。如果相信“师者，传道、授业、解惑也”的说法，教育就是传播知识、训练专业人员、使学习者知其所以然。在这样的教育理念下，教育体系一直是以教师为中心，以教师指定的教学内容为“教会学生”的成果目标，而没有关注到学生的学习规律、以“让学生学会”为成效。教育家巴恩斯·道格拉斯等人把这种在学校里学会的知识称为是“低质量的知识”[7]。引用他的话说，“在学校学到的知识是别人摆在你面前的知识；是学生部分掌握，只够对付回应老师的提问、交老师布置的作业和掌握老师安排的考试的知识”。难怪美国著名作家马克·吐温说过，“我从来就没有让上学这件事干扰我受教育”。在他眼里，教育与上学是两回事。

从 20 世纪 60 年代以来，教育的理念在教育（学习）心理学和神经科学研究的带动下发生了翻天覆地的变化。人们提出教育以学生为中心的思想，特别注重学生学习的效果。这些变化开始以利兰·布雷德福的理论为指引[8]，他说：“教和学的过程是教

[6] Wrzesniewski A, Barry Schwartz B, Cong XY, et al. Multiple types of motives don't multiply the motivation of west point cadets.Proceedings of the National Academy of Sciences, 2014, 111(30): 10990-10995.

[7] Douglas B. From communication to curriculum. Harmondsworth: Penguin, 1976.

[8] Bradford LP. The teaching-learning transaction. Adult Education Quarterly, 1958, 8:135.

师与学习者之间沟通的过程。教学属于人际关系的范畴。”这样，教师的任务由原来传授知识、“教”的角色，变成了辅导和陪伴学生、“让其学”。教育的目标是培养学生终身学习的技能和解决问题的能力，这比掌握知识本身更为重要。

笔者很赞同马克·吐温将教育（education）和上学（schooling）区分开来。上学是以升级、升学、取得学位和就业为目的，目标实现后就没有必要再继续了。如果学习不但引起学习者认知、记忆方面的改变，还造成人脑解剖组织结构和功能的改变；人通过不断学习而强化这些变化，将原来不会的技能变成自如的本能；那么，教育就是以在学习者身上产生持久的改变为最终目标，这包括学习者自身解剖、组织、生理、心理和认知、技能各方面的改变。人通过这些改变不断地适应新环境、开拓新平台、抓住新机遇。带有这些持久性改变的人才是受过教育的人，才是教育塑造的人。

三、什么是有效的教育体系

既然学生的学习动机最能影响学习的效果，在有效教育体系中的教师就必须以鼓励学生提高学习兴趣和毅力为自己的主业。这与教师传统的角色很不相配，只有在新教育体系下才能发挥出来。例如，上大课时，大学生只有 40%~65% 的时间将注意力放在学习教师所教的内容上，而大课之后马上进行的考试也反映出只有 40%~50% 的学习内容被大多数学生掌握。改进的方式不是再重复讲大课，而是调整教学内容、学习方式、学习时间、考试方法等。再比如，研究表明学生自选的课程学习效果比必修的课程要好，这是因为人有选择的自由时，才有强烈的学习动机。如果一位父亲把自己 10 岁的孩子带到他首次见到的钢琴旁，命令说“弹”，孩子的反应一定是抗拒。而如果这位父亲带孩子到乐器商店一个乐器接一个地试，然后说“你可以选一个，要练下去”。孩子接受的可能性提高了很多，因为他有选择的自由。这就是好大学可以有几千门选修课，简直不计成本的原因。再比如，今天学生上课第一次学习乘法，背诵 99 口诀，他学得很高兴；但如果天天如此学 6 个星期，他就会厌倦学习，因为这丝毫没有挑战性。因此，学习有一定难度才能激发学生内在的学习兴趣。

今天的教育战线并不缺乏有经验的好老师，但他们再有教学才华，也只能在他们所教授的课程内发挥自己的作用。一个典型的大学生要修几十门课程，若随机让他遇上几个出色的教师，有效地学过几门课程，其效果也会很随机，不会有太大的成效。这是因为学生并没有体验到一个有效的教育体系，只体验到了有效的几门课程而已。一所有效的大学只能允许一个有效的教育理念，尽管不同的教育方式都能有效地培养出人才，这是因为学校如同一个家庭，学生如同这个家庭的孩子，教师如同父母。学生自然以教师和学校为榜样，并在允许的范围内受教育。如果孩子看到父母教育理念不同、行为不一、随机任性，他们会像父母正闹离婚家庭的孩子一样不知所措。在有有效父母教育的家庭，父母的教育理念和做法必须统一和协调，孩子才知道如何成长。这也解释了教育改革为何不能设限度、划范围，必须全面和彻底才会有效。不然，学生看到的是矛盾的教育体系，体验的是对立的教育行为。

建立有效的教育体系并不难，注重的应该是教育三因素中的两个，需要先建立有效的课程体系（本书第三章）和进行全面的教师培训（本书第十章）。汕头大学医学院在这两方面自2002年以来进行了大胆尝试，本丛书的读者从其他章节可以较为详细地了解。一所大学的教育体系如同复杂的大分子蛋白质，每个课程中的知识点就像构成蛋白质的基本单位——氨基酸一样，构成每个知识点的三个最基本的元素是：学习目标、考核、教育活动安排。

教育如果没有具体的、与学生能力培养相关联的学习目标，就失去了方向和意义。下面我以神经解剖学中的一个知识点的讲授为例。

（授课在此开始）人的视觉、听觉、痛觉等在不同的脑区得以呈现，这可以在功能性磁共振成像检测中验证。功能性磁共振成像检测的是脑组织中含氧血红蛋白和脱氧血红蛋白比值的变化。一个在全黑的密闭空间中的人接受测试，因为他看不见、听不见也感受不到任何外界刺激，这时脑组织中含氧血红蛋白和脱氧血红蛋白的比值就是基线。一旦他看见光亮、听到声音，在他大脑的视觉中枢和听觉中枢就有这一比值的变化。人的痛觉中枢在哪里呢？受试者接受针刺和功能性磁共振成像的同时测量，就能发现人的痛觉意识中枢在大脑的前扣带皮质。失恋的人常常说自己“心痛不已”，这只是人情感受挫时的心理反应吗？这是否有生物学依据？

美国哥伦比亚大学的心理学家巧妙地设计了实验来寻找答案[9]。他们找到40名平均年龄21岁、身体健康的受试者，他们每个人在前6个月内都有被自己的前男女朋友抛弃的经历。每人在承受针刺、观看前男女朋友照片各15秒的情况下接受功能性磁共振成像检测。实验结果表明，受试者看自己前男女朋友时的脑磁共振信号虽然不如针刺时的强，但产生信号的位置与针刺时的信号重叠，说明人失恋时的“心痛”有神经生物学意义。（授课在这里结束）

听讲到这里的学生会有何感受呢？

他们一般会想：“这个问题挺有意思的，但与我将来当医生有关吗？”“我以后不会当影像科医生，是不是就不用知道实验是怎么做的了？”“考试重点是什么？”等等。学生们的感受是自然合理的，因为这段知识点的传授没有明确的学习目标作为前提。学习目标的设立必须以学生为主体，描述学生完成学习任务之后能做到的事，并对学习的深度加以明确要求。例如图2-1。

好的学习目标（如前）避免使用“了解”“熟悉”“掌握”等让学生困惑、既不明确也无法考核的字眼；反映了对学生学习深度和广度的具体要求，强调对知识的实际应用，还联系到培养学生做未来医生的人文素质。以这样的学习目标开始授课会更吸引学生的注意力和参与，还为授课结束后的小结和考核做了准备，例如图2-2。

[9] Ethan K, Berman MG, Mischel Walter M, et al. Social rejection shares somatosensory representations with physical pain. Proceedings of the National Academy of Sciences, 2011, 108(15): 6270-6275.

在本课结束时，学生能：

1. **解释** fMRI 诊断技术的应用。
2. **描述**前扣带皮质如何被确认为机体痛觉中枢。
3. **评价**实验证据，表明经历情感挫折在大脑引发与机体疼痛一样的生物学活动。
4. **分析**承受情感压力的人是否应接受止痛剂治疗。
5. **反思**这是否帮助自己培养对患者的同情心和同理心。

图 2-1　教育活动必须有明确的学习目标

在本课结束时，学生：

1. **请解释** fMRI 诊断技术的应用。
2. **请描述**前扣带皮质如何被确认为机体痛觉中枢。
3. **请评价**实验证据，表明经历情感挫折在大脑引发与机体疼痛一样的生物学活动。
4. **请分析**承受情感压力的人是否应接受止痛剂治疗。
5. **请反思**这是否帮助自己培养对患者的同情心和同理心。

图 2-2　教育成果（考核）与目标必须一致

这里，学习目标与考核内容一脉相承、不多也不少，让学生对学习的任务和学习后的考核要求一目了然。这使学生在学习前形成明确的预期，在学习后能享受可靠的成就感。请注意，此例只是一门课程中、一节课中的一个知识点而已。而建立有效的教育体系就是在所有课程的所有知识点或教育环节都做到：

1. 以学生的有效学习为中心，设置统一的学习目标和考核任务。

2. 为了以学生的考核结果来体现学习目标的实现，合理地安排教育活动。

四、汕头大学医学院建立有效医学教育体系的尝试

长期以来，医学教育以学习时间为准(如规定学制年限和在临床各科的实习时间等)，而不是以学生是否具备了具体医学实践能力为准。笔者认为这是我国医疗制度弊病和医患关系紧张的根本原因。最关键的问题是现有医学教育体系下所培养的毕业生与民众的要求不相匹配。

一位身患阑尾炎的患者，他对医生的要求是在穿孔前迅速诊断，及时做阑尾切除手术，术后没有腹膜炎等并发症。这些都是对医生能力方面的要求。而医学院仅能给公众提供毕业生在外科考试中的笔试成绩。这些成绩不代表医生的临床诊疗能力。连医学院都不知道哪些学生会成为好医生，何况一般公众呢？为了避免遇到不称职的医生，公众就以到大医院看病、找熟人和给红包的方法来解决。

红包现象的存在从表面看是医德医风的问题，但它根本上反映了一般公众从众多不合格医生中找到合格医生的成本。如果医学院校无法向公众提供自己毕业生具备他们所需要能力的证据，公众对医生能力的怀疑就无法消除，目前的医患关系还会继续下去。

汕头大学医学院计划深入改革医学教育，通过建立学生－教师实时互动学习－评价管理档案系统、ASK-SEAT 里程碑式的形成性评价体系，将学生对每位医生所需能力的获取和教师的反馈及确认记录在案，实时监控和干预学生学习、教师反馈和教学管理的全过程。这会大大调动学生主动学习的积极性，也为公众提供获取学生能力的实证。

1. 建立学生－教师实时互动学习－评价管理档案系统

古人云，“师者，传道、授业、解惑也”。从表面上看，教师的任务似乎是将知识、技能和理解传授给学生，都是“教”的成分。但“教”的效果，必须靠“育”才有保障。医学教育的优良传统和成功的经验都显示教师与学生传帮带式密切的师徒关系。布雷德

福（Bradford）指出，“教和学的过程是教师与学习者之间沟通的过程。教学属于人际关系的范畴”[8]。汕头大学医学院以这一先进的医学教育理念为基础，试图设计学习目标与考核相统一、教育活动安排合理的教育机制，确保师生间有效的反馈和频繁的互动，评价学生岗位胜任力，提高学生学习体验质量，以实现“育人”环节在教育中的力量。这一机制就是“学生－教师实时互动学习－评价管理档案”系统。

学习档案（learning portfolio）是国外教育改革大潮中出现的一种新型及时评价和反馈方式。它根据教育教学目标，有意识地把学习者在学习过程中关于学习目标、学习活动、学习成果、学习成绩、学业进步，以及对于学习过程和学习结果进行反思的相关学习档案及其他有关证据收集起来，通过合理的分析与解释，描述学习者在学习与发展过程中的优势与不足，反映学习者在达到目标过程中付出的努力和取得的进展，并通过学习者的自我反思激励学生取得更高的成就。它注重对动态、持续的学习过程和学业进展的评价，是记载学生发展水平、进步、努力、反思与改进的理想方式。

汕头大学医学院过去十几年成功地实施了医学课程体系改革，以人体器官系统为基础组织课程，进行跨学科的知识整合。这一课程体系符合学生所需要的由简单到复杂、由正常到异常、由理论到实践的学习规律。现在，在以倡导岗位胜任力为导向课程体系改革的背景下，我们在课程整合教改获得成功的基础上，结合国际上传统学习档案的优点，创建“学生－教师实时互动学习－评价管理档案”（student-teacher real-time interactive learning-assessing management portfolio）系统。首先，我们将器官系统整合的模块教学分为“疾病基础（入门阶段）—疾病机制（中等阶段）—疾病诊疗（成熟阶段）”三部分。每部分参照国际公认的、同时符合中国国情的卓越医生培养标准，设定培养“国际化卓越医生”的教学目标。在学习过程当中，或者学习结束之后，学生根据培养能力目标的要求，可以主动提出对拥有具体能力的确认要求，由负责教授这一能力的教师进行监督、考核和确认。教学管理部门（如教务处）负责对此系统实时监控，分析学生的学习进展和教师的教学效果，并及时给予反馈和评价（图 2-3）。

学生－教师实时互动学习－评价管理档案具有以下作用：

（1）学习过程“个体化”

教师和学生可以根据教学计划及学生自身的水平一起拟定学习目标和学习计划。比如早获得所有规定能力的学生可以提前结束课程或毕业，以此调动学生主动学习的积极性。

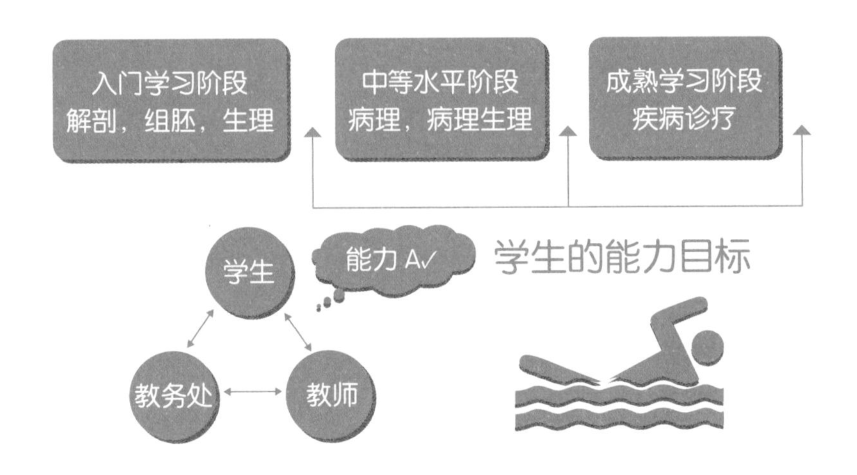

图 2-3 学生 – 教师实时互动学习 – 评价

（2）使教学过程具“互动性”

教师与学生一起完成学习过程，帮助学生形成既能涵盖主体能力又能发展个人能力和兴趣的计划，并将其实施。在学习过程中，学生对自己的学习态度、方法与效果进行反思与评价，提供自我反思的依据及改进意见。

（3）使评价系统有“实时性”

在建立学生学习档案的全程，教师对学生的知识构建以及能力的掌握可以进行实时的评价，并提供有效反馈。学生也可以对教师授课的质量、课外辅导给予反馈和评价。教学管理部门对学生的学习效果以及教师的教学质量可以实时监督和评估，并实时反馈，“学 – 教 – 管”层面协同合作，共同提高教学质量。同时，对教师的评价系统也具有更可量化、更客观的指标，有利于建立有效的教师奖励机制，调动教师从事教学、注重教学质量的积极性。

建立学生 – 教师实时互动学习 – 评价管理档案的意义在于：

（1）培养目标的“高标准”化

我们借鉴国际顶级医学院的标准，结合汕头大学医学院的特点，高起点、高标准地设置以岗位胜任力为基础的课程体系，培养国际化的卓越医生。

（2）教育评价的“实时、客观、有效”化

汕头大学医学院一直坚持“精品教育”，此次通过建立完善有效的“学 – 教 – 管”

实时评价体系，三方协作，及时给予反馈，保障高起点培养目标的有效完成，保证医学教育的高品质。

（3）增进医学教育的公信度

该系统完整记录每个学生每项标准能力获得的经过和确认，同时该网络也对公众开放，这为公众提供了我院学生从医能力的实证，使公众能够通过自己的评价相信汕头大学医学院的毕业生，从而增进医学教育的公信度，也将为我国进行医疗制度的改革提供成功的经验。

2. 建立 ASK-SEAT 里程碑式的形成性评价体系

规范教育体系内有效教与学习行为的关键是约束学习目标和考核标准的制订，确保其有效性和它们之间的统一。汕头大学医学院教师成长中心的老师们开发了包含三个学习维度（态度 attitude，技能 skills，知识 knowledge）和四个学习层次（描述 state，解释 explain，应用 apply，传播 transfer）的 ASK-SEAT 里程碑式的形成性评价体系（图 2-4）。

项目 / 水平	描述 State	解释 Explain	应用 Apply	传播 Transfer
职业素质 Attitude				
临床技能 Skills				
医学知识 Knowledge				
得分				

图 2-4　学习效果评价反馈（ASK-SEAT）表

这里，“态度 attitude”是指医生的职业素质，“技能 skills”包括诊疗疾病和实际操作的能力，而“知识 knowledge”是指成为合格医生所应有的基础医学和临床医学知识。在学习的深度上，最浅显的是对问题的定义，即“描述 state”；然后，由浅入深说明问题的缘由和机制，即“解释 explain”；以及能在疾病的诊疗方面合理使用这一机制，即“应用 apply”；最深度的学习层次是能够教会别人，即“传播 transfer”。

为了细化每个维度，使其适用于各种场合的学习反馈和评价，我们对其进行了如下细化（图 2-5）：

长久以来，教育的理念和机制过于强调“教”，对“育”缺乏系统、专业和机制层面的规划和评估。其结果是学校单用学生掌握的知识来衡量教育的效果，学生采取被动学习的方式追求考试分数。在公众需要医学院校的毕业生拥有临床能力（如在阑尾穿孔前就能诊断出阑尾炎，能做精细准确的阑尾切除术，能不引起任何并发症）时，医学教育只能提供学生（如在外科学）的考试成绩。这一考试成绩与公众所要求的临床能力的确认相距甚远。ASK-SEAT 里程碑式的形成性评价体系有助于在任何医学教育环节后，如课堂授课、病例讨论、教学查房、床旁教学等对学生进行学习后即时评价和反馈，学生的学习成绩虽然不计入最终考试成绩，但反映了即时教与学的效果，还提供了明确的、在学习维度和深度层次上的努力方向。逐渐习惯于这样评价反馈方式的教师也会在设计有效的学习目标和考核时更全面地体现学习的深度和广度，指引学生不追求和满足于了解问题的正确答案，而更注重知识的应用和传播。

五、主动学习与问题导向学习

主动学习既是一种关于学习的态度和过程的主动行为，也是教师创建交互式的课堂教学环境，让学生主动参与的教学模式。自主学习是以学生作为学习主体，通过学生独立的分析、探索、实践、创造等来实现学习目标。这不是空话和口号，它有可观察、可测量的学习行为。学生背上书包主动去图书馆学习，并不算是主动学习。有效教育体系应要求学生体验主动学习的四个阶段：

（1）发现值得学习的问题。

（2）找出要解决这一问题时自己在知识、技能和素养上存在的差距。

（3）产生不满足（有差距）现状的情感。

学习效果评价反馈（ASK-SEAT）表

	描述 State	解释 Explain	应用 Apply	传播 Transfer
职业素质	识别患者的感受，体现对患者需要的敏感性	对患者的感受做出反应，体现对患者的同情心	做出努力来帮助患者，体现对患者的同理心	为患者群提供专业支持，体现代表患者利益的领导力

学习效果评价反馈（ASK-SEAT）表

	描述 State	解释 Explain	应用 Apply	传播 Transfer
临床技能	合理采集疑似此疾病的病史	依据病史、体检和实验室检查结果，列举合理的鉴别诊断	正确诊断并制订合理的治疗方案	合理设计诊断或患者管理的临床路径并在同行面前说明

学习效果评价反馈（ASK-SEAT）表

	描述 State	解释 Explain	应用 Apply	传播 Transfer
医学知识	准确描述此疾病的定义和表现	合理解释此疾病的有关机制、过程	分析此疾病的临床资料，合理判断	为低年资规培生、学生讲解/设计临床科研/分享英文文献

图 2-5　ASK-SEAT 体系的细化

（4）导致具体的学习行为和效果。

教师的作用是在这四个方面进行引领和辅导，学校的行动目标是为每一位学生提供用脑、用手、用口、用心解决医学问题的机会。

汕医教育为什么要以主动学习为原则呢？主动学习与传统方式下的被动学习相比在教育的实施和效果上迥然不同。被动学习是为了积累知识和考试，而主动学习是为了培养思维和素质；在被动学习的框架下，知识量和记忆十分重要，而主动学习要求学生能举一反三，因此，没有必要面面俱到；被动学习使学生成为竞争者，必须单独以个人方式学习，主动学习则要求学生以个人和团队方式学习，因为目标是解决问题，多一种思路和技能就多一条解决问题的方法；在被动学习的教育框架下，知识成为负担，因为每个知识点都要为准备考试而积累和记忆，教知识点的老师也就成为学生的对头，而主动学习中，多了解一个知识点就多了一个解决问题的线索和方案，老师就是帮手；在被动学习中，老师的能力决定和限制了学生的学习效果，因为一切需要老师来安排，而在主动学习的教育体系下，学生的学习效果常能突破教师能力的限制；而最重要的是教育目的，被动学习下培养的是自赏家，将自己的学历、学位视为终点，但主动学习教育体系培养能解决问题的实干家，将自己的学历、学位视为起点，为社会做出贡献。

基于汕头大学医学院已经建立“以器官系统整合为基础的课程体系”、拥有充分的师资培训及教学资源和聘请了 PBL 著名专家关超然教授担任我院医学教育资深顾问等有利条件，我们于 2015 年开始在 2015 级设立主动学习班，通过开设“主动学习导论”课程对全校的所有新生进行培训，培养学生建立主动学习的理念和初步运用主动学习的策略进行自主学习。在此基础上经过学生自愿报名，面试遴选 30 名学生在第二学期组建主动学习班。主动学习班的授课教师是自愿报名参加，经过 PBL 培训、试带教等环节得到证书资质的教师，多为年轻教师。

主动学习班的课程强调实践，早期接触临床学习，以 PBL 为主。大堂授课的课时较传统课程减少 30% 以上，增加了学生自主的学习时间和实践。学生们通过学习案例、自查资料、老师辅导、团队讨论、“三级跳”式的考试进行学习（请参阅本书第四、七章）。

我们正对主动学习课程进行大胆的进一步整合，以推广到全校所有学生。主动学习教育项目的课程整合原则通过如下改进措施，促进学生主动、有效地学习：

（1）以基础科学和临床科学的主要概念为基础进行整合，注重举一反三，避免面面俱到。

（2）简化学科理论传授，注重知识的应用和更新，避免理论脱离实际。

（3）合理安排学时，注重学生参与学习、体验自我反思、深度学习的过程，避免因课时压力磨灭主动学习的兴趣。

（4）以医生最可能遇到的临床问题为背景，注重多学科知识的融合运用，避免划分学科系统灌输。

（5）课程内容顺序反映由正常到异常、由浅入深、由理论到应用的学习过程，注重培养解决临床问题所需要的思维、判断和处理能力，避免教条式地罗列知识点。

（6）为每一位学生提供用心、用脑、用口、用手解决医学问题的机会，注重职业能力（ASK：attitudes，skills，knowledge）的全面培养，避免死记硬背式的学习。

（7）体现学习成果 ASK 里程碑式的全面评价和反馈，注重对学生学习中的辅导和互动，因材施教，避免只有说教式的传授和终考笔试。

PBL 是主动学习最具体、标准化的呈现，它在过去 50 多年医学教育领域的成功一定会为教育改革打下坚实的根基。

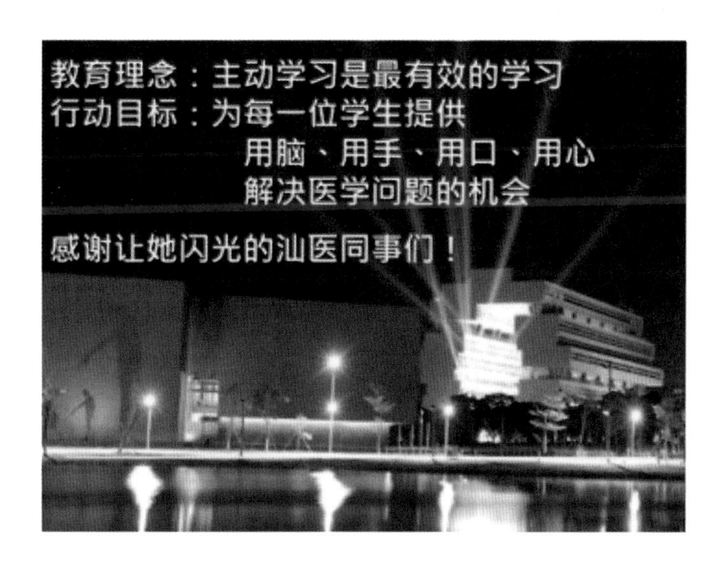

第三章
成果导向的整合课程

陈海滨　杨棉华　张忠芳　辛　岗

为提高医学人才培养质量，应对知识爆炸和社会制度变化等挑战，1984 年，美国医学院协会的“21 世纪的医生——医学生教育”报告提出对基础和临床医学课程进行整合。因其在实践中彰显出良好的效果，在过去的 20 多年里，课程整合成为国际医学本科教育发展的指南和核心标准之一。

课程整合始于 20 世纪中期的欧洲，当时由于工业化对教育的影响，学科课程占据支配地位，知识、技能和能力被科目分裂，据此，心理学家齐勒提出“学科整合论”[1]。当时医学教育正处于第一代变革中，形成基础医学和临床医学两个阶段，在很大程度上促进了医学教育人才培养的同质化发展。但是，因为基础和临床学科分隔，也为医学课程从师资知识架构、学科内容有机融合等方面的整合发展带来了巨大阻力，2000 年，英国 R. M. Harden 教授提出的课程“整合阶梯”模式，从“人”与课程的角度分析课程整合可能的发展模式，但实践发现，课程整合涉及太多的影响因素，仅从这个角度分

[1]黄甫全.整合阶段与课程整合论,课程·教材·教法,1996,10:6-11.

析很难克服课程组织过程中“教师、学生、管理者”的原始阻力[2]。因此，美国学者根据他们课程改革历程发展出“六步法”模式[3]。从社会、教师、学生等需求出发推动课程整合闭环发展。医学课程整合发展至今已40余年，逐渐达到Harden教授的预言，即从“组合”到“整合”，最后实现“融合”。

汕头大学医学院一直致力于医学教育改革。在人才培养模式、课程体系、教学方法和教育评价等方面不断进行改革与实践。2002年，“新教学模式的研究与实践”项目获教育部“新世纪高等教育教学改革工程”批准立项，依据全球医学教育基本要求（图3-1），打破传统的学科模式，构建了以器官系统为基础的临床医学本科新型整合课程体系。

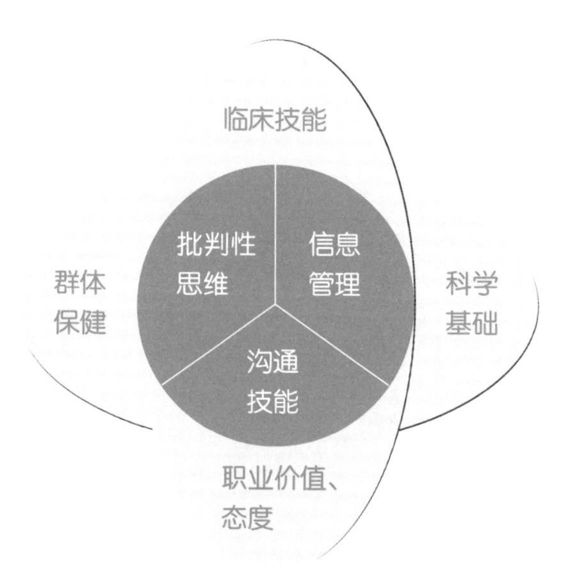

图 3-1 全球医学教育基本要求领域示意图

[2] Harden RM. The integration ladder: a tool for curriculum planning and evaluation. Medical Education, 2010, 34(7): 551-557.

[3] Thomas PA, Kern DE, Hughes MT, et al. Curriculum development for medical education. 3rd Edition. Baltimore: Johns Hopkins University Press, 2016.

新的器官系统整合课程体系既符合国际医学教育标准，也满足中国医学教育基本要求，同时突出“精品教育”的准则。其特点是坚持与国际接轨的教育理念（图 3-2），以能力培养为主线，强调以学生为中心；打破学科界限，实行基础与基础、基础与临床、临床与临床的交叉渗透；强调早期接触临床，并将临床能力培养贯穿始终；坚持树立自主学习、终身学习理念。经过十余年的不懈努力和探索，取得了令人瞩目的成果，在医学教育领域产生了深远的影响。

2015 年，在器官系统整合课程体系的基础上，依据成果导向教育原则，重新设计课程体系，明确阐明学生预期的学习成果，每门课程设定具体明确的学习目标，进一步强调主动学习，以期达到“授人以渔”的教育目标。

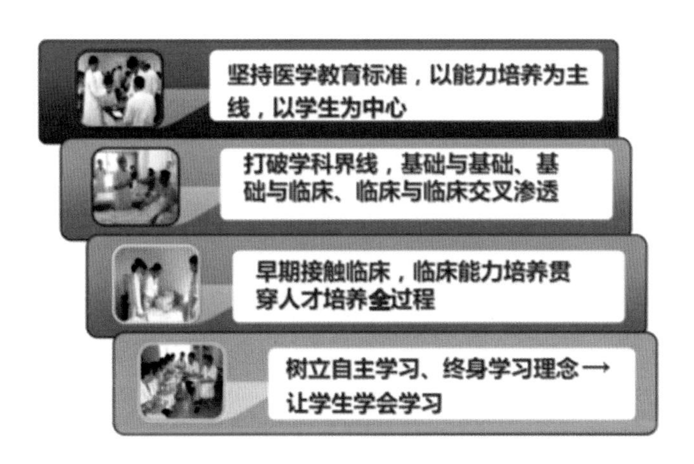

图 3-2　与国际接轨的教育理念

一、器官系统整合型课程体系框架

临床医学专业的培养目标：德、智、体全面发展，基础知识扎实，熟练掌握基本技能，有较强思维和实践能力的高素质医学人才。以患者为中心，尊重患者，能与患者及家属良好沟通；强调医学科学与社会人文教育并重，提高法律意识及伦理道德观念，加强综合素质。

以器官系统为基础重整教学内容，以新进展更新教学内容，以临床问题带动专业知识、人文社科和基础医学知识的衔接与渗透。新课程体系组成见图 3-3。

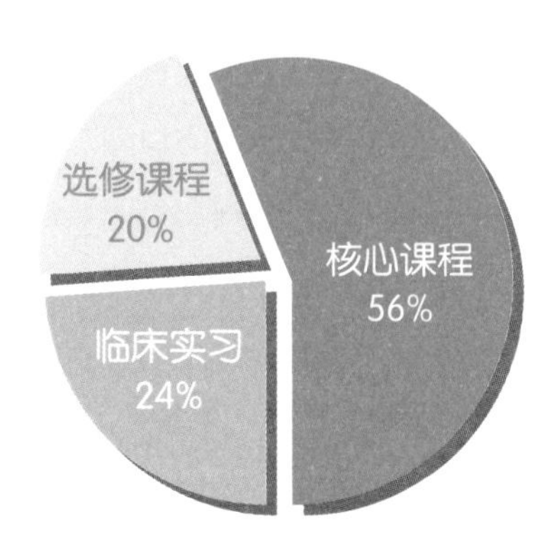

图 3-3 新课程体系基本结构

1. 核心课程

在 1~8 学期，含公共基础、人文社科、器官系统整合、技能及临床核心课程 5 大类；总学时 3084，让学生有更多自主学习的空间。

2. 选修课程

早期选修在 1~6 学期，含社会科学、语言文学、艺术、自然科学、专业选修 5 个课程组。

3. 临床实习

在 9~10 学期，完成临床各科室轮转。

新课程体系以器官系统整合为基础，打破传统老三段（基础、临床、实习）教学模式及学科完整性，充分体现基础学科间、基础课程与临床课程间的渗透与重组，学生早期接触临床，形成楔型课程结构模式（图 3-4）。

新课程体系包括公共基础课程、人文社科课程、系统整合模块课程、技能模块课程和临床核心课程（图 3-5）。

二、整合课程体系的设计

整合课程体系的核心是模块教学。在改革过程中，我们首先创建了器官系统整合模块、人文社科和技能模块的新型综合课程，这是新课程体系的核心，是与传统课程体系

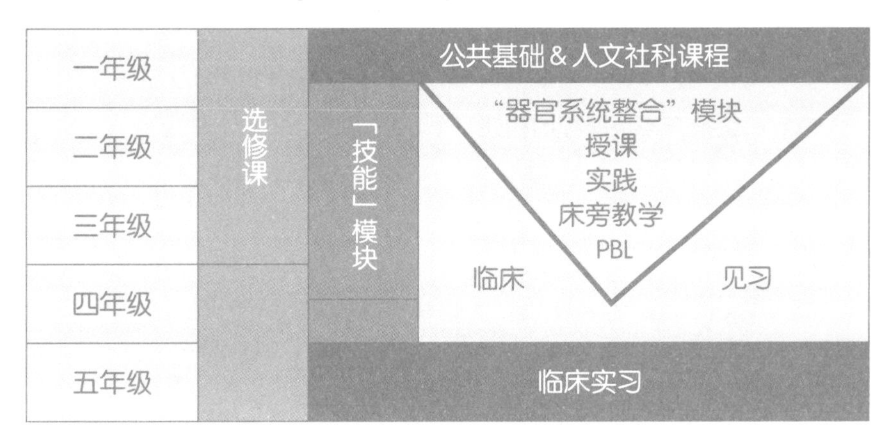

图 3-4　楔型课程结构模式

新课程体系

公共基础课程
物理　化学　外语
体育　计算机应用基础

★压缩学时数：30%
★培养学生自主学习、摄取知识能力
★从中学学习方式转入大学学习方式

临床核心课程
内科学
外科学
妇产科学
儿科学
精神病学
中医学基础
眼科学
耳鼻喉学
口腔医学
皮肤性病学

技能模块
临床基本技能
沟通技能
终身学习
机能学实验

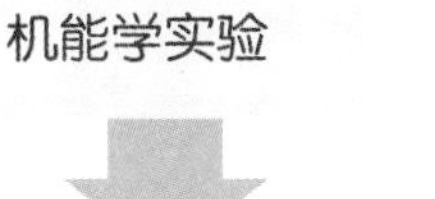

器官系统模块
人体结构
基础学习
性－生殖－发育
消化与营养
感染与免疫
肌肉与骨骼
疾病机制
心血管与呼吸
机体平衡
神经学
肿瘤学

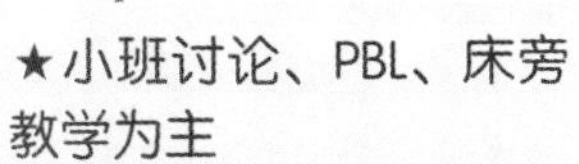

★小班讨论、PBL、床旁教学为主
★理论与实践紧密结合
★培养学生临床思维能力、知识综合应用能力

人文社会科学课程
健康与社会　卫生法学
思想政治理论课等

★让学生走出教室，参与社会实践
★培养学生知识综合应用能力

图 3-5　新课程体系构成

的最大区别，除此之外还包括公共基础课程和临床核心课程[4]。经过十几年的探索和实践，课程体系逐步完善。

（一）器官系统整合模块课程的构建

课程整合之初，将传统 14 门医学基础课程与相应临床课程整合，形成 12 个整合教学模块。2015 年第二次课程改革，保留原有的 11 个模块，将药物治疗模块的内容进一步整合入其他相关模块（图 3-6）。11 个整合模块合计学时 996，占总学时 32.3%。各模块课程内容及安排见表 3-1。以基础学习模块为例，该模块整合了细胞生物学、生理学总论及机体功能调节、生物化学、分子生物学、遗传学、药理学总论等基础学科内容（图 3-7）。

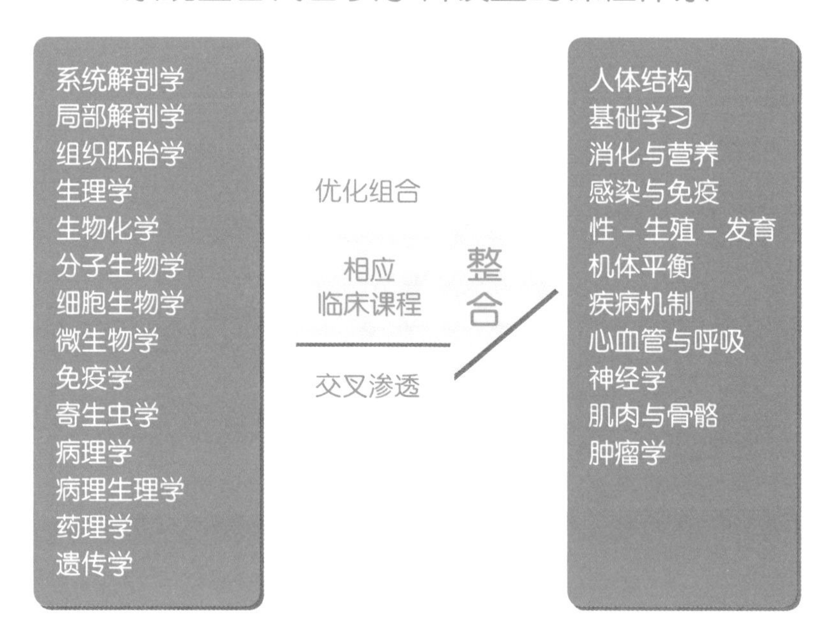

图 3-6　器官系统整合模块构建

[4] 郑少燕，杨棉华，何萍．创新医学教学模式，培养高素质医学人才．医学与哲学，2006，05:73-75.

表 3-1　器官系统整合模块内容及安排

模块名称	授课学期与学时数	覆盖学科与内容
人体结构	第 2 学期　204 学时	解剖、组织学、正常影像、内科、外科、耳鼻咽喉科
基础学习	第 3 学期　163 学时	细胞生物、生理、生化、分子生物学、遗传、药理
消化与营养	第 6 学期　66 学时	消化系统的组织、生理、肝胆生化、食物营养、病理、药理、临床及影像、内镜检查等
感染与免疫	第 4 学期　139 学时	药理、生化、生理、组织学、微生物、寄生虫、免疫
性－生殖－发育	第 4~5 学期　62 学时	人类生殖基础与临床、小儿生长发育与性学概论等
机体平衡	第 4~5 学期　76 学时	泌尿和内分泌系统的组织学、生理、病理、病生、药理及泌尿内分泌疾病等
疾病机制	第 4 学期　66 学时	疾病的基础知识、研究进展，涉及病理、病生
心血管与呼吸	第 4 学期　80 学时	心血管、呼吸系统的基础与临床，涉及生理、解剖、病理、微生物、组织学、内科等
神经学	第 6 学期　90 学时	解剖、组织、生理、生化、药理、神经内外科、精神医学
肌肉与骨骼	第 5 学期　40 学时	肌肉与骨骼系统有关的生物医学科学及临床，涉及解剖、生物、影像、外科等
肿瘤学	第 5 学期　22 学时	涉及肿瘤学总论

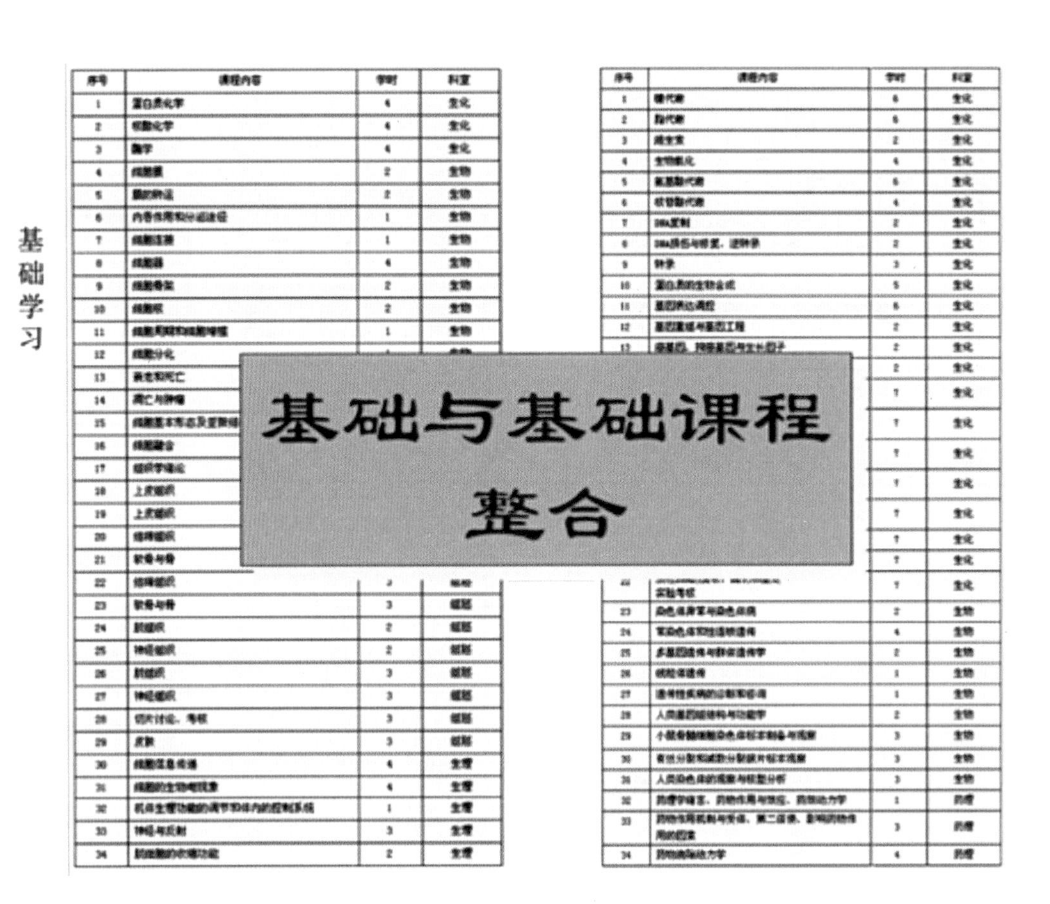

图 3-7　基础与基础整合

（二）技能模块的构建

以能力培养为主线创建了新型综合性技能模块，共 400 学时，占总学时的 13%，包括临床基本技能、沟通技能、机能学实验和终身学习 4 门整合课程，跨越 4 个学期，为全过程临床能力培养奠定了基础（图 3-8）。

1. 临床基本技能

208 学时，覆盖第 3~6 学期。

将早期临床实践作为教学改革的突破口，通过创建临床基本技能模块，构建起医学生全程能力培养平台。2002 年在国内率先建设临床技能培训中心。该中心按模拟医院进行建设，设有重症监护室（ICU）、儿科心肺复苏训练室、临床治疗室、标准手术室、

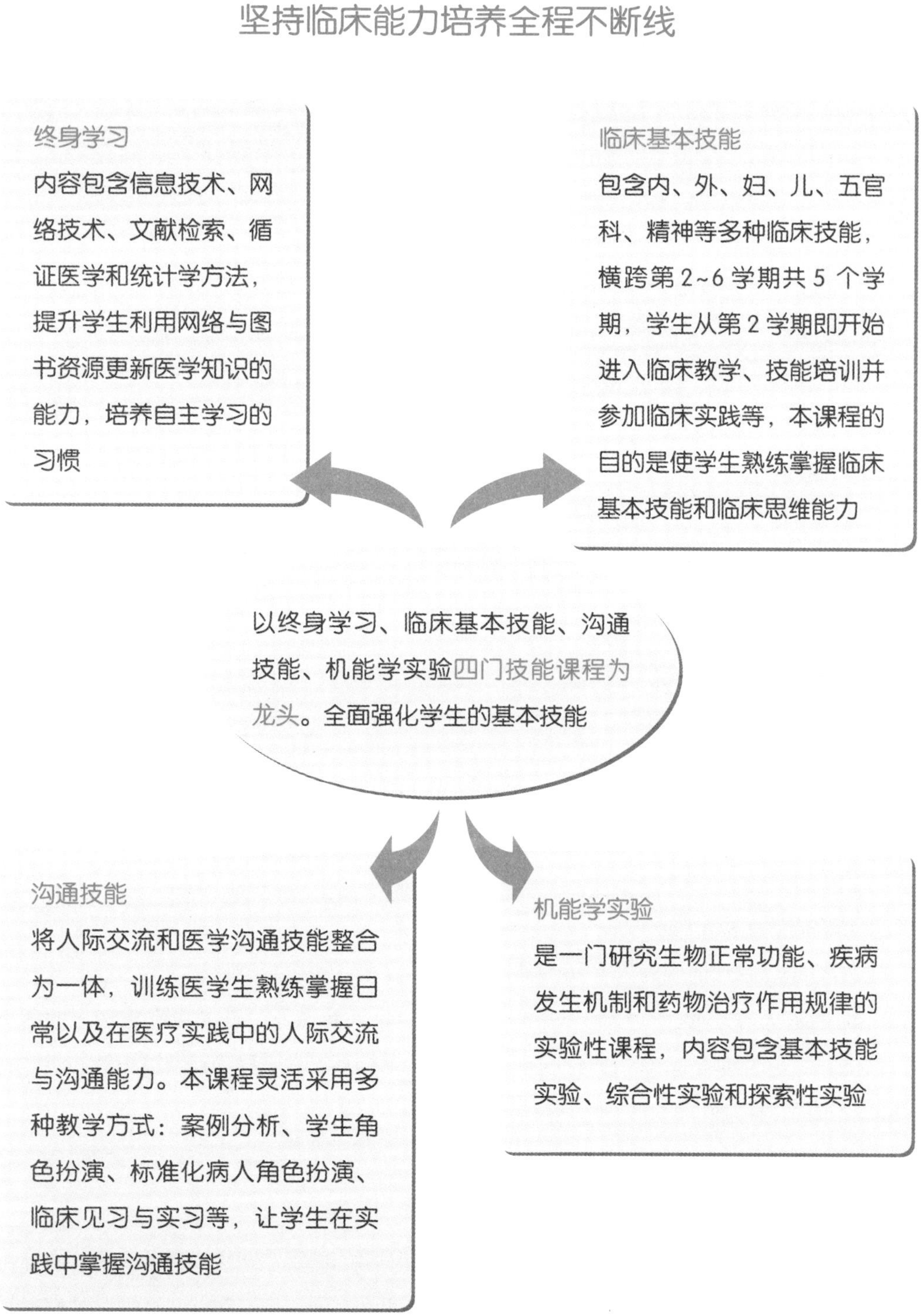

坚持临床能力培养全程不断线

终身学习
内容包含信息技术、网络技术、文献检索、循证医学和统计学方法，提升学生利用网络与图书资源更新医学知识的能力，培养自主学习的习惯

临床基本技能
包含内、外、妇、儿、五官科、精神等多种临床技能，横跨第2~6学期共5个学期，学生从第2学期即开始进入临床教学、技能培训并参加临床实践等，本课程的目的是使学生熟练掌握临床基本技能和临床思维能力

以终身学习、临床基本技能、沟通技能、机能学实验四门技能课程为龙头。全面强化学生的基本技能

沟通技能
将人际交流和医学沟通技能整合为一体，训练医学生熟练掌握日常以及在医疗实践中的人际交流与沟通能力。本课程灵活采用多种教学方式：案例分析、学生角色扮演、标准化病人角色扮演、临床见习与实习等，让学生在实践中掌握沟通技能

机能学实验
是一门研究生物正常功能、疾病发生机制和药物治疗作用规律的实验性课程，内容包含基本技能实验、综合性实验和探索性实验

图3-8　临床能力全程培养

动物手术实验室、消毒洗手室、虚拟腹腔镜训练室、显微外科手术室、模拟产房及新生儿室、心肺检查训练室、多功能培训室等，配置数字化的中央监控室。拥有国内第一个智能化全自动综合模拟人、虚拟腹腔镜、自动分娩人、心肺检查网络系统等较大型教学训练模型及400多套各种功能齐全的教学模型，还拥有一支稳定的标准化病人队伍，形成一个覆盖所有临床基本技能教学培训的完整体系。该模式被国内医学院校称为“汕医模式”。

临床基本技能是国家级精品课程，是国内首个为医学本科生设立的临床技能培训课。该课程覆盖内、外、妇、儿、五官科、精神卫生等基本技能，形成跨学科、多层次、综合性的全新课程体系，将临床技能培养贯穿医学人才培养全过程。

2. 沟通技能

40学时，含普通沟通和医学沟通技能。

训练学生准确表达自己的想法并与患者沟通，学会处理医患关系和医护关系，以减少临床纠纷，提高服务质量。

3. 终身学习

76学时

学习信息网络技术、文献检索、循证医学、医学统计学等内容，使学生能独立获取知识并培养分析、解决问题及批判性学习能力，为终身学习奠定基础。

4. 机能学实验

76学时，开课时间为第4~6学期，与器官系统整合模块相呼应。

由生理学、药理学、病理生理学整合的综合性实验课程，基本实验30%，训练基本技能；综合性实验30%，让学生全面了解实验动物从正常到异常到恢复正常的疾病发生发展过程；探索性实验40%，培养学生创新能力。

（三）人文社科模块的构建

为了全面体现医学模式的转变，强调非智力因素的培养，使学生具备健全的人格和心理品质，新课程体系设立了人文社科模块，共458学时，占总学时14.9%。其中最具特色的是健康与社会模块，共84学时，涵盖医学哲学、伦理学、心理学、法学、公共卫生学等众多学科，让学生从生物、心理、社会、环境等综合因素来认识人类健康与疾病的关系，关爱患者，提高法律意识，保证安全的医疗活动。

三、模块教学的组织与实施

（一）教学组织及教师参与

新教学模式打破了原有的学科界限，实行模块负责人负责制。2002年改革之初，为确保教学质量，各环节由新教学模式专家指导委员会审定、把关。基础与临床46个教研室200多名教师参与新教学计划的筹备实施工作，成立21个课题组，完成各模块教学进度、大纲、课件、教案及题库等建设（图3–9）。

医学教育的改革与发展，须以现代教育思想为先导，我们从教学组织模式、内容及方法的改革上实现以下转变。

1. 从以教师为中心到以学生为中心

公共课程30％的学时作为学生自学或教师辅导，临床核心模块以PBL、床旁教学、

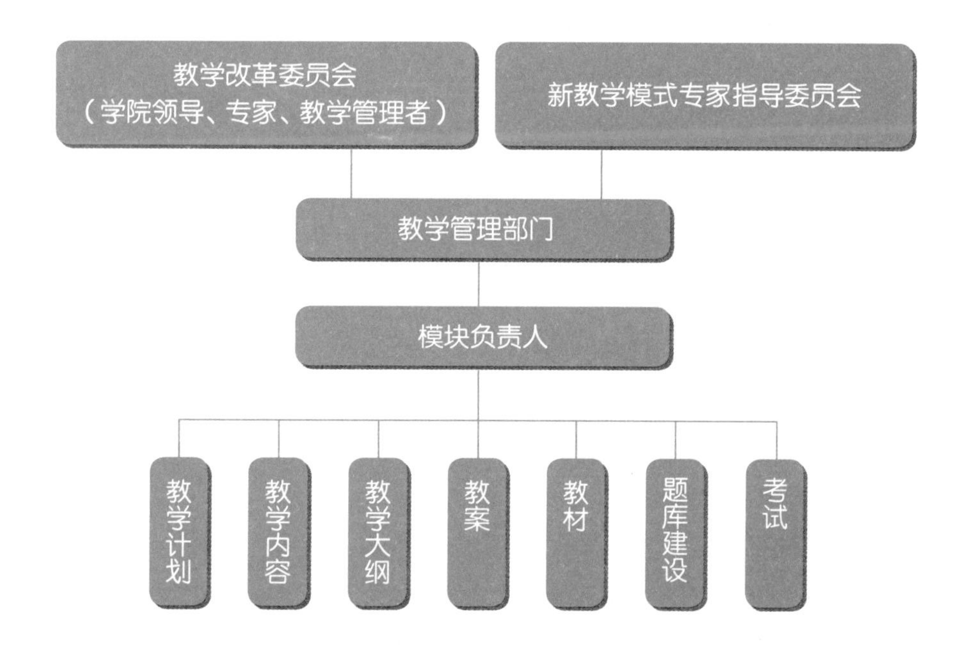

图3–9　新课程体系机构保障

小组讨论等互动学习为主，大班授课占 30%，实现以学生自学为主、教师引导为辅的新模式。

2. 从学科为中心到器官系统整合

旧的三段式教学模式，学生学到的知识各自相对独立和分散，已不能适应现代人才培养的要求。以器官系统整合为基础的多学科融合及基础与临床交叉渗透，是更有效的教学模式。

3. 从授课为主到自主学习为主

在信息爆炸的年代，主动学习、学会获取有用信息并对信息进行分析加工的能力尤为重要，学会学习也为终身学习奠定基础。新教学模式体现了这些思想。

4. 从单一理论考核到多元化考核

长期以来对学生学习评价的最大弊端是太重视终结性评价，不重视形成性评价，更鲜有诊断性评价，大大削弱了学生创造性思维和能力的培养。我们引入形成性评价，加大对知识综合应用能力及技能的考核力度，采用笔试、口试、基本技能操作、答辩等多元化的考核方案。

注重理论与临床紧密结合，加大临床实践比例。临床基本技能、沟通技能等课程理论与实践比例为 1 ∶ 2，小班授课为主，让学生在不断的实践中掌握技能。四个学期的临床实践（见习、通科实习和选择实习）使学生有足够的时间得到临床训练。

（二）建立多元化考核体系

以能力考核为导向进行考试方法改革、建立多元化考评体系，是保证教学改革效果的重要环节。

1. 实施基础综合和临床综合考评，既强化学生的理论知识，又注重对学生综合分析、解决问题能力的考核。

2. 坚持四种技能考试

（1）含实验的课程，在理论考核前均要求考基本操作，占本课程总分的 10%~15%。

（2）临床技能模块以技能考核为主，占临床技能模块考核总分的 50%~70%。

（3）临床实习坚持转科技能考核，占实习考核总分的 50%。

（4）毕业技能考核占毕业考总分的 60%，并实施客观结构化临床考试（OSCE），不合格者不能参加理论考试，延期 1 年毕业（图 3-10）。

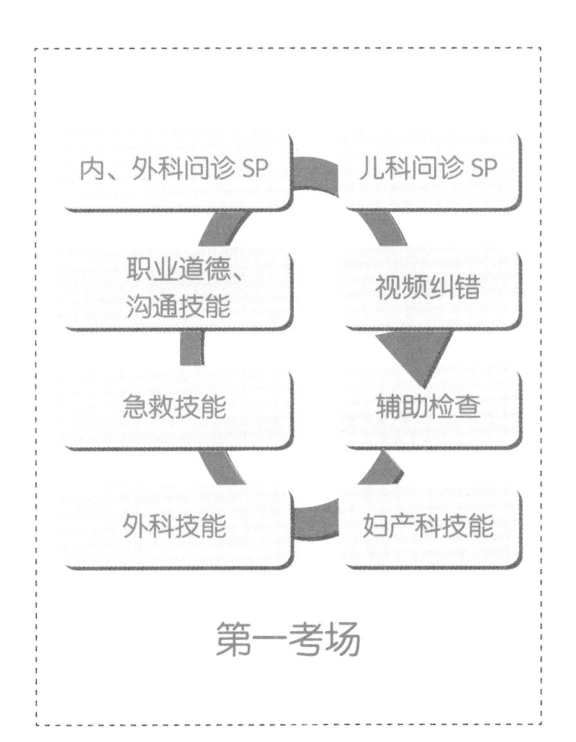

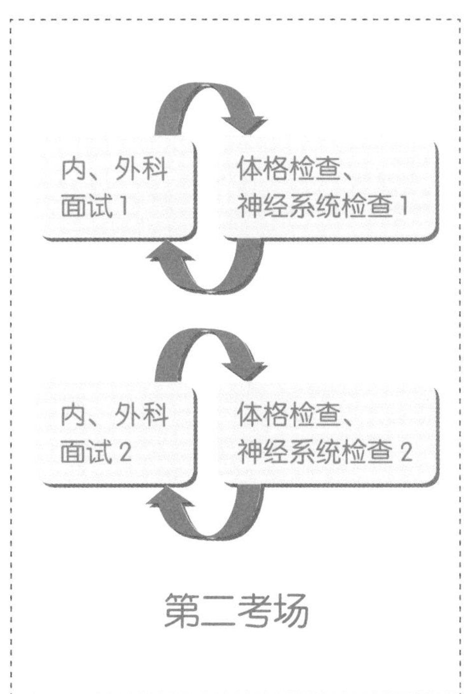

图 3-10　OSCE 考站设置

3. 引入美国医师执照考试（United States Medical Licensing Examination，USMLE）模式，建立试题库（1 万多道英文题目），涉及 Step1、Step2 所有基础和临床学科题目，开发建立计算机考试系统。全英班考核 30% 来自 USMLE 题库，基础综合考核采用 USMLE 的 Step1，临床综合考核采用 Step2 题型。此项目的实施，对改革传统考试内容，科学评估学生的知识、能力起着重要作用。

（三）加强人文关爱和医德教育

提高学生的道德水平和职业素养，培养人文关怀精神。将医德教育纳入必修课，也纳入 OSCE，除健康与社会课程外，利用宁养院、医疗扶贫体验和大学生医德医风宣传队等主题活动，有目的、有计划地安排学生参与社会实践，提升医德教育内涵。

坚持医德教育全程不断线，培养医学生崇高的职业精神。“医德医术兼优，爱心奉献济世”是我院职业精神培养的重要内涵并贯穿于培养全过程。新生入学医德教育第一课，旨在使医学生树立良好的医德意识。借助综合大学雄厚的人文环境及全校 100 门人文选修课程，构建融医德与专业教育为一体的综合体系。“医者之心”（简称“HEART”体系）（图 3-11）通过显性课程与隐性课程、理论教学与设计丰富的医德实践活动紧密结合来体现。通过宁养（临终关怀）服务、医疗扶贫体验等活动，让学生参与实践活动，在服务与实践中通过与患者心灵的碰撞与有效沟通，体会医学人文关爱的重要性，净化心灵，增强医德修养和社会责任感。着力培养医学生具备扎实的专业知识和临床技能的同时，也具有宽厚的人文情怀、同理心、团队合作、沟通技能和为患者艺术地提供服务的精神。6 年来有 2417 名学生参加宁养义工队，6000 余人次参加医疗扶贫项目，效果显著。

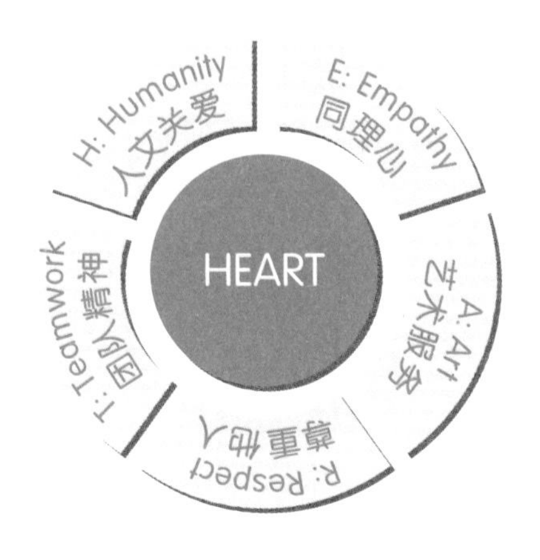

图 3-11　HEART 体系的内涵

建立对医学生人文医德教育效果的有效评价，在 OSCE 中设立职业道德与沟通考站，通过典型案例和角色扮演等评价学生医德、职业道德和沟通能力等。

（四）培养大学生创新能力

1999 年开始设立大学生科研基金，鼓励科研团队指导大学生科研。建立大学生科研平台，科研实验室向本科生开放，制订大学生科研奖励条例，对以本科生为第一作者发表的 SCI 论文和获国家级奖的项目予以重奖。30％的学生参加了专项科研活动，通过以实验改革为载体，加大综合性、探索性实验比例，全面提升学生创新能力。

（五）促进学生主动学习

为了进一步提高学生主动学习的自觉性，培养主动学习的能力，汕大医学院为大一新生开设了“主动学习导论”课。一共 16 个学时，包括理论课 12 学时（表 3-2）及 PBL 实践体验课 4 学时，采用主动学习的授课模式，向学生展示主动学习的理念和技巧，并设计实践环节，让学生有机会体验主动学习的氛围。课程结束后，学生普遍认为“主动学习导论课”使他们建立了主动学习的理念（图 3-12），培养了主动学习的能力（图 3-13）。

四、课程特色及推广应用

1. 课程主要特色

（1）率先在国内建立“以器官系统整合为基础”的临床医学专业人才培养方案，打破老三段式传统医学教学模式，注重多学科融合，优化了学生的知识、能力、素质结构。

（2）率先在国内引入并实施先进的医学教育考核标准，如 USMLE、OSCE 等，以强化能力考核为导向，探索和实践了考试方法的改革。

（3）形成了一批以器官系统整合为基础的课程体系，人体结构、消化与营养、肌肉与骨骼等 12 大模块和新型综合课程（终身学习、临床基本技能、沟通技能、健康与社会）。

2. 课程的推广应用

我院实施的新课程体系改革影响大、辐射面广，多年来教育部、全国高等教育学会医学教育专业委员会领导、全国 170 多所医学院校领导、专家 4000 多人莅临参观考察，对我院新课程体系给予高度评价。我们在国内外医学教育会议上专题报告 20 多场；在《中国大学教育》等学术刊物发表论文 80 余篇；香港《大公报》等各大报刊媒体也多次报道。我们的改革成果已在国内许多医学院校推广应用，尤其是临床技能中心的建设和发展起到了很好的示范效应。

表 3-2　主动学习导论课程设计

目标	课程（章）	学习目标	上课形式	学时
建立主动学习的理念	明日医生	1. 列举过去 50 年医学实践的三个变化 2. 分析学生学习效果的决定因素 3. 评价主动学习的四个关键步骤	互动理论课	2
实践主动学习的方法	主动学习策略	1. 体验主动学习的过程 2. 设计促进主动学习的策略 3. 举例说明表面学习和深度学习	分组，TBL①	2
实践主动学习的方法	PBL 的理念与实践	1. 描述 PBL 的理念和学习方式 2. 比较 PBL 与传统教学方式 3. 根据 PBL 案例制订学习目标	分组，TBL	2
初步文献检索的方法	文献检索数据库及初步检索方法（实践）	1. 列举证据的等级 2. 初步使用医学院图书馆可提供的常用的中文（CNKI、维普）和英文数据库平台（PubMed、FMRS）、ClinicalKey 查找文献和书籍	分组，TBL（带电脑）	2
体验主动学习过程	翻转课堂	1. 对比翻转课堂与传统课堂 2. 体验基于团队的学习的过程 3. 讨论翻转课堂的优势和挑战	分组，TBL	2
建立终身学习的理念	终身学习	1. 分析学习阶段与学习行为的联系 2. 讨论终身学习的意义 3. 列举促进终身学习的策略	分组，TBL	2

① TBL：基于团队的学习，team-based learning

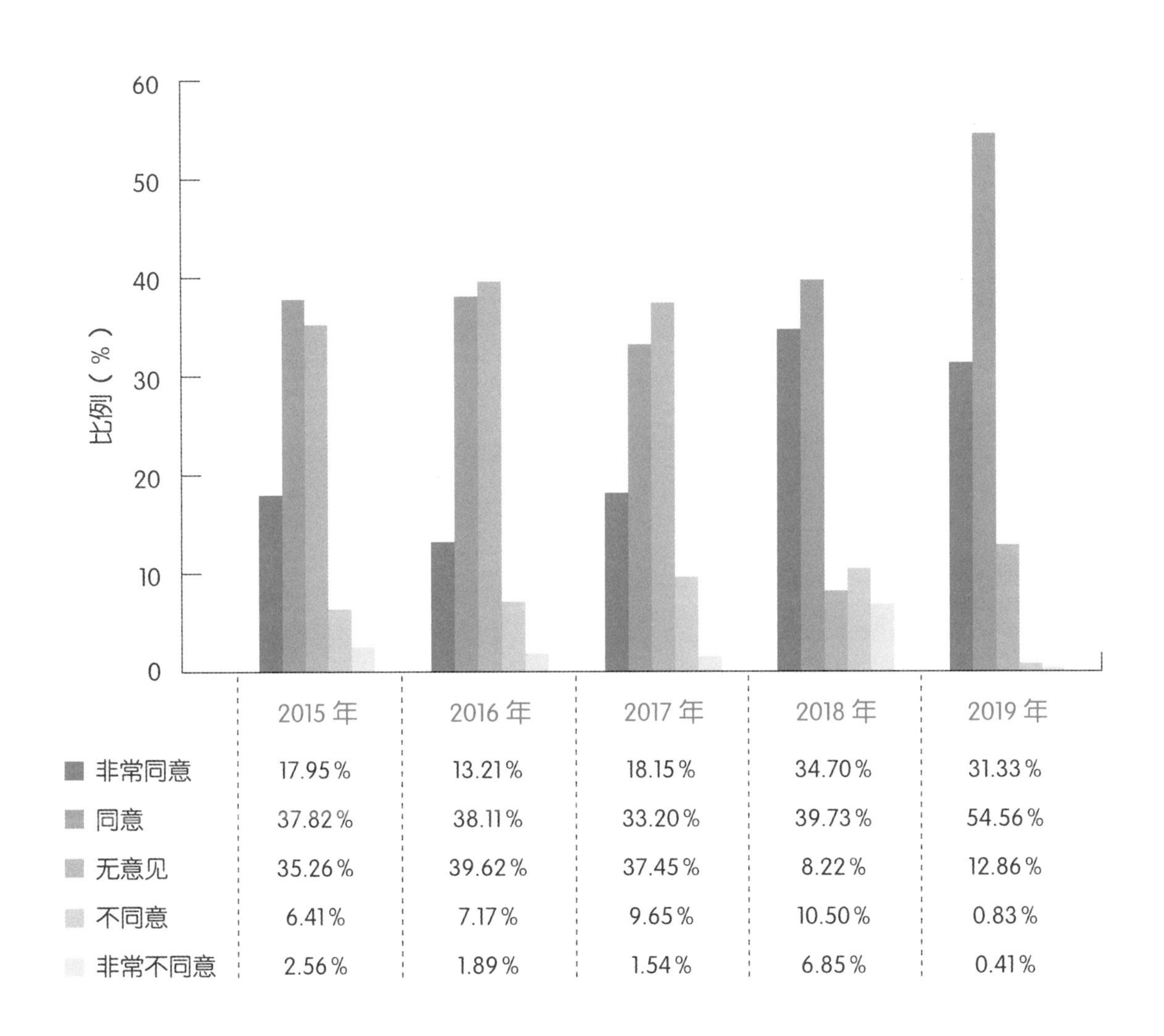

	2015 年	2016 年	2017 年	2018 年	2019 年
非常同意	17.95%	13.21%	18.15%	34.70%	31.33%
同意	37.82%	38.11%	33.20%	39.73%	54.56%
无意见	35.26%	39.62%	37.45%	8.22%	12.86%
不同意	6.41%	7.17%	9.65%	10.50%	0.83%
非常不同意	2.56%	1.89%	1.54%	6.85%	0.41%

图 3-12　对建立了主动学习理念的认同调查

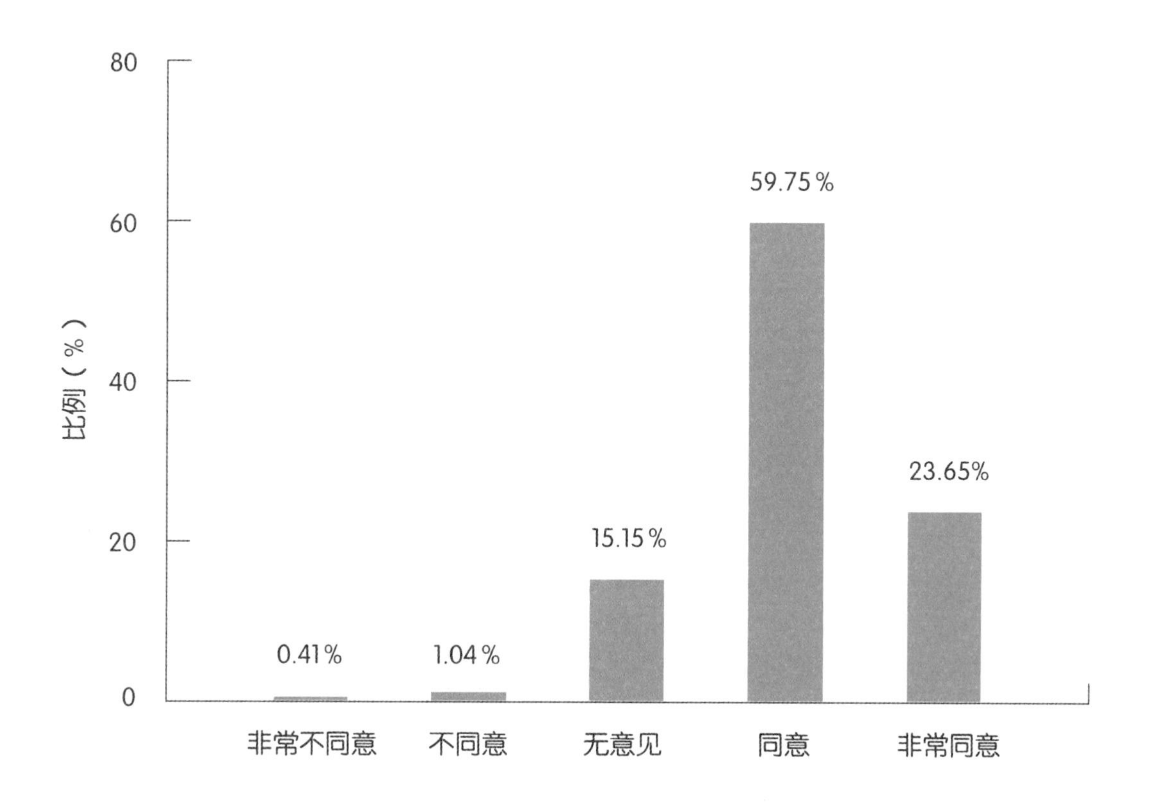

图 3-13　对初步运用主动学习的策略进行自主学习的认同调查

第四章
问题导向学习（PBL）的过程

辛　岗

一、PBL 的基本过程

自 1969 年加拿大 McMaster 大学医学院开始采用问题导向学习（PBL）进行医学教育后，许多学校开始或多或少地在课程中植入 PBL[1, 2]。“问题导向学习”（problem-based learning）与“解决问题”（problem-solving）是完全不同的理念，PBL 的目标不仅仅是解决呈现出来的问题，而且是帮助学生在认识问题、解决问题过程中识别他们自己的学习需要，整合和应用学习到的知识，在小组中与组员和小组老师一起有效合作的过程。所以 PBL 中的“问题”（problem）是不同于“疑问”（question）的，PBL 并不是学生在课堂上、实践中或者教科书中先学习了知识，然后再应用这些知识的过程。这样的过程是解决问题，而不是问题导向学习。因此在问题导向学习中，学生先遇到的是问题，这是学习的起点。

[1] Donner RS, Bickley H. Problem-based learning in American medical education: an overview. Bull Med Libr Assoc, 1993, 81(3):294-298.

[2] Hussain RMR, Mamat WHW, Salleh N, et al. Problem-based learning in Asian universities. Stud High Educ, 2007, 32(6):761-772.

PBL 过程中，没有老师的知识讲解和灌输，而是学生通过对案例进行分析和挖掘，主动地学习的过程。这种学习方式不仅传授知识，更重要的是培养学生的专业素养。这个过程中包括了小组学习、教师引导、分析案例和制订学习目标，这些环节缺一不可。

1. 小组学习

小组学习是 PBL 的主要学习模式，在一位教师的引导下，7~8 名学生组成一个学习小组。通常情况下，小组的同学在一段时间内保持稳定，在转换课程的时候可以更换小组。

2. 分析案例

案例是以真实临床病例改编后呈现的。学生通常一周内有两次教师指导下的小组讨论。第一次依据案例提出问题，然后是自主学习案例学习目标，在第二次碰面时分享所学。

3. 教师引导

每次 PBL 小组讨论都由一位教师作为小组老师进行引导。小组老师的角色是管理流程，确保学生的讨论顺利进行，同时发现学生暴露出来的问题，并据此给予学生具体的反馈。

4. 制订学习目标

每次 PBL 的案例讨论都要确定出具体的学习目标。因此，PBL 案例是专门为学生学习而撰写的，并不是普通的临床病例。而且，每个 PBL 案例都需要有明确的教师指引，一方面帮助教师理解案例，另一方面，教师指引中包括案例的学习目标，从而使教师的引导有针对性，确保重要议题都被设定为学习目标，这是教育均质化的保障。

二、PBL 的实施步骤

霍华德・巴罗斯（Howard S. Barrows）教授指出，PBL 要达成三个基本目标：

（1）学生获得基本知识，这些知识可以用于有效解决临床问题。

（2）学生获得在评估和照顾患者健康问题时有效应用知识的能力，也就是说发展临床归因思维的认知技能。

（3）学生发展扩展知识、更新知识的能力，在今后的职业生涯中解决新问题的能力（自主学习）。

Barrows 教授指出，PBL 对于医学教育而言，是一种教育的理念，是整体的课程，而非与其他学习方法并存的教学方法。Barrows 教授在 1986 年指出，PBL 可达到的四项重要目标是：

（1）临床知识的构建。

（2）有效的临床思维过程的发展。

（3）自主学习技能的培养。

（4）学习动力的提高。

PBL 的过程可以分为三个阶段[3]（图 4-1）。

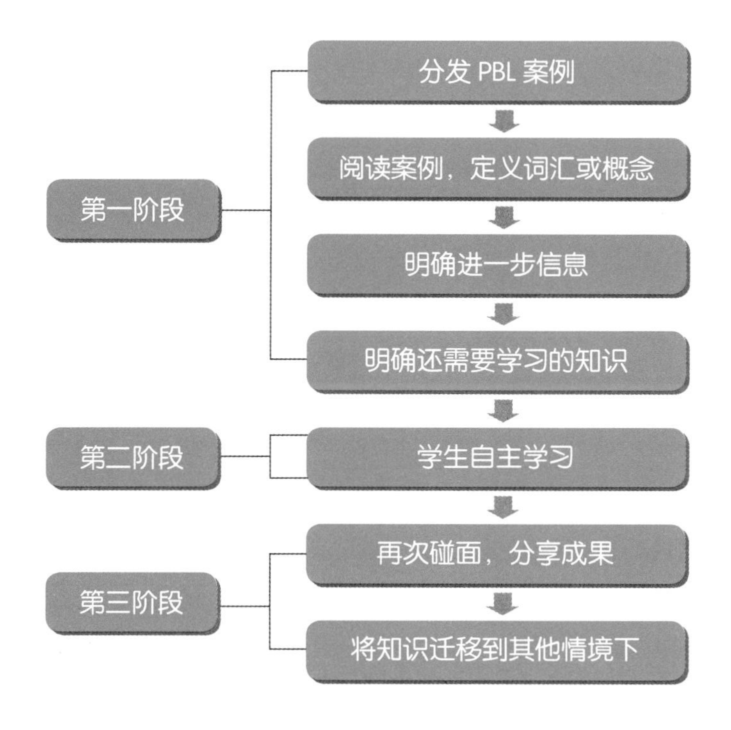

图 4-1　PBL 实施的阶段

[3] Taylor D, Miflin B. Problem-based learning: where are we now? Med Teach, 2008, 30(8):742-763.

第一阶段

● 学生组成小组，收到临床问题。PBL 过程的第一步是分发 PBL 的案例。学生并不知道此次案例的主题，也不需要事前针对案例进行准备。案例通常是临床实践中遇到的问题，不是整理后的临床病历形式。

● 学生阅读案例，一般是小组内的同学一起读出案例的情景，并且找出不熟悉的词汇或概念。在这个阶段，一些同学可以找出他们知识的欠缺点和不确定的知识领域；学生基于已经学习过的知识分析案例的可能机制和解释，并且提出假说以解释患者的问题。

● 如果学生要求进一步的信息，例如临床案例中学生希望知道患者的某个实验室检查结果，这时候可以提供给他们。

● 小组将确定还需要学习的知识，并且确定针对这个案例的问题的学习议题（learning issues）或学习问题（learning questions）。这些学习议题应该与教师之前确定的学习目标（learning objectives）相关。有些学校会通过提供给学生教师确定的学习目标的方式帮助学生确立学习议题，以确保学习议题与课程整体目标一致。

● 学生可以讨论他们需要多长时间进行第二阶段的学习。

第二阶段

● 学生根据学习目标开始进行自主学习（self-directed learning）。学生要自己查找学习资源以帮助回答第一阶段提出的问题。他们可以和专家探讨，可以组织讨论，可以寻求外部资源例如电子资源、杂志、记录等以期达成所列的学习目标。

第三阶段

● 当学生再次碰面时，将应用所学解决问题。通常先回顾假说，重新定义对问题的理解，然后评价学习的成果。

● 学生分享各自的学习成果，并且将这些知识运用到案例中。学生可能可以解释案例中问题的全部现象，也许会发现新的问题需要进一步进行学习。这个阶段的学习应该能够整合和解释案例中的问题，学生将以前的知识和新学习的知识整合运用到问题中，帮助学生在日后遇到类似的问题时可以回忆起已经学习的知识。

● PBL 必不可少的最后一步是将知识迁移到其他情境下，在其他情境下可以应用这些知识、技能和态度。例如，学习了伤口愈合过程中的炎症过程，就可以迁移到其他情境下的炎症过程。

PBL具体的实施步骤在不同学校有一定的差异[4]，哈佛大学医学院采用6步法，马斯特里赫特（Maastricht）大学医学院采用7步法。无论采用哪种方法，基本的理念都是一样的，即强调将知识推广及扩展（generalization）：学生必须自主学习，从点到面，从特殊案例到理论和概念，再迁移到其他情境下。

哈佛大学医学院的6步法

（1）小组拿到纸质版案例，事先没有机会进行学习。

（2）学生小组定义问题（problem）。

（3）学生小组确定学习目标。

（4）学生独自学习以到达学习成果。

（5）学会再次集中。在已有知识的基础上建立新的知识。学生讨论是否达到教师希望的学习目标。进一步个人学习，如有必要再次进行小组集中。

（6）小组整合和总结他们的工作。学生将案例中特殊的问题推广到其他的情境。

Maastricht大学医学院的7步法

（1）学生小组内明确案例的文本。

（2）学生定义问题。

（3）头脑风暴以对案例中的问题及现象进行解释。

（4）小组达成对问题的暂时结论。

（5）小组确定学习目标。

（6）学生独立进行学习，以达成学习成果。

（7）学生小组再次碰面讨论学习到的知识。

---

[4] Davis MH. AMEE medical education guide No. 15: Problem-based learning: a practical guide. Med Teach, 1999, 21(2):130-140.

汕头大学医学院的 7 步法（图 4-2）

（1）学生阅读案例，列举事实（已知），挖掘问题。

（2）根据问题，提出假说。

（3）列出验证假说还需要的知识和信息（未知）。

（4）确定学习议题，并总结为学习目标。

（5）小组成员独立根据学习目标进行自主学习。

（6）小组再次聚集，分享所学。

（7）评价和反馈。

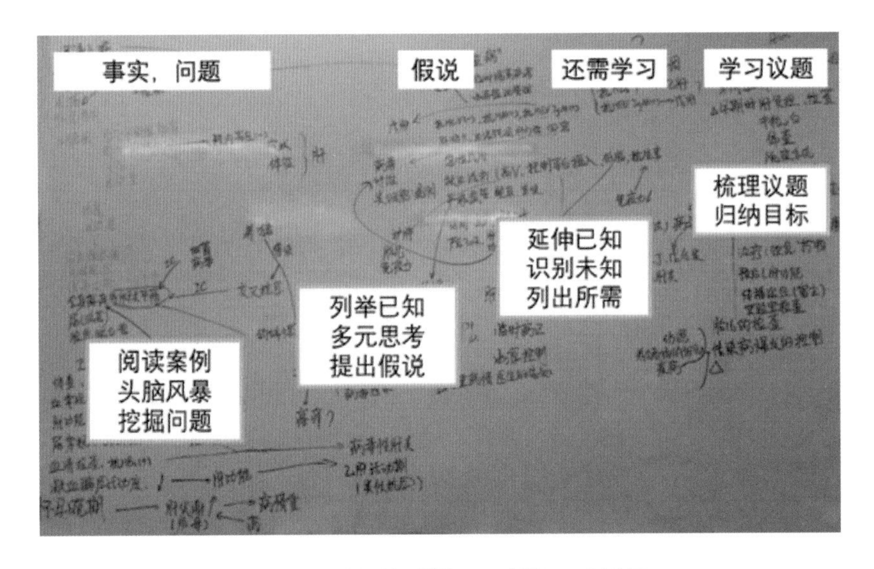

图 4-2　汕头大学医学院 PBL 步骤 1~4 示意图

虽然每所学校根据学校和学生的情况，其实施过程有所不同，PBL 也被描述成“问询的过程”（process of inquiry）、“学会学习”（learning to learn）或者“认知建构”（cognitive construction），但是 PBL 都具备相同的特点[5]。

---

[5] Schmidt HG, Rotgans JI, Yew EH. The process of problem-based learning: what works and why. Med Educ, 2011, 45(8):792-806.

无论具体采取什么样的过程，PBL 都具备的特点：

1. 问题（problem）是学习的触发器
2. 学生学习包括小组内的合作
3. 学习是在小组老师（tutor）的引导下发生的
4. 课程体系中只有少数有限的授课形式
5. 学习是学生发起的
6. 课程中提供了充足的自学时间

PBL 讨论的过程，实际上是模拟了临床思维的过程。临床实践中，医生接诊患者，首先听取患者的“故事”，数据获取，精确地呈现问题，提出假说，寻求和选择疾病的相关信息，形成诊断[6]。所有这些都受到医生知识、背景和经验的影响。PBL 的各个环节，实际上是不断模拟临床诊断归因的过程。合格的PBL案例，应该是从患者故事开始，而不是已经总结好的病历格式，因为医生面临的临床情景是患者讲述自己的病史，医生从这些信息中找到与疾病判断有关的已有事实，再归纳成现病史和既往史。学生也要从 PBL 中锻炼这种能力，从故事中找出有用的信息，并从中发现问题。接下来，临床医生根据发现的问题，形成疾病诊断假说，再进一步收集信息和进行实验室检查，并根据结果验证假说，作出诊断。类似地，学生根据发现的问题，基于以往学习过的知识提出相应的假说，思考还需要哪些知识或者数据才能验证假说，并据此列举出还需要获得的信息及所需要学习的知识，然后根据所需学习的知识归纳成学习目标（图 4-3）。

[6] Bowen JL. Educational strategies to promote clinical diagnostic reasoning. N Engl J Med, 2006, 355(21):2217-2225.

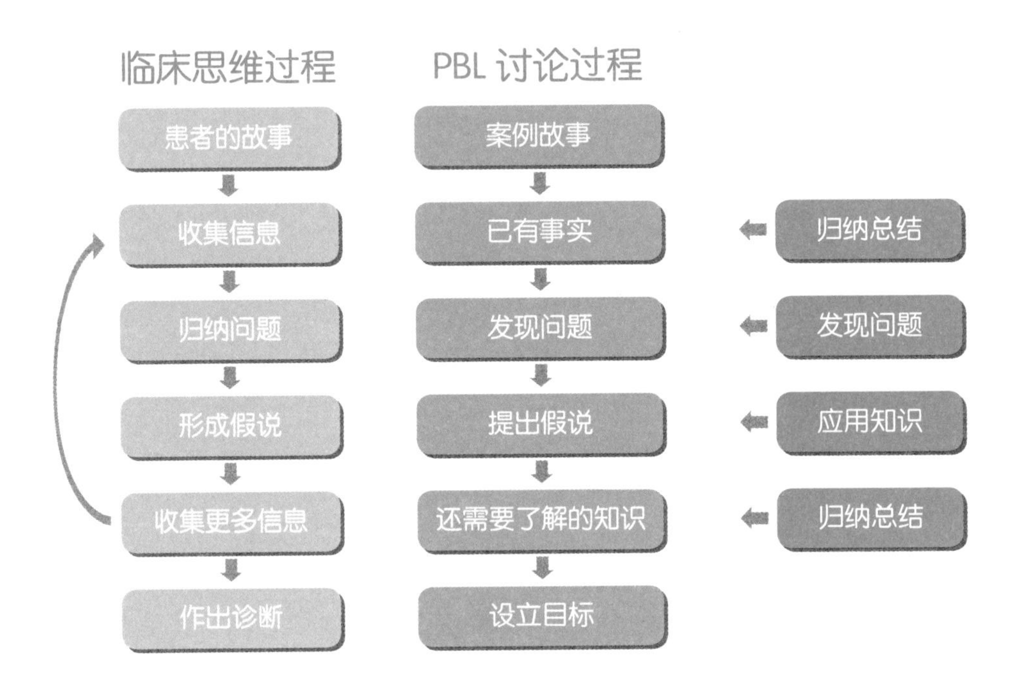

图 4-3　PBL 讨论过程与临床思维过程的对比

三、PBL 与传统授课的区别（表 4-1）

1. 两者的教育理念、目标不同

现代教育强调医学生的培养涵盖知识、技能和态度三个层面，医生的岗位胜任力也不仅仅是知识获取，还必须有技能的培养和沟通能力、合作能力、领导力等软实力的培养。传统大课的最大优点是成本低，一位教师就可以对话上百位学生，这是许多学校根据自身情况，仍沿用传统授课方式的原因，这也是中国的现实问题。传统授课模式在知识的传授方面效率较高，但是在培养学生分析问题、分享合作、终身学习能力方面就非常有限。而 PBL 恰恰是以真实的临床问题出发，让学生通过自主学习、团队合作、讨论分享等过程发现问题、分析问题、解决问题，从而培养学生多方面的能力。

2. 两者的基础不同

传统授课是以现有学科专业，例如解剖学、组织学、生理学、病理生理学、病理学、免疫学、微生物学、药理学等为基础的。学生是一门一门学科地学习，学习的知识具有

表 4-1　传统授课模式和 PBL 的主要不同点

	传统授课模式	PBL
理念、目标	知识传授	培养学生多方面能力
基础	以现有学科专业为基础	以真实临床问题为基础
目标	课堂上以传授知识理论为目的	通过解决问题增加学生对知识的理解
学习重点	注重知识量、对知识的了解	注重知识的深度、对知识的应用
教师角色	“教”师为主导 （控制教学内容、目标、进程、评价）	“导”师（tutor）为辅导 （导师的作用请见下文）
学生角色	学生被动学习 （死记知识、无处发挥创造性思维）	学生为主导 （信息分析、讨论、决策、评价）
学习活动	个人为单位的学习活动	小组为单位的学习活动
能力培养	培养的学习能力与未来的工作脱节	培养学生终身学习、解决实际问题的能力

学科系统性。而 PBL 是以临床问题为基础的，通过一个案例，学生同时学习相应的解剖结构、病理生理机制，也可以学习相应的细胞组织结构以及病理变化，或者学习病原学及相应的免疫机制。所有的学习是基于案例，不是针对某一个学科，因此学习是整合性的。

3. 两者的目标不同

传统的授课模式，其主要目标是传授知识。通过教师的讲授，帮助学生理解和记忆学习的内容。传统授课模式追求的是知识点的全面、准确。PBL 的教育模式，主要目标是通过案例分析和解决问题的过程，增加对知识点的理解和应用。其追求的不是知识点是否全面，而是知识点是否被理解和应用。并且通过理解和应用的过程，举一反三，学习相同概念的其他知识。

4. 两者的学习重点不同

传统授课学习重点是知识的量以及对知识的了解和记忆。教师传授过程中将自己的总结和经验分享给学生，让学生更有效率地吸收和消化知识，学生更全面地对知识进行记忆。PBL 教育希望学生更多关注某个问题的深度，学生通过查找书籍、文献、咨询等途径，对某个问题进行深入的学习和探讨，以及将这些学来的知识应用于案例中的主人公。

5. 两者教师的角色不同

教师在授课过程中，教学是主导地位。教师要为此先确定学习目标，准备学习内容，制订学习进程，并对学习的效果进行评价。教师在授课的课程中负责安排课程和教学的过程。PBL 中，教师的地位已经不再是主导。通过案例，学生自己决定学习的目标和方向，并自行学习。教师的作用是帮助学生达成目标。教师可以做的事情是撰写案例，从而设定了学习的基本范围；教师可以适时引导，从而帮助学生建立合理的思维；教师可以给予学生评价和反馈，从而帮助学生明白努力的方向。但是教师不再是教的主导，而成为辅助学生学习的角色。

6. 两者学生的角色不同

在传统授课模式下，学生并没有很多的主动权，他们要听从老师的安排，按照老师讲授的内容学习，上课认真听教师讲解，做好笔记，下课完成作业，经常复习，其目的是背会学习的知识，很少需要学生进行创造性思维和发散性思维。PBL 课堂上，学生要整理信息、分析、讨论、决策，以及评价自我、小组和同伴的表现。学生有更多的主动权，在案例的大框架下进行主动的学习。

7. 两者的学习活动不同

传统授课模式下，学生虽然坐在一个教室里，但通常进行的是单独的听课和思考活动。并没有太多的机会和同伴一起讨论。而课后的作业和复习也是一个人独立完成的。传统课堂没有太多的机会和时间鼓励同伴学习，学习是以个人为单位进行的。在 PBL 的课堂上，活动都是在小组内进行的。同学们一起对案例进行分析、头脑风暴，一起决定学习的内容和目标。第二次分享讨论也是在小组内进行。大家取长补短，各抒己见，团队合作，共同解决问题。因此学习活动是以小组和团队为单位的。PBL 鼓励同伴学习、沟通交流和团队合作。

8. 两者培养学生的能力不同

传统授课模式，教师承担了大部分的任务，没有给学生太多的自主空间。学生的能力培养主要是对知识的理解和记忆。未来工作中，已经没有教师为他们准备课程，也没有人可以给他们讲授课程。在传统课堂建立起来的学习能力与未来的工作脱节。PBL 的教育是培养学生自己发现问题、解决问题的能力，这在未来的工作中是每天都会遇到的。当学生遇到新的患者，要分析患者的情况，发现问题并作出诊断。因此 PBL 的过程培养学生解决问题的能力，培养学生终身学习的能力。这些都是在未来工作中必不可少的。

四、PBL 课堂的实际操作

1. 人员安排：

由 1 名导师和 5~8 名学生组成。学生选出记录员，可轮流担任。

（1）导师（tutors）

★ 鼓励全体组员的参与。

★ 协助组长调节与各位组员的沟通，并保证守时。

★ 监督记录员的工作，保证记录准确完整。

★ 防止偏离主题。

★ 保证全组实现事先制订的学习目标。

★ 保证学生对涉及问题知识的理解。

★ 评价学生表现、给出成绩。

（2）记录员

★ 记录全组讨论的要点。

★ 协助全组理顺思路。

★ 参与讨论。

★ 记录下全组使用的学习文献等资源。

（3）组员

★ 服从计划，按步骤进行。

★ 参与讨论。

★ 尊重并听取别人的意见。

★ 提问题，最好是没有现成答案的问题。

★ 针对问题，在课外进行深入的思考，使用学习资源进行研究。

★ 与其他组员分享信息。

2. 设备

★ 最好是小教室，有圆桌和可移动的椅子。

★ 提供白板、彩色笔或翻页壁报纸。

★ 如果是大教室，学生多，可以安排在不同的角落。

★ 如果导师少，需要导师能同时顾及每个小组的情况。

3. 用时及讨论流程

小组聚集学习每次时间可安排1~3小时。学生利用课余时间进行信息收集、分析和学习，每个学生用时可能不同，一般4~6小时。经典的讨论流程及时间分配见图4-4 A。也可以根据学校的情况采取另一种流程，具体见图4-4 B。

五、PBL具体步骤举例

PBL的具体步骤如前所述，根据学校的课程安排、案例的长短、学习内容的多少等略有不同。但一般都包括以下步骤：

第1步

对问题中不熟悉的术语加以澄清。有争议时，由记录员记下。

第2步

找出需要讨论的问题。记录员记下大家都同意的问题。

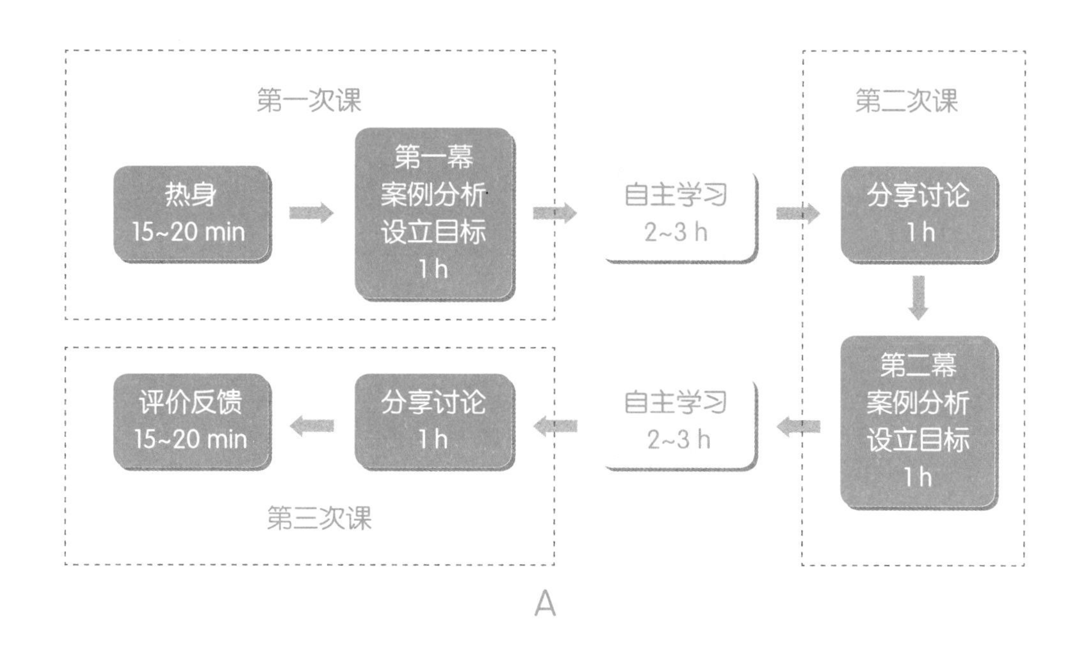

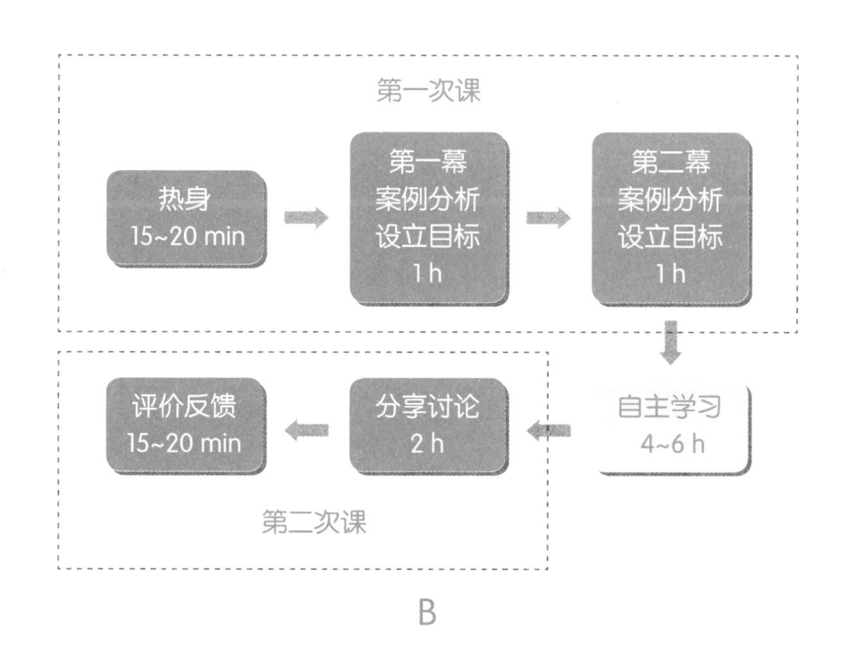

图 4-4　两幕 PBL 流程图

第 3 步

通过“头脑风暴”来讨论问题。先用学过的知识来解释，发现不足。记录员记下所有讨论的内容。

第 4 步

仔细进行第 2 步和第 3 步，将对问题的理解变成解决问题的初步方法。记录员记下这些转变的细节。

第 5 步

讨论具体学习目标，达成共识。导师要确保这些目标重点明确、全面、难度适当、能实现。

第 6 步

每个学生根据学习目标自学（采集资料、证据，分析，达成结论）。

第 7 步

学生分享自学的成果。教师评价学生的学习效果和表现。

以下以汕头大学医学院 PBL 案例“身患绝症，心怀盼望”为例，详细剖析学习的过程。

身患绝症，心怀盼望（第一幕）

任女士，34 岁，广东省人，艾滋病病毒阳性 9 年，因希望怀孕生育，来诊所咨询。

9 年前，任女士因阴道瘙痒、白带多在另一家医院就诊，被诊断为淋病，并发现其抗 HIV 抗体阳性。她认定是因为自己与前男友的性关系造成的。

2 年后，任女士转来我院门诊就医。接下的 7 年来，她每 3 个月来复诊查血一次，结果见下表。她从未接受过抗病毒药物的治疗。

任女士目前与另一位男友居住。该男友艾滋病病毒检测阴性，并知道任女士的病情。他们每次进行性行为时都使用避孕套。任女士没有工作，以领政府救济为生，其母因患子宫颈癌在 47 岁时病逝。

体格检查未发现任何异常。

	7 年前	4 年前	3 年前	1 年前	3 个月前	目前
T 辅助细胞数 (/mm^3)	786	719	645	522	499	454
HIV RNA (copies/ml)	300	1020	3310	9010	6750	6810
HBV 表面抗原				–		
HCV 抗体				–		

（一）案例分析过程

学生拿到案例后阅读案例，先梳理案例中的信息，明确已知事实。例如本案例中，学生会列举出的事实可能包括：34 岁女性，HIV（+）9 年，希望怀孕，9 年前患淋病，抗 HIV 抗体（+），T 细胞数量逐年下降，HIV RNA 上升，避孕套避孕，男友 HIV（–），领救济，母亲宫颈癌去世等。

学生接着依据这些事实进行头脑风暴，发现问题，再提出假说，列出所需知识，并确定学习议题。通常让学生先选出记录员，由记录员在白板上写下讨论的要点。对于最初记录不熟练的学生可以鼓励他们采用成列的方式记录，尽量每个环节都不要省略。学生分析的结果示例见下表。

问题 problem	假说 hypothesis	需要了解的知识 need to know	学习议题 learning issues
HIV 阳性	HIV 感染 性传播？ 淋病？	HIV 病毒如何引起感染？ 加重或减少传播的因素， 传播比例	HIV 病毒传播途径 HIV 感染的相关因素 任女士如何感染？
T 细胞降低	HIV 病毒破坏 T 细胞？	HIV 引起细胞损伤的机制	HIV 病毒致病性
怀孕	母婴传播？	母婴传播的概率？ 阻断母婴传播的方法 治疗和预防的药物 药物是否影响胎儿？	母婴传播及阻断 任女士的方案？
长期幸存者	与基因有关？	什么是基因变异？	CCR5 与 HIV 感染的关系？ 如何检测？
性伴侣阴性	不用避孕套可能被感染？	避孕套避免感染的概率	HIV 阳性患者性伴侣的预防

学习议题通常比较零散，学生通常需要将学习议题整理成为学习目标，如上述学习议题可以整理为：

1. HIV 病毒的致病性、传播途径及相关因素。
2. HIV 母婴传播的概率，阻断母婴传播的方法。
3. HIV 的感染是否与基因变异有关？检测方法。
4. HIV 阳性患者性伴侣的预防方案。

除了上述生命科学的知识外，还应关注人文科学的内容，本案例中任女士是领政府救济生活的，学生还应关注到这个层面，探讨 HIV 阳性患者的生活保障、在治疗上的国家政策等。

（二）自主学习

在第二次小组聚集之前，学生要依据设立的学习目标进行自主学习。学生可以通过教科书、综述文章、询问专家、研究论文等途径进行学习。这个过程锻炼学生查询资料、判断资料的可靠性、批判性思维的能力，也要将学习的知识内化整理，培养学生提炼整合知识、建立知识间联系的能力。

对于上述案例，学生可针对以上四个学习目标进行学习。例如学习 HIV 的传播及母婴阻断方法，学生可以到 PubMed （http://www.ncbi.nlm.nih.gov/ ）上进行相应学习目标的查询，学生的学习效果高度依赖于学习资料的来源。学生应可以查询到相应的原始文献，并将文献中关于传播率、药物阻断母婴传播等最新研究成果分享并应用于解决任女士的问题。

因此在进行 PBL 课程之前要对学生培训 PBL 的学习方法和资料寻找方法。让学生在不断的练习中学会学习的方法，并且不断实践应用高等级的学习资源（图 4–5）。

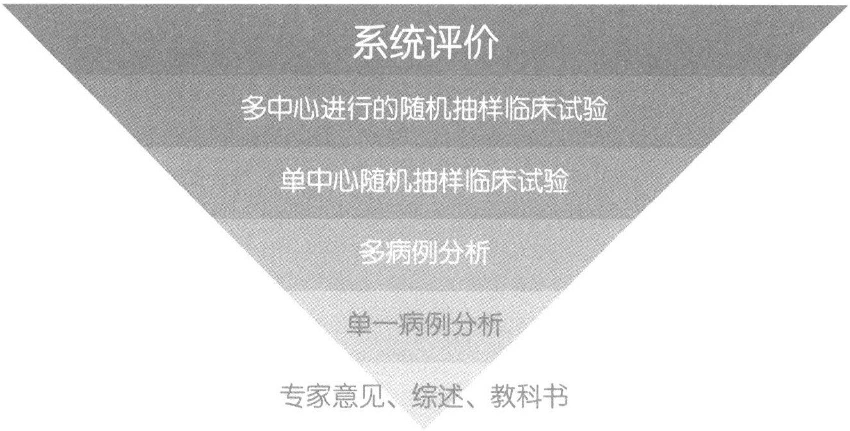

系统评价
多中心进行的随机抽样临床试验
单中心随机抽样临床试验
多病例分析
单一病例分析
专家意见、综述、教科书

图 4–5　资料证据可靠性分级

（三）讨论分享

学生在自主学习之后，第二次聚集起来讨论分享。可以让学生依据学习后对几个问题的理解，先初步对几个目标进行梳理，确定分享所需的时间。再按照事先确定的时间和布局进行分享。分享的关键内容要在白板上做记录。记录可以由记录员进行，也可以分享的同学边讲边写。如果分享的几个问题可以形成一个大的概念图，带教教师可鼓励学生尽量完成概念图，或者在课后完成。

（四）发放下一幕，并依据上面的程序再次进行讨论

PBL 的案例一般分为 2 个或 3 个剧幕，因此在第一幕分享讨论完毕后，可以马上发放第二幕，进行案例的分析并确立第二幕的目标。学生再进行自主学习并分享讨论。若有第三幕，可以循环进行前面的步骤。

（五）每次讨论完毕要进行评价和反馈

先由学生进行自评和对团队的口头评价，再由带教教师针对学生的表现进行评价和反馈。反馈的层面主要包括学生的参与程度、发言有效性、资料准备情况、领导力和同理心等。先进行口头评价，这个环节非常重要，不能省略。若时间太紧，也请带教教师切记，评价反馈是帮助学生进步的重要一环，哪怕省略学生分享的某个知识点，也要留下足够的时间进行反思和反馈。

详细的评价表格见第七章。

六、PBL 的优势和不足

PBL 比传统的授课方式更为优越，无论是在最初实施的 McMaster 大学[7]还是其他医学院校，都发现 PBL 对医学院毕业生的能力培养有显著的正面效果，特别是在社

[7] Neville AJ. McMaster University undergraduate MD program. Acad Med, 2000, 75(9 Suppl):S429-432.

会和认知方面[8]，学生在处理不确定事件、医学伦理、沟通技巧和自主的终身学习等方面明显优于传统方式。PBL 是从以教师为中心转变成以学生为中心，给学生更多的自由空间去学习和思考。

（一）PBL 的优势（表 4-2）

1. PBL 从实际问题出发，激发学生学习的热情

在实际问题的解决过程中，学会学习。学习的过程不枯燥，让知识真正得到应用。PBL 的案例要能够激发学习的主动性，要与学生的未来或者现在的生活、真实的世界相关。当知识变得有用的时候，学习知识的过程会变得动力无穷[5]。

表 4-2　PBL 的优势

优势
以学生为中心，激发主动性，培养对知识的理解和应用及终身学习技能
培养职业技能和素质，培养岗位胜任力
鼓励学生对知识的系统整合，鼓励深度学习
鼓励批判性思维

[8] Koh GC, Khoo HE, Wong ML, et al. The effects of problem-based learning during medical school on physician competency: a systematic review. CMAJ, 2008, 178(1):34-41.

2. PBL 以医生的岗位胜任力作为核心理念，帮助学生获得能力，而不仅仅是知识

医生这个职业，不仅要求执业者是一位医学专家，还需要同时具备很多其他能力。美国毕业后教育评鉴委员会提出医生必须具备医学知识、患者照顾、人际沟通、系统实践、学习和改进以及职业素养等胜任力；加拿大皇家医学会提出医生首先是医学专家，其次还必须是沟通者、合作者、管理者、健康促进者、学者并具有职业素养。中国的医生岗位胜任力包括临床技能与医疗服务、疾病预防与健康促进、人际沟通、信息管理、团队合作、科研、终身学习、核心价值观和职业素养。PBL 的优势正在于，学生除了通过案例学习医学知识，更能通过案例主人公的故事讨论培养人文素养，同时在查阅文献过程中学习信息管理，在讨论和团队协作过程中学会团队合作、沟通分享，整个过程培养了学生终身学习的能力。

3. PBL 鼓励学生整合知识，促进深度学习

PBL 讨论的过程，通过一个案例可以涉及各个基础学科，学习中的知识是碎片化的，PBL 的过程鼓励学生将解剖、组织、生理、病理等知识应用于一个案例，从而促进真正的整合发生。PBL 案例讨论过程中，学生需要用到以前的知识来解释新的问题，培养学生将知识联系起来的能力，促进深度学习的发生。

4. PBL 培养批判性思维的能力

PBL 课堂中，学生寻找资料的途径和方法不同，获得的学习成果也会不同。在不同的知识讨论和碰撞的过程中，培养学生批判性思维的能力。批判性思维要求学生能够审慎地对待所获得的证据，通过分析加以利用。

（二）PBL 的不足（表 4-3）

并没有一种教育是完美的教育，PBL 也一样，并非没有缺陷和不足，并非适合所有的情况和人。在教师层面，PBL 的主要缺陷是教师失去了榜样的作用和影响。教师不能教，不能将自己的学习经验分享给学生，可能造成教师积极性受挫。很多学校没有足够的资源提供给学生，也没有能力培训更多的师资。在学生层面，学生若不经过培训，开始阶段面对大量的数据资源，往往无所适从，不知道如何选择，往往用了大量的时间阅读和理解，但是却没有抓住重点。PBL 学习过程中，每个学生的学习方法效果不同，在

表 4-3　PBL 的不足

不足	
教师层面	教师无法“教”，积极性受挫
	学生失去受教师榜样作用影响的机会
学校层面	需要更多的学习资源，如图书馆、网络等
	需要更多经过培训的师资
学生层面	学生开始阶段面对大量的资源，无从下手
	个别学生“抢走”机会

讨论中有可能出现有的学生滔滔不绝，而其他同学少有参与的情况，这些需要通过对教师和学生的培训以尽量避免。

七、实施 PBL 面临的挑战及解决方案

教师们提出了实施 PBL 面临的挑战，比较突出的包括：对撰写和选择案例有困惑；带教资源严重缺乏；学生没有经过培训；学校资源有限；等等。针对这些挑战的解决方案如下：

1. 案例的撰写和选择

案例库的建立是面临的第一挑战。撰写案例需要对 PBL 有较深刻理解的教师，也需要基础和临床的结合，更需要生动的案例资源。这些都是初次实施 PBL 的学校所不具备的。但是在没有好的案例的情况下，PBL 基本无法实施。因此学校需要培训更多的带教教师，包括基础和临床的教师，这些教师要共同合作，从临床实践、文献文章、新

闻报道中寻找案例的资源，并由受过培训的教师根据课程的目标选择和撰写成PBL案例，再由 PBL 审核小组或委员会审核后试用。这一步骤需要较长的周期。

建议学校和教师可以先从少量案例入手，再慢慢拓展到更多的案例和整个课程。

2. 带教师资严重缺乏

PBL 带教教师必须经过训练。这是实施 PBL 面临的第二大挑战。试想，若一个学校有 1000 名学生，5 个学生一个小组，需要 200 名带教教师。这在许多学校几乎是不可能做到的。同时，带教的小组老师必须经过培训，了解 PBL 的基本理念，掌握 PBL 的课程图，明了动力管控的方式和技巧。通常需要经过 20 小时以上的训练，教师才能成为合格的 PBL 带教教师。这在本已缺乏教师的情况下，更加难以实施。

建议学校加大对师资的培养。另外，很多研究显示，带教 PBL 的教师并非一定是专业教师，许多相关专业的教师在经过培训后都可以成为合格的 PBL 带教教师。同时，带教前、后会议非常重要，对学习的流程和重点学习的内容要在带教前会议中澄清和强调。

3. 学生需要培训

PBL的实施主体是学生。实施之前必须对学生进行培训，让学生具备主动学习的理念，熟悉 PBL 的流程，明晰 PBL 的成果。对于学生的培训，可以采用集中上课与实践相结合的方法。内容应该包括：主动学习的理念、主动学习的策略、PBL 的理念与实践、文献检索方法及体验课等。汕头大学医学院“主动学习导论”课的进度安排见第三章图 3-12。

4. 学校的资源有限

PBL 的实施需要大量的教室、学习资源等，这些都需要利用学校的资源。如果能从学校层面全面开展 PBL 固然好，但是在学校资源有限的情况下，教师自己也是可以进行 PBL 实践的。PBL 的实践可以从小范围开始，在教师自己主持的课程中先进行，取得了一定效果后再扩大范围。在一门课程中，也可以从小范围开始。

第五章
PBL 小组老师角色和带教技巧

辛　岗

PBL 的实施必须包括小组学习、教师指导、案例和学习目标几个元素，缺一不可。本章将对小组老师的角色和带教技巧进行解读，以期帮助教师尽快成长为合格的带教教师。

一、PBL 小组老师的基本要求

带教 PBL 的教师，不再称为教师（teacher），因为在 PBL 中教师已经不再需要教学（teach），而是监控和激发学生学习，教师角色转变为引导和促进学习，所以通常称之为导师（tutor）或者促进者（facilitator）。本书中将带教教师称为小组老师（group facilitator），旨在强调教师的角色定位在小组，弱化了“教”的职责，强调帮助学生“学”。

合格 PBL 小组老师的基本要求包括（图 5-1）：掌握 PBL 基本理念；明确课程学习蓝图；有效进行团队动力管控；公正、有针对性地评价、反馈。

1. 掌握基本理念

PBL 小组老师不仅要掌握 PBL 的基本理念，还要理解现代教育的主要思想。PBL 强调的是学生主动学习、自主学习，帮助学生建立除了知识以外的其他能力。小组老师

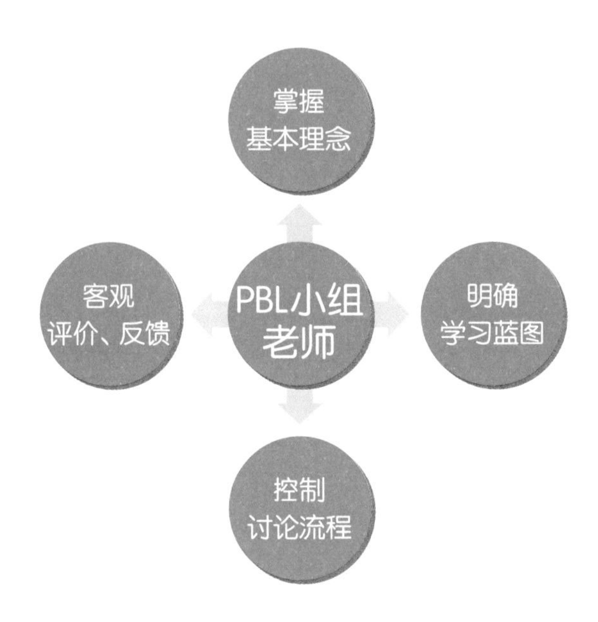

图 5-1 合格 PBL 小组老师的基本要求

只有掌握了 PBL 的基本理念，才能在带教过程中有意识地引导，而不是直接讲解知识。解决问题本身不是 PBL 的精髓，PBL 的精髓是帮助学生建立学习的方法，学会终身学习，从而面对未来未知的问题和困难。教师在掌握基本理念的基础上，才能更好地带教 PBL。

2. 明确学习蓝图

带教小组老师需要明确本次课程的目标，也需要明了整个课程的蓝图。每一个 PBL 案例都不是独立存在的，都是有机的整体课程的一部分。小组老师要根据本案例的主要目标，帮助学生获取知识、技能和态度，同时要帮助学生将学习到的知识、技能和态度联系到整个课程中。小组老师要了解学生的学习阶段，了解学生已经学了什么以及还要学习什么，才能更好地引导学生。

3. 控制讨论流程

小组老师要有引导小组学习的技巧。在 PBL 中，学生是学习的主体，教师不需要教授学生学习内容，而是帮助学生自主学习。小组老师通过引导帮助学生设立目标、达成目标。小组老师必须具备引导的技巧。小组老师在带教 PBL 过程中通常通过问问题、挑战学生的思维、提出学生需要考虑的内容等方式控制讨论的流程。教师的角色是引导，帮助学生获得临床思维、自主学习和自我评价的能力。

4. 客观评价、反馈

PBL 课程会在每次课后进行评价和反馈，这包括学生的自评、他评，带教教师对学生的评价和反馈。PBL 强调的是形成性评价（formative assessment），每次反馈给予学生的针对性的反馈，会在下次课观察是否有改善。因此，小组老师要给予客观的针对行为的反馈，以便学生能发生行为的改变。切忌评价笼统，没有可执行性。

二、PBL 过程中小组老师及学生的角色

（一）PBL 中小组老师的角色

PBL 过程中，教师和学生的角色（图 5-2）与传统课堂有很大的不同。基于学生对小组老师带教行为的问卷评价调查，最能促进学习的小组老师行为包括适时引导、创造良好的学习氛围、鼓励和反馈总结。

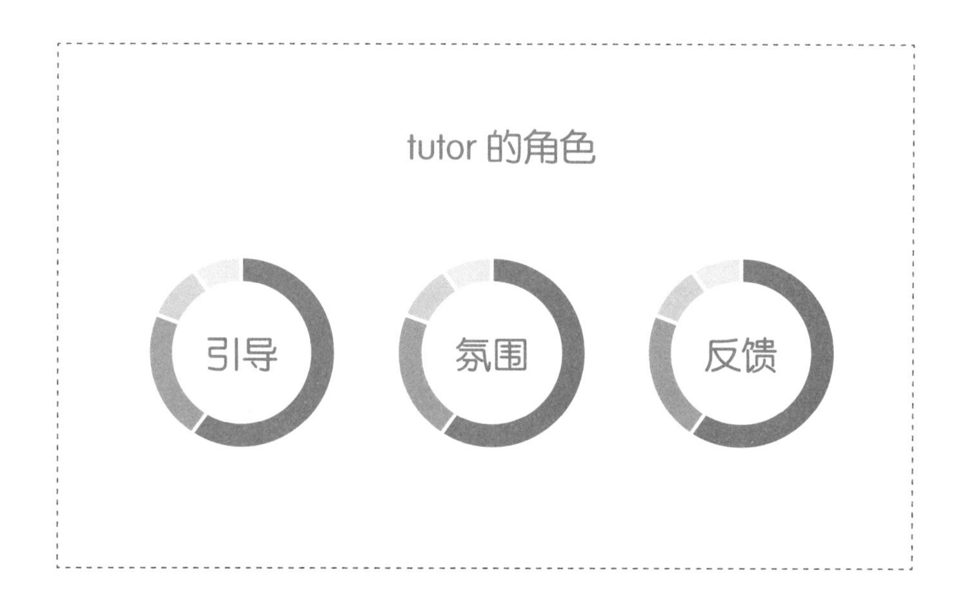

图 5-2　PBL 小组老师的角色

1. 适时引导

小组老师在带教 PBL 过程中，最重要的就是适时地引导。在学生跑题的时候把学生带回到讨论的重点。小组老师要既给学生足够的自由和空间，又能及时将学生讨论引到合适的方向。引导要根据学生的情况进行调整。越是初学者，越需要外部的支持，小组老师的引导越要频繁；而如果是成熟的学习者，所需要的小组老师的引导就越来越少，他们对外部支持的要求也越来越少。成熟的 PBL 学习者非常熟悉学习的流程，可以自主掌控学习的节奏和进度，这时候小组老师的引导角色会逐渐弱化。小组老师适时引导的具体行为见表 5–1。

表 5–1 小组老师行为：适时引导

编号	学生角度
1	当我们跑偏了或是重点不太对的时候，老师能将我们及时拉回来
2	当我们问题跑偏或者涉及的专业知识太强时，老师能把我们引导回正确方向
3	给我们独立思考的空间，同时也懂得把我们拉回来
4	老师非常亲切，就像我们的朋友一样地跟我们交谈。他能指导我们，在我们跑偏的时候及时把我们拉回来，他鼓励同学们发言
5	积极引导我们思考，鼓励我们自主思考和发言
6	既给予我们主动权，又能及时地把我们带回问题讨论的关键点
7	老师的话语张弛有度，引领学生积极思考问题，又会在学生思考方向跑偏的时候引导学生回到正确的道路上
8	态度亲切，指导思路清晰，积极鼓励同学思考，及时纠正方向性的错误，没有打断同学们的思路

2. 创造良好的学习氛围

PBL 是以学生为中心的学习，是让学生在一个良好的氛围中能够进行头脑风暴，大胆猜想，积极分享。这就需要小组老师通过鼓励、分享、提问、眼神交流等方式营造良好的讨论氛围，让学生真正参与到学习当中。小组老师能够营造促进学习的良好氛围的行为见表 5-2。

表 5-2　小组老师行为：营造良好氛围

编号	学生角度
1	不断地鼓励我们去思考、去发现，给我们启发
2	当讨论的场面比较平淡时，会鼓励同学们勇敢说出自己的想法，无论对错
3	分配较多角色任务，活跃气氛
4	分享经历
5	很认真地听，会表扬一些提得好的问题，会鼓励我们继续提出自己的看法
6	积极的眼神交流，一直积极鼓励我们多想出一些精准的关于医学的议题
7	老师在课堂上没有很多话，让学生充分发挥
8	善于发掘我们的优点，积极鼓励我们独立思考

3. 鼓励和总结反馈

PBL 每个案例结束都需要进行反馈环节。教师在总结和反馈环节要告知学生表现好的和需要改进的地方。反馈要具体，因此要求小组老师在带教的时候认真记录学生的讨论情况，记录每个同学的优点和不足，才能在最后反馈的时候给予具体客观的总结和反馈（表 5-3）。同时，要跟踪反馈的结果，在后续的 PBL 案例讨论中可以观察学生的改善情况。因此，从这个角度，带教 PBL 的小组老师最好能带教同一组同学一段时间，这样可以动态观察学生的表现和改善情况。

表 5-3 小组老师行为：客观地总结与反馈

编号	学生角度
1	课后对学生评价时，回答学生自我评价时提出的疑惑，并给出建议
2	老师给我们的反馈评价很全面，让小组有努力的方向
3	能够提出我们学习目标方面的不足
4	能够针对个人提出适合我们的意见
5	认真记住每一个学生的发言，并在最后总结时对大家进行评价以及提出对下次课的引导建议
6	提醒同学，提出同学的优缺点
7	细心，会鼓励学生发言并指出优缺点
8	指出我们的不足和需要改进的地方

反馈的时候，可以采用“问－讲－问”或者“三明治反馈法”等方法进行，通常要先肯定学生表现好的地方，然后再提出希望，最后和学生一起建立下一步的目标。由于口头反馈的时间有限，除口头反馈外，还可以在课后采用网络或电子版反馈表的形式，

第七章将会详细论述。

另外，小组老师的个人特质会影响学生的学习[1]，这些特质包括和蔼的态度、合适的穿着、开放的环境、良好的沟通能力等。学生角度观察的小组老师的特质见表5-4。

表5-4 小组老师个人特质举例

编号	学生角度
1	温柔，善良，谦谦君子，帅气温文
2	好看，漂亮，舒服，聪明，思维逻辑性很强
3	穿着打扮很整洁，时不时会提出建议引导我们思考
4	和蔼可亲，幽默，循循善诱
5	很幽默，喜欢开玩笑，平易近人
6	耐心，仔细，积极鼓励同学发言
7	亲切，十分耐心，循循善诱，典雅大方
8	和蔼可亲，经验丰富，善于发现学生的优点

[1] Schmidt HG, Moust JH. What makes a tutor effective? A structural-equations modeling approach to learning in problem-based curricula. Acad Med, 1995, 70:708-714.

（二）PBL 中学生的角色

在信息时代，教师不再是知识的主要来源。PBL 的小组老师，不讲授课程内容、不传授相关知识，而是创造学习氛围、适时引导以后予以总结和反馈的角色，并促进学生对知识的学习、态度的建立和技能的获取。而学生的角色也与传统教学模式有很大的不同。学生从传统模式上课中听课、记笔记、思考老师提出的问题等，要转变成依据案例信息进行思考、提出问题，要查找资料，分享所学，善于表达，要积极参与讨论，还必须与其他同学合作，同时要具备领导力（图 5-3）。

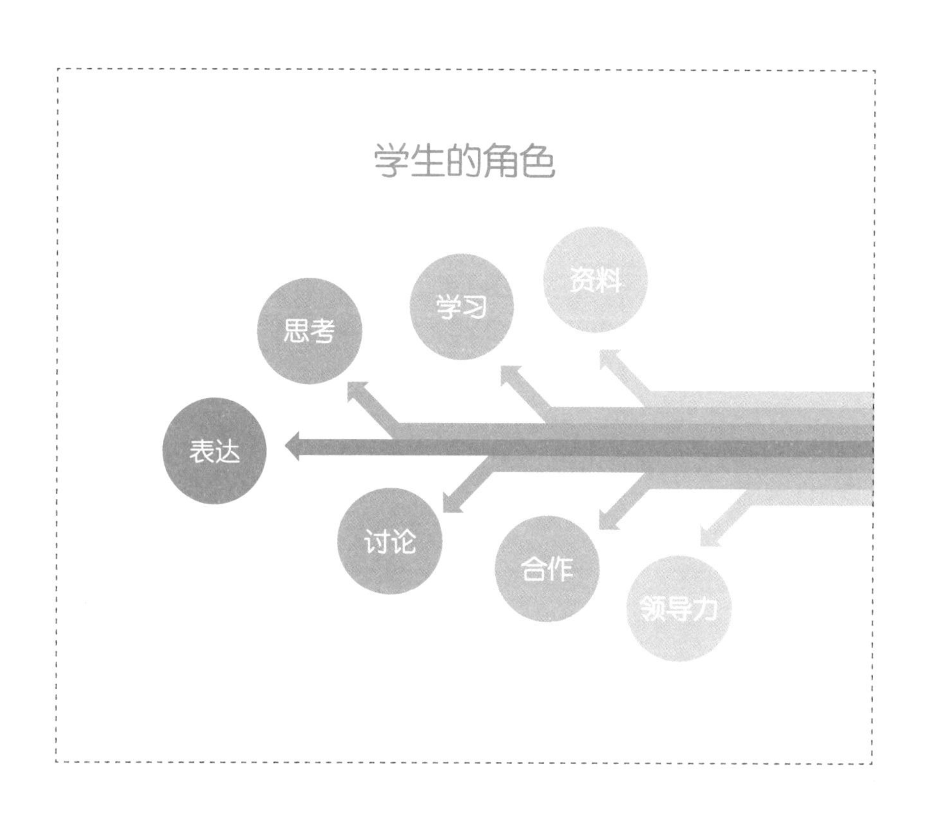

图 5-3　PBL 过程中学生的角色

从学生对同伴的评价可以看出，在 PBL 中，学生认为善于倾听、积极参与、促进讨论、敢于表达的同学是最值得赞赏的。从学生的视角认为 PBL 中学生应有的行为见表 5-5 和表 5-6。

表 5–5　学生对同伴的评价

编号	学生评价同伴较突出的优点和能力
1	善于倾听，发现细节的不足
2	积极参与，与同学互动
3	能够就同学提出的观点及时切入发言，自己也能较好地表达自身的观点
4	逻辑性强，对讨论效率起积极作用
5	较为活跃，能够学会总结和归纳
6	投入度高，收集资料认真
7	积极回答，用画图帮助理解
8	积极参与讨论，能与小组成员进行有效交流互动并学习他人长处； 可以在小组遇到无法顺利解决的问题时提供适当合理的猜想与解答
9	能够主动发言，能详尽描述事实； 能够主动提出假设，跟组员一起头脑风暴； 能够结合已学知识，让讨论更加专业和有效
10	主动发言，会调动讨论气氛，讨论过程的记录简明清晰
11	积极性很高，考虑问题较为客观、全面、有根据，并且敢于发言
12	积极性高，能带动大家一起讨论，有领导才能

表 5-6　学生对自己的评价

编号	学生认为自己在案例讨论中有提高及待提高的方面
1	搜索资料的能力提高，但是还需要更深入的思考
2	思考问题更系统，表达能力待提高
3	查阅资料的能力仍有待提高
4	表达能力还需改进
5	对问题的思考更有深度
6	整体思路清晰
7	讨论更加积极主动，配合度也有所提高，资料准备比较充分。 需要改进的是大家在准备资料的时候要更加熟悉和内化这些知识
8	和组员的交流改进，但是仍然不足。要积极发言
9	与以往的 PBL 相比，寻找资料的指向性更强；但因为这次寻找的材料并不能很好地解决其他同学的疑问，所以参与度相对以往小了一些。有同学反映，我发表意见的时候声音太小，并不能让大家都听见，希望下次可以在这些方面有所改进

学生在进行 PBL 的过程中，除了获取知识，还要获取其他的核心能力，包括发现问题和解决问题、团队合作、职业素养、同理心、沟通技巧、自主学习、领导力、语言表达等，这些都与合格医生的能力培养要求一致。

三、PBL 小组老师带教技巧

小组老师带教 PBL 的过程中，课前要进行课程的整体准备，上课结束前要注意进行评价和反馈。

（一）课前准备

在正式带教前，小组老师应该确认完成了以下项目：

1. 已经参加过 PBL 的培训，包括 PBL 基本理念、带教技巧、案例撰写、评价与反馈工作坊。

2. 对 PBL 和主动学习理念有足够的认识。

3. 参加了带教前会议，对所带教案例熟悉。

4. 对整体课程体系有基本的理解。

5. 了解了带教学生的基本情况。

6. 仔细阅读了 PBL 教师版案例。

（二）课中

1. 与小组成员见面时

（1）确保所有成员到齐。

（2）若有学员迟到，可在最后反馈时告知学生这是缺乏专业素养的行为，要尽量避免。

（3）确保学生的座位合适，每位同学可以看到其他同学，可以进行目光交流。

（4）热身：小组老师先进行自我介绍；每位成员也进行自我介绍。

（5）确认学生对 PBL 的认识，可简单解释 PBL 与传统课堂的不同。

（6）建立规则：请大家一起建立 PBL 小组讨论的规则，并请每位同学遵守。

（7）推选记录员与计时员。

2. 小组进行案例讨论时

（1）请学生从朗读案例开始。

（2）鼓励学生大胆表达观点。

（3）不要与学生一问一答，告诉学生你不会对他们说的内容进行对错的判断。

（4）关注每一位学生，特别是沉默的学生，鼓励他们参与。

（5）鼓励学生间的互动，请学生对着其他同学发言。

（6）若学生偏离主题太远，可介入其中，拉回到讨论的主题。

（7）注意学生的肢体语言和表情变化，注意营造良好的氛围。

（8）鼓励适当的争辩，但要避免逾越专业行为规范。

（9）关注案例目标是否达成，帮助学生梳理学习目标。

（10）关注时间，留出评价与反馈的时间。

3. 小组再次见面时

（1）列出第一次讨论确定的学习目标，并确立优先次序及每个目标分享的大致时长。

（2）强调建立起的好的规则仍要继续遵守。

（3）注意强调循证医学理念，让学生分享数据的同时也分享其来源。

（4）观察每一位同学的参与情况，鼓励不同意见的分享和讨论。

（5）确保每位同学都参与讨论，并把重点内容写在白板上。避免采用一个同学讲、其他同学听的小讲课形式。

（6）注意让学生将学到的知识应用到案例中。

（7）仍需关注时间，留有足够的时间进行评价和反馈。

4. 讨论结束时

（1）由学生进行案例总结，最好最后形成一个概念图。

（2）学生进行口头自评和他评，以及团队评价，每位学生 1~3 分钟。

（3）给学生口头评价和反馈，强调做得好的方面，以及需要加强的方面。

（4）若有时间，让学生进行电子版或纸质版自评、他评、团队评价，以及评价带教小组老师；提交后其他同学可以看到别的同学给予的他评，老师可以看到学生给予的评价。

（5）给每位学生电子版或纸质版评价与反馈。

PBL 小组老师导学时应该做好笔记（图 5-4 和图 5-5），记录学生讨论情况，以便于讨论结束后的反馈。

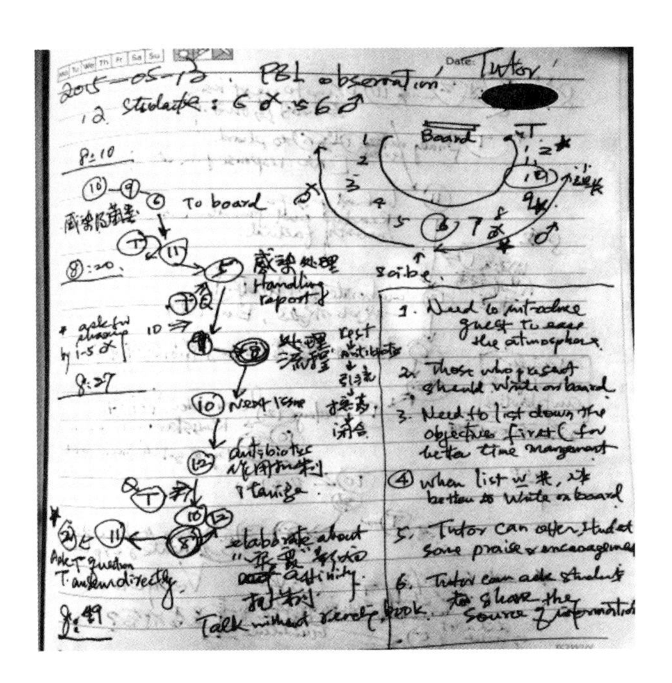

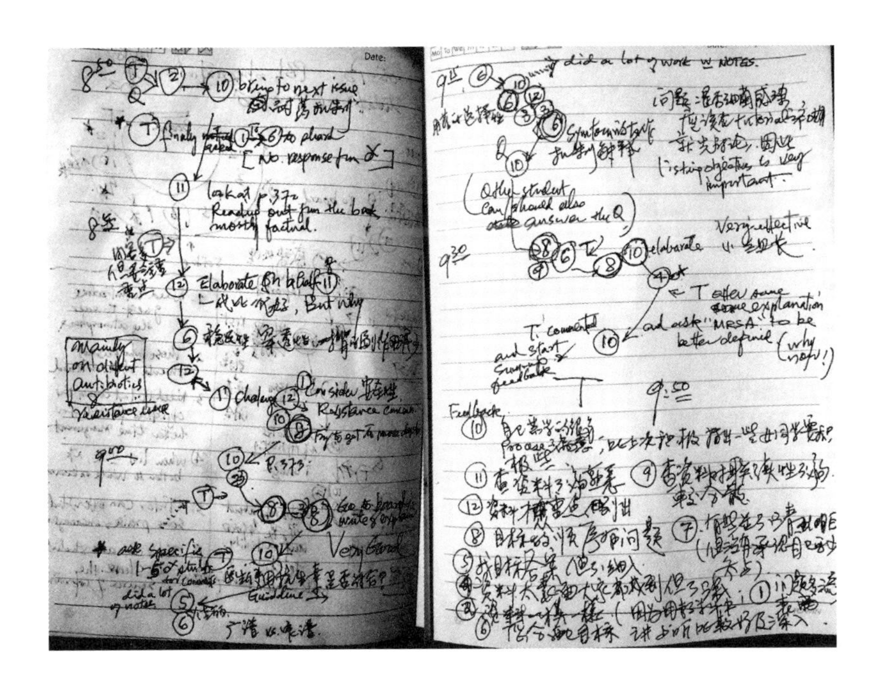

图 5-4　手写笔记样本

关超然教授授权使用

主动学习班人体结构 PBL5-2
学生：主动学习班 2015-group2
带教教师：辛岗
2:30 warmup
学生 Yu：准备时间长，系解，6-7 小时
学生 Qi：中间时间长，5-6 小时。昨晚 2 小时，今天 2 小时，周四不午睡
学生 Dan：昨天下午辩论队后学习，2 小时
学生 Chun：昨天健康与社会上查找，健康促进，一共 2-3 小时
学生 Ying：周一晚看，周二和周三都有看，4.5 小时
学生 Gui：周一消化管，周三合唱的，晚到 1 点半，3-4 节两个小时。目标不理解。CK 学习。
2:40 分配时间，开始讨论
2:40 Q1: Dan：消化管大体结构事先画好图并解释。Qi 补充、Gui 补充，Yu 有补充。Qi 补充消化腺。Gui 食管是肌性组织。Yu 讲消化管组织结构。Chun 讲 – Ying 讲解。
功能：Qi – Chun – Gui；Gui 提问，
3:00 Q2-3 溃疡的诊断。溃疡的定义分类。Chun 定义；Gui 形成原因。Dan：实验室检查。Qi 补充，Ying – Dan – Qi – Yu – Gui。Gui：溃疡的诊断 – Yu – 映文隐血 – keywords Chun – Gui Qi 补充实验室检查
肠鸣音 Dan – Qi – Chun –
HP Qi – Ying – Gui –
3:40 Q4-5 洛赛克 Dan
滥用药物：英文 Qi – Chun 滥用药物，药物滥用
4:00 总结
Good
1. Yu 画好上去讲。Chun、Dan、Ying 都有主动去讲。
2. Qi 补充。
3. Gui 美国数据，具体数据
4. 回归案例
5. 单抗检测 – 注意实验室检查
6. 大家分享信息

could be better
1. 药物滥用，找英文文献
2. 目标更明确
3. 教科书

学生反馈：
Yu：讨论顺利，资料具体，贴合目标；中间有点乱，没有制定方案
Qi：发言平均；对名次的理解有偏差，资料找的不同；第一节课下课后再讨论；
Dan：气氛很好；踊跃上去讲，有互动；顺序；春生说话速度慢
Chun：积极参与；启洪和裕婷积极；课前准备画图；说话慢；部分讨论比较散；没有单独十二指肠溃疡的东西
Ying：发言平均，大家都很努力；讨论的组织有点乱，努力的方向不同；教科书讲的按照顺序，所以跟不上节奏
Gui：先总，再分别补充，学过的，分享；发言踊跃。讨论没有系统性，目标更明确。

图 5-5 导学电子笔记样本

（三）课后

除口头反馈外，在带教结束后小组老师也要对学生进行评价和反馈。同时，小组老师应对自己的带教过程进行反思，可以通过以下“PBL 小组老师行为观察表”审视自己的带教行为，对优势和不足进行反思。也可以请其他老师作为旁观者观察带教行为，再根据此表予以反馈。

带教小组老师的行为观察表（表 5-7）反映了教师的以上行为，可以用于教师带教后的自我反思，也可以用于对教师带教的评价。

表 5-7　汕头大学医学院 PBL 小组老师带教行为观察表

观察项目	是 / 否	备注或建议
1. 座位安排合理，有目光接触		
2. 团队组织快，如推选记录员、计时员		
3. 有热身环节，如让学生自我介绍或回顾学习过程		
4. 建立讨论规则		
5. 讨论有组织性		
6. 让学生在白板上写下讨论的要点		
7. 态度热忱，富有信心		
8. 注意到过于沉默或活跃的学生，并采取行动		

（续表）

9. 讨论内容考虑到群体（P）、行为（B）、科学（L）三个层面		
10. 学生偏离主题时及时干预		
11. 时间管控得当		
12. 让学生进行了自我评价		
13. 对学生进行了反馈		
总体评价（请按照 1~10 评价，1 代表完全以教师为中心，10 代表完全以学生为中心）		

四、PBL 小组老师角色与传统教师角色的不同

医学教育发展百年，以学科为中心的教学得到广泛应用。医学院校授课方式通常采用大班或小班讲授的方式。无论在任何学校，教师的角色从传统的授课转变成 PBL 带教的小组老师，无疑都会遇到巨大的挑战。

1. 传统教师的角色是在讲堂上将内容教授给学生，教师会认真准备教学内容和授课形式，而在 PBL 课堂上，教师要组织小组讨论，并指导学生完成自主学习，教师的角色从内容讲师转变成了学习促进者或者引导者。

2. 传统的课程通常是以学科为单位的，每位学科教师对自己学科的内容非常熟悉，但对其他学科了解相对较少，这在传统课堂上并没有太大问题。然而 PBL 是围绕真实案例的整合内容，传统课堂的教师很难从自己学科的壁垒跳出，需要对以案例为基础的多学科整合的内容有深入的理解。

3. 传统课堂是以教师为中心的，教师是课程的主导，是讲台上的专家，教师组织课

堂内容并教授。而 PBL 的课堂是以学生为中心的，学生依据案例提出要学习的目标，并依据目标进行自主学习。PBL 的课堂的主角是学生（表 5-8）。

表 5-8 PBL 与传统大课、基于团队学习（TBL）的不同点

	传统大课	PBL	TBL
关键点	大教室内，教师为学生提供学习内容	学生在小组内解决实际问题的过程中进行自主学习	大教室内，教师指导下的学生应用学习内容解决实际问题
教学方法	讲师（lecturer）讲授学习内容	促进者（facilitators）提供案例，学生分析案例并解决问题	学生课前准备学习内容。课堂上，小组内应用这些内容解决问题
教师的任务	确定学习目标，准备讲稿，回答学生问题	促进（facilitate）小组讨论，给予学生反馈，在必要时给予引导	确定学习目标和内容，准备测试题，回答学生问题，准备团队学习的任务
学生的任务	听课，记笔记，准备考试	确定学习议题，课外独立学习学习议题，团队讨论分享学习内容	课前独立学习，团队讨论，大班内分享团队的学习成果
结果	获取知识和理解概念	解决问题的能力，批判性思维，获取知识，理解内容，有效的沟通，小组内互动	获取知识，理解内容，将知识应用于解决问题，批判性思维，有效的沟通，团队合作

五、PBL 小组老师面临的挑战

笔者曾在国内许多学校进行过培训，经过两天培训，针对 PBL 有初步了解的教师就“执行 PBL 过程中会遇到的最大困难”进行调查，结果见图 5-6。教师认为最大的

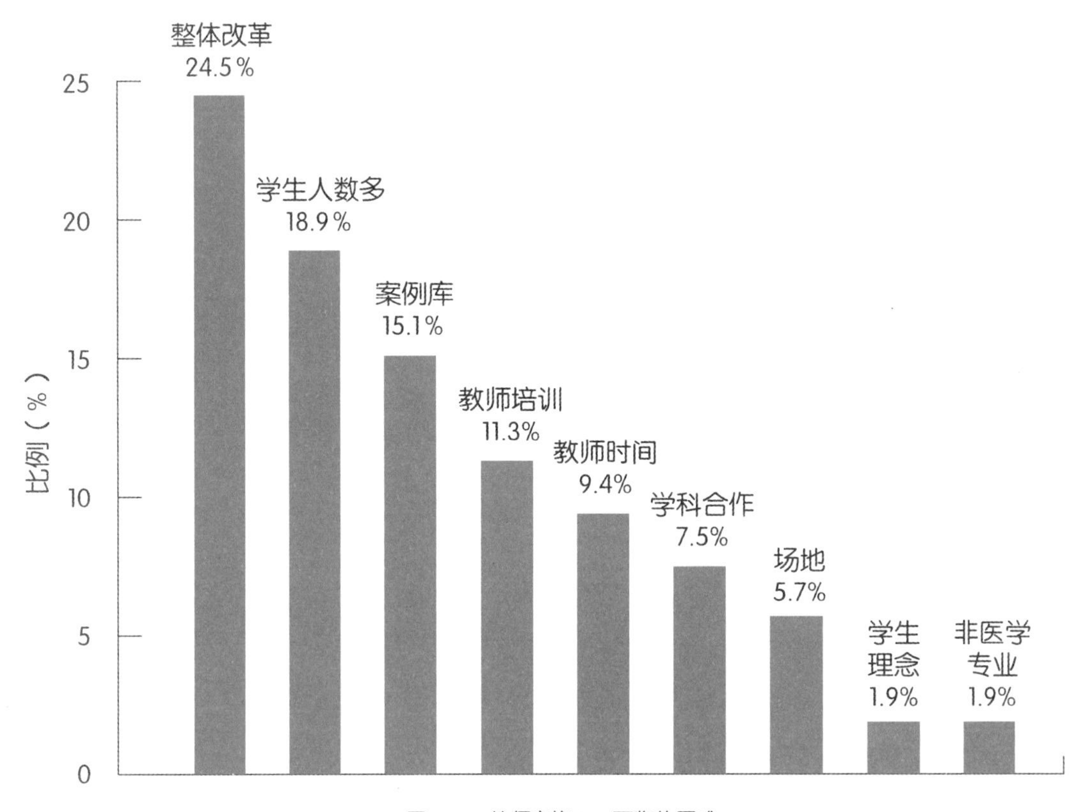

图 5-6 教师实施 PBL 面临的困难

困难是“学校整体的教学课程改革”，主要包括学校的政策制度支持、学科整合资源的配套、学校的重视程度及执行情况、学校提供的机会、团队合作等。教师最为关心的是学校是否支持和学校的整体教学安排。在这些条件具备的情况下，教师愿意投入时间发生角色的转变。

教师认为第二个困难的方面是学生人数众多。和西方很多医学院校不同，中国是人口大国，医学院校学生的数量可达几千人，在这样的学生人数条件下，如何采用 PBL 理念和方法促进每个学生的学习，是比较困难的部分。

案例的撰写和案例库的建立也是教师认为非常困难的。如何明确课程图，撰写相应的案例，并将案例按照逻辑思维排列和让学生学习，将在第六章详述。

第六章 PBL 案例撰写

张忠芳　辛　岗

PBL 案例是 PBL 最重要的基本要素。通常，PBL 案例由一系列彼此相关、需要解释的现象组成，是学生讨论学习的框架，是他们获得新知识的刺激物。通过对案例的分析梳理，学生最终确定自己已经知道什么，不知道什么，以及还需要知道什么。因此，PBL 案例的质量直接决定了 PBL 的实施效果。

一、PBL 案例的特点

PBL 案例的第一个基本特征就是包含故事情节，这是 PBL 案例与临床病历的最大区别[1]。有情节，就要有主人公。案例中故事的主人公，有名有姓；故事的呈现，按照学习要求展开。在满足学习要求的前提下，要设计故事情节。好的案例，情节跌宕起伏，

[1] 关超然，辛幸珍．问题导向学习平台之构建——案例设计、撰写技巧、参考案例与审核机制．北京：北京大学医学出版社，2018.

引人入胜，不断激发学生的探索欲，调动学生的情绪，使学生在关注主人公命运的同时，完成对案例的探索，提出重要的学习议题，制订学习目标。通过讨论推理、解决问题、自主学习和团队合作等方式，使学生不仅学习到相关学科内容，同时还要注重临床思维的培养，提高分析问题和解决问题的能力。

PBL 案例的第二个特点，就是要体现整合性[1]。一个案例，往往可以涉及由表及里的人体结构，由正常到异常的器官系统功能，以及由基础到临床的知识整合，从而帮助学生建立“全人医学”的概念，培养学生系统思考、科学辩证的观念。

PBL 案例的第三个特点是没有唯一正确答案，通常情况下也没有老师做所谓的“总结”，目的是为学生探寻和发现新知识提供空间。

下面是 2014 年汕头大学医学院举办案例撰写培训时一组学员的作品。案例的主人公被诊断为“肺结核”。最后一幕的结尾写道：“邻居王太太听说她要回家，甚是不安……”简单的一句话，却给学生带来了无尽想象，指出了很好的思考方向。

第三幕

……

治疗一周后，护士给其测体温，显示已经退热。咳嗽症状也减轻了，痰中也无血丝了，胃口也好了。考虑小孩对妈妈过于依赖，丈夫业务也繁忙，李女士实在放心不下家中小孩，跟主治医师请求出院，回家治疗。邻居王太太听说她要回家，甚是不安……

PBL 案例与临床上的“病历 / 病例”不同 。PBL 案例可以由临床病历改编而成，但却不能把临床病历拿来作为 PBL 案例直接讨论（这种则是病例讨论）。PBL 案例与医院里的“病历”不同，与病例讨论教学中使用的“病例”也不同。

病历是指医务人员在医疗活动过程中形成的文字、符号、图表、影像、切片等资料的总和，应符合行业规范。病例讨论中使用的病例，通常包括患者的症状、体征和辅助检查结果等客观指标，不包含故事情节，也没有人文描写。而 PBL 案例是教师为特定学生群体的特定学习目标专门撰写的。PBL 案例不仅包括案例主人公的症状、体征，往往还包含与主人公命运相关的社会、人群、行为、心理等要素。因此 PBL 案例不仅关注主人公的健康问题，更关注主人公为什么会出现这些问题。正如关超然教授所定义的那样[2]，PBL 不仅仅是 problem-based learning，还涉及 population（人群，P）、behavior（行为，B）和 life science（生命科学，S），而这正是 PBL 的“灵魂”所在（图 6-1）。

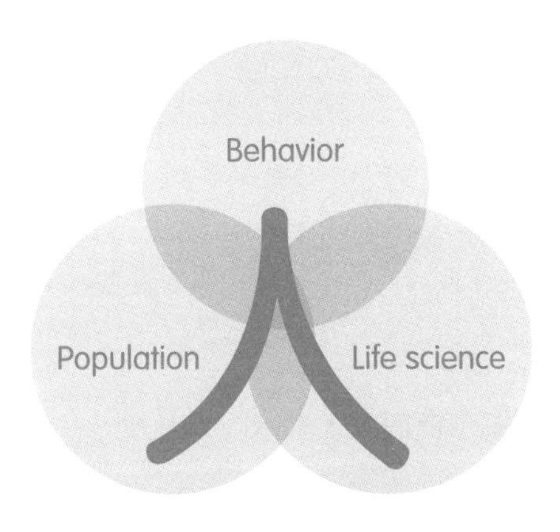

图 6-1　PBL 的灵魂是人
关超然教授授权使用

二、撰写 PBL 案例时需要考虑的因素

撰写 PBL 案例时，一定要考虑到案例的使用者，包括学生和带教老师。

[2] 关超然，李孟智．问题导向学习之理念、方法、实务与经验．北京：北京大学医学出版社，2015.

（一）学情特点

教师在撰写 PBL 案例时，一定要考虑以下几个问题：

1. 使用案例的学生是什么专业?

不同专业的学生各有特点，例如，临床医学专业和护理学专业的学生，他们的学科背景不同，思考问题的角度不同，所关注的问题也往往会不同。临床医学专业的学生，往往更倾向于深入探讨现象背后的专业理论机制；而护理学专业的学生更关注“人”，对人文方面的问题更敏感。

2. 学生在学习的哪个阶段?

比如基础阶段可能更注重基础理论以及基础与临床的结合，临床前期和临床阶段则更偏重临床思维和人文精神的培养。

3. 学生的知识背景同样影响他们对于案例的理解和讨论。

学生已经学习过哪些知识? 如果在撰写案例的时候考虑到这点，对有效讨论和学习会很有帮助。

4. 学生应该具备哪些知识背景?

在 PBL 案例的教师版中这点单列一项，这里强调的是学生的前期课程情况。如果学生需要具备的知识没有在课程中学习，则需要考虑给学生提前布置学习任务；如果内容合适，也可以把这些内容设置为学习目标。

5. 通过这个案例的讨论，希望学生发现并学习哪些医学知识和重要概念?

这是案例的核心，决定了案例的学习目标，因此在撰写案例的过程中一定要始终围绕这些概念展开，主题不能过于分散，甚至偏离主题。

总之，PBL 案例是针对具体的学生来编写的，要围绕课程核心概念展开，并考虑学生的知识背景和学习能力。教师在撰写 PBL 案例的时候，一定要明确指出这个案例是给哪些学生用的，针对不同的学生，设计案例的不同侧重点。也正是由于这些特定因素，多数学校使用的 PBL 案例都是教师根据本校学生的特点撰写的，具有很强的“校本特异性”，其他学校很难借过来直接使用。

（二）带教老师特点

同一个 PBL 案例，使用的学生少则二三十人，多则上百人，甚至更多。这些学生被分成 8~10 人的小组，由不同的小组老师（tutor）带教。如何保障不同的小组不同的带教老师能够使学生们最终学习到的知识、讨论到的问题基本相同呢？这就要依靠 PBL 案例教师版中的教师指引。一个 PBL 案例一定要分为两个版本：给学生用的“学生版”，以及给带教老师用的“教师版”。每个带教老师要依据 PBL 案例教师版中的教师指引组织讨论，才能保证不同的学习小组所制订的主要学习目标是相同的。本章中有关 PBL 案例撰写的内容都是针对 PBL 案例教师版所述。

三、PBL 案例的整体设计（案例模板）

每个学校使用的 PBL 案例应该有统一的格式。汕头大学医学院的 PBL 案例基本格式如下。

（一）封面页：案例名称、课程 / 模块名称、使用年级、撰写者、审查者

（二）案例正文：依次包括以下内容

1. 案例涵盖的课程概念、学科内容

2. 案例摘要

3. 关键词

4. 学生应具备的背景知识

5. 总体学习目标

6. 整体案例的教师指引

7. 课程安排及时间分配

8. 分幕出现的故事情景、重点学习议题和提示问题、教师指引

9. 注意事项

10. 参考文献

下图是汕头大学医学院 PBL 案例（教师版）的首页示例。

汕头大学医学院 PBL 案例

教师版

自主 / 主动学习班 PBL 案例

小华受伤了

案例代码：PBL160201

课程名称：**人体结构模块**

使用年级：2 年级

撰 写 者：关超然

审 查 者：PBL 工作组

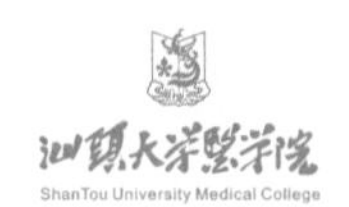

（一）PBL 案例内容层面的撰写

撰写 PBL 案例时，应从以下内容层面加以考虑。特别是对于利用 PBL 案例学习基础医学的学生来说，只有在案例中涵盖学习目标所涉及的内容层面，才能达到通过案例讨论学习基础理论的目的。PBL 案例中涉及的主要内容可以概括为 12 个层面，包括组织结构、生理病理、生化遗传、药物药理、感染免疫、血液呼吸、心脏血管、泌尿生殖、肝胆消化、大脑感官、人文意识、生命伦理。

不能想当然地认为案例中提到了心脏，学生就会自然而然地讨论和学习到所有有关心脏的内容，如解剖结构、组织细胞、生理病理等。从我们的带教过程中可以发现，学生们拿到案例后，基本上是按照案例中描述的情节进行讨论，他们更多的是关注患者的临床症状和体征及其发生的原因、可能的诊断、需要的治疗等方面。因此，当案例的目标包括特定的组织结构、病理改变时，一定要在案例正文中加以引导，例如可以给出病理图片，或是通过人物间的对话给出线索，或者在教师指引中设置提示问题。

（二）《PBL 教师 / 学生手册》的编写

PBL 是与传统教育截然不同的学习模式。无论对教师还是对学生，都需要进行广泛的宣传和培训，让大家明确并认同 PBL 理念，同时学习具体的操作过程。带教老师要明确自己的角色，学习如何引导学生讨论案例，达成目标；学生也要学习如何通过 PBL 案例的讨论来学习医学知识、讨论人文伦理等。

除了对教师和学生进行培训外，我们还组织教师将与 PBL 相关的知识、流程和技巧整理成文，编写了《PBL 教师手册》和《PBL 学生手册》（详见本书附件）。目的是使教师和学生有统一的参考，保障 PBL 的规范操作。

四、PBL 案例撰写流程

如果仅仅是在课程过程中采用 1~2 个案例，通常只需要教师写出初稿并请有经验的教师加以审核就可以了。但如果一门课程以 PBL 为主，或者是多数核心课程都以 PBL 为主要学习手段，则必须进行系统策划，要有顶层设计才可以。否则就容易出现课程之间沟通不够、案例学习时间安排扎堆、案例内容重叠或有很多空缺的问题。

顶层设计首先要根据国家本科专业培养标准制订培养方案，明确专业培养目标、能力指标和预期的学习成果。再根据培养方案的要求确定开设哪些课程、每门课程所需案例数、案例主题及学习目标。再由教学主管部门统一协调，合理安排每个案例的学习时间，以期达到设定的学习目标。

汕头大学医学院在教学改革中进行了大胆尝试，开设了“主动学习班”。“主动学习班”的课程中 50% 以上的内容，学生是通过 PBL 的模式来学习的。因此，PBL 案例对主动学习班课程改革的顺利进行意义重大。为此，学校多次举行课程研讨会，确定模块的课程目标。同时，教师成长中心组织案例撰写专题培训。学院还专门成立了 PBL 工作小组，负责组织案例撰写、审核及评价。时任汕头大学医学院医学教育资深顾问的关超然教授，亲自参加课程设置讨论会、案例撰写培训并进行案例审核，为汕头大学医学院主动学习班的顺利实施保驾护航。

这里以“感染与免疫”模块为例，介绍 PBL 案例的撰写过程。

（一）确认课程目标、案例数

“感染与免疫”模块课程知识目标如下：

1. 判断感染性疾病（病毒性肝炎、肾综合征出血热、流行性乙型脑炎、登革热、钩端螺旋体病、恙虫病、伤寒、细菌性痢疾、霍乱、流行性脑脊髓膜炎、疟疾、日本血吸虫病、肝吸虫病、囊尾蚴病和艾滋病）的病原体，描述其发病机制、病理特点，对其进行初步诊断，提出治疗原则，分析预防及控制措施。（案例 7~8）

2. 描述常见细菌（病原性球菌、肠杆菌科、弧菌属、分枝杆菌、梭菌属、白喉棒状杆菌）、支原体、衣原体、立克次体、螺旋体、病毒（呼吸道病毒、消化道病毒、虫媒病毒、出血热病毒、疱疹病毒、免疫缺陷病毒、人乳头瘤病毒、狂犬病病毒等）、真菌（白假丝酵母菌、新生隐球菌、皮肤真菌）的生物学特点、致病机制、免疫性、常见临床感染、微生物学实验室检查、控制、预防和治疗原则。（案例 4~9）

3. 描述常见寄生虫，如线虫（蛔虫、美洲钩虫、十二指肠蛲虫、鞭虫）、丝虫（班氏丝虫和马来丝虫）、吸虫（肝吸虫、肺吸虫、姜片吸虫、日本血吸虫、曼氏血吸虫）、绦虫（曼氏迭宫绦虫、牛带绦虫、猪带绦虫、棘球绦虫、阔节裂头绦虫）、原虫（阿米巴、贾第虫、利曼原虫、滴虫、疟原虫、弓形虫、冈比亚布氏锥虫、枯氏锥虫）的致病机制，诊断、预防和控制寄生虫疾病；能辨别节肢动物（蜱、恙螨、疥螨、蠕形螨、蚊、蝇、白蛉、蚤、虱）的形态及讲述其传播的疾病。（案例 10）

4. 区分常用抗生素、抗真菌药、抗病毒药、抗寄生虫药、抗组胺药、免疫调节药的药理机制及使用范围。（案例 1~10）

5. 定义免疫，区分天然免疫和特异性免疫，描述免疫应答发生的过程、参与细胞和分子及功能，描述免疫耐受的发生机制及医学意义，判断超敏反应的类型，描述其发病机制，描述常用的免疫学实验原理并操作；描述自身免疫病的类型及免疫机制、常用自身免疫标志物及治疗原则；描述肿瘤免疫、移植免疫、免疫缺陷病的特点及发生机制。（案例 1~3、9）

经过反复讨论，老师们讨论确定采用 10 个 PBL 案例（详见本丛书第三册）涵盖主要学习目标，并初步确定每个案例的重点内容、具体的学习目标以及案例实施的先后次序（图 6–2）。

（二）布置案例编写任务

把以下提及的 10 个案例分派给不同的教师撰写初稿。由于“感染与免疫”模块多年来一直坚持在课程中使用 PBL 案例，因此这 10 个案例已经有了初稿。负责撰写的教师只需要根据课程目标的要求进行修改即可。完成后，模块教师一起讨论，再交由专家审核，提出修改建议，而后修改、试用。试用后由学生和带教教师提出试用意见和建议，再次修改完善。

1- 第三册 - 感染与免疫 - 一朝被蛇咬
2- 第三册 - 感染与免疫 - 轻舞飞扬
3- 第三册 - 感染与免疫 - 疫苗之殇
4- 第三册 - 感染与免疫 - 战“痘”的青春
5- 第三册 - 感染与免疫 - 戴钰的血痰
6- 第三册 - 感染与免疫 - 难以启齿的烦恼
7- 第三册 - 感染与免疫 - 小唐媳妇苦闯鬼门关
8- 第三册 - 感染与免疫 - 医患共患难
9- 第三册 - 感染与免疫 - 致命肠病
10- 第三册 - 感染与免疫 - 恶魔缠身

图 6-2 “感染与免疫”模块 PBL 案例次序

每个PBL案例不仅包括知识目标，还包括社区、人群、行为等层面的人文目标。因此，主动学习班的学生通过这些案例的讨论学习，不仅获取知识目标，更重要的是还能学习很多扩展的知识和技能。当然仅有这 10 个案例还不够。案例中没有覆盖到的内容目标，要求学生通过自主学习的方式进行学习。

五、PBL 案例撰写方法和技巧

PBL 案例可以根据临床病例进行修改，可以根据专业文献报道的病例进行撰写，也可以根据媒体报道的比较新奇的事件作为线索来编写，还可以从学习目标出发，组织多学科教师共同撰写。

根据临床病例撰写，比较容易上手。只需根据案例要求，加入适当的故事情节，一个初稿就差不多呈现出来了。例如，在汕医举办的 PBL 研讨会上，老师们根据“肺结核”病例，撰写了多个不同版本的 PBL 案例，如“治不好的感冒”“小兰的咳嗽有点重”“不同寻常的感冒”等。

媒体经常会有一些“新奇”报道，只要稍加留心，就可以成为很好的 PBL 案例素材。例如，2018 年 4 月，网络媒体报道了“几片感冒药引发大抢救，27 岁研究生从住院到死亡仅 7 天”的事件，描述了因擅自用药导致的悲剧。可以根据这篇报道撰写一个有关合理用药的 PBL 案例。再如，“花季少女呼吸困难之谜”的网络推文（https://mp.weixin.qq.com/s?__biz=MzU0NzYyODU0Ng%3D%3D&idx=1&mid=2247483745&sn=b84ec2718dd17f7ea6dd46581ef47d61）描述了Ⅱ型糖原贮积症导致Ⅱ型呼吸衰竭的病例，文章中专家的层层剖析和严谨推理，是撰写呼吸系统 PBL 案例的极好素材。

另外一种撰写 PBL 案例的方法，就是根据专业文献报道的临床病例改写。这里特别推荐《新英格兰医学杂志》（*The New England Journal of Medicine*），其中有很多病例讨论，往往有很复杂的过程情境，结局也经常会出人意料。这样的病例稍加修改，通常就可以成为一个很好的 PBL 案例。例如，本丛书第四册中的《小伤口 大麻烦Ⅱ》，就是根据该期刊 2016 年第 3 期中的一篇文献 *Just a Cut*（文献页面截图见图 6–3）改编撰写的。

The NEW ENGLAND JOURNAL of MEDICINE

CLINICAL PROBLEM-SOLVING

Caren G. Solomon, M.D., M.P.H., *Editor*

Just a Cut

Eileen P. Scully, M.D., Ph.D., Brandon E. Earp, M.D., Amy L. Miller, M.D., Ph.D., and Joseph Loscalzo, M.D., Ph.D.

In this Journal feature, information about a real patient is presented in stages (boldface type) to an expert clinician, who responds to the information, sharing his or her reasoning with the reader (regular type). The authors' commentary follows.

图 6–3　文献页面截图

下面我们以这篇文献为例，讲述如何根据文献来撰写 PBL 案例。

这篇文献讨论的是外伤引发严重感染的病例。描述了一个外科医生在钓鱼时手指被鱼刺破，本是一个不起眼的小伤口，却引起不可控制的感染，最终不得不截肢才得以幸存的事件。

按照“主动学习班”培养方案，“疾病机制”模块需要一个涵盖发热、应激、休克、弥散性血管内凝血（DIC）等病理生理学基本概念的PBL案例。下面是该案例的基本信息：

课程	疾病机制
学生年级	大学三年级
已学知识	已经学习过感染与免疫、机体平衡、病理学总论
概念	发热，应激反应，休克，DIC
主要目标	学习本案例后，学生应该能够 1. 解释发热的原因和机制 2. 分析应激状态下的机体反应和发生机制 3. 解释休克的临床表现、发生机制及治疗原则 4. 解释 DIC 的诱因、发病机制、分期及治疗原则

这里特别要强调的是，PBL 案例一定要设定具体的学习目标，这是给带教老师做引导用的。学生版的 PBL 案例中是没有学习目标和提示问题的。

通常，一个班级的学生被分为多个 8~10 人的小组，同时讨论一个 PBL 案例。为了达到教育质量的均衡性，避免不同带教老师引导的小组讨论所设定的学习目标差别过大，我们通常建议案例作者要为每个案例设定 10 个左右的目标，其中 5~6 个是必须达成的核心目标，其他的是次要目标。任何老师带教的小组，最终形成的目标，一定要包括这 5~6 个核心目标，其他的目标则允许不同小组间有一定的差异。

目标确定后，就可以结合文献报道，对案例内容进行取舍和加工，以满足特定的教学需求。

1. 主人公

案例主人公是外科医生。为了更适合学生讨论，我们将文献中报道的国外某医院外科医生更改为我国东南沿海一家医院的医生。并在案例的开头一段，补充了故事情境的描述，使案例所描述的故事更有代入感。

第一幕的第一段：

杜医生今年已经 51 岁了，是福建沿海一家大型医院的外科主任，平时最大的爱好就是钓鱼。去年夏天一个午后，杜医生又来到海边钓鱼，这天，他的运气似乎不太好，一直没有大的收获。直到下午 3 点左右，终于有一条大鱼上钩了。就在杜医生用手抓住鱼的时候，他的左手环指被锋利的鱼鳍刺伤，有少量的血液渗出。杜医生麻利地消毒包扎，然后就开车回家了。

2. 巧妙使用“伏笔”

为了培养学生发现问题、解决问题的能力，同时也为了引导学生关注特定的学习目标，好的 PBL 案例中往往巧妙地利用“伏笔”，使用明示或暗喻，从而使学生有迹可循。这样，学生在案例讨论的过程中就能够在作者的带领下，步步深入，顺利达到预定的目标。

例如，本案例第三幕中就设计了几个重要的伏笔，有助于学生讨论的顺畅深入（图 6-4）。

3. 故事情节需要满足学习目标

本案例的目的是希望学生讨论发热和应激的发生机制及对机体的影响。发热和应激是机体对外界刺激的普遍反应，在学习本案例前，已经有多个案例都涉及发热和应激，但并没有作为主要学习目标来讨论，因为这两个概念非常容易被学生忽视，认为是机体

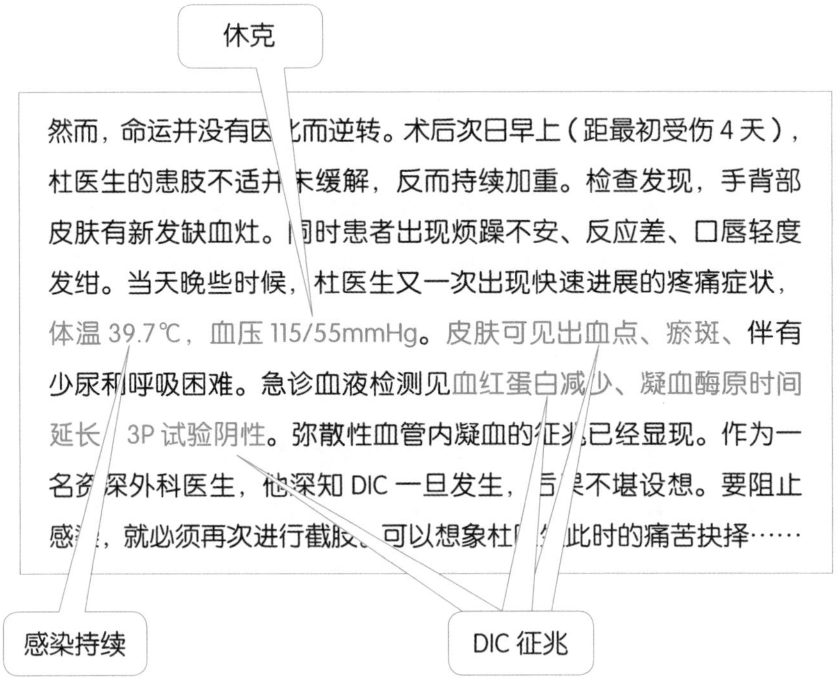

休克

然而，命运并没有因此而逆转。术后次日早上（距最初受伤 4 天），杜医生的患肢不适并未缓解，反而持续加重。检查发现，手背部皮肤有新发缺血灶。同时患者出现烦躁不安、反应差、口唇轻度发绀。当天晚些时候，杜医生又一次出现快速进展的疼痛症状，体温 39.7℃，血压 115/55mmHg。皮肤可见出血点、瘀斑、伴有少尿和呼吸困难。急诊血液检测见血红蛋白减少、凝血酶原时间延长，3P 试验阴性。弥散性血管内凝血的征兆已经显现。作为一名资深外科医生，他深知 DIC 一旦发生，后果不堪设想。要阻止感染，就必须再次进行截肢。可以想象杜医生此时的痛苦抉择……

感染持续

DIC 征兆

图 6-4　案例中留下伏笔

的必然反应，无须深入探究。因此，为了引导学生达到学习目标，就需要在案例中增加线索，引发学生关注。在编写过程中，我们特意强调了时间节点、体温变化、疾病进展转归这几条线索，希望学生探讨“发热”这一常见现象的本质。“应激”的概念尤其容易被学生忽略。因此，借助主人公是医生的优势，利用医生口吻，直接点出了“应激反应”的主题。

……为了治疗银屑性关节炎，杜医生几天前刚刚注射了 **TNFα 抑制剂**，他知道这会影响机体的免疫力，使他难以应对严重的**应激反应**……想到这些，杜医生不敢再耽搁，赶紧让妻子开车把他送到急诊室。

此外，文献中的患者并没有发展到明显的 DIC。但为了满足本案例的学习目标，我们对患者的病情转归进行了修改，增加了有关 DIC 的描述，详见本丛书第四册《小伤口大麻烦Ⅱ》。

4. 注重人文伦理

PBL 案例与临床病例的最大不同是关注“社会人群”和“行为伦理”层面，而不只是“疾病”本身。因此 PBL 案例的学习目标，除了知识层面外，通常还会设定“群体－社区－制度”和“行为－习惯－伦理”等层面相关目标。在撰写案例的时候，可以适当地引入群体－社区－制度、行为－习惯－伦理等内容，引发学生思考。

5. 教师指引要真正起到引导的作用

为了保证学生制订的学习目标与预期学习目标相符，教师指引中要特别强调学生容易忽略和迷失的地方。提醒带教老师注意引导学生关注这两个概念，并设计出提问用的问题，方便老师带教。同时，因少见菌并不是本案例的重点，因此教师指引中要明确说明，如果学生在少见菌等内容上花费太多时间，要适时干预，引导大家把重点放在发热和应激上。此处的教师指引是这样写的：

教师引导

1. 本案例第一幕描述的主要议题是发热和应激。这两种机体反应太常见了，很容易被学生忽略，学生会觉得信息太少，没有什么可以讨论的。

2. 教师要引导学生关注正常体温和体温调节，提问学生“体温升高是否一定就是发热”，讨论发热与过热的关系、发热的原因和机制。

3. 请引导学生关注免疫抑制剂与感染的关系。

4. 引导学生讨论什么是应激、应激反应对机体的影响。

5. 少见菌不是重点议题，但教师可以引导学生思考有哪些少见菌容易引起感染、这样的感染的主要危险、有哪些药物可控制少见菌感染。但要避免占用太多时间。

完整版案例请参见本丛书第四册有关内容。

六、PBL 案例中的常见问题

撰写案例时的一个常见的误区是我们希望通过一个 PBL 案例的讨论，学生就可以学习到所有的目标。因此，PBL 案例最常见的问题是目标太多、太分散，或目标虽然不多，但案例内容与目标的关联性太差。其次是无关信息过多，干扰了学生对学习目标的挖掘和探索。第三个常见问题是文献查阅不够，案例中存在明显专业错误。

以案例“留守儿童的辛酸跛行史”第一幕为例，第一稿中的内容描述如下：

小丽，是在广东汕头市 ×× 区 ×× 镇的一个小农村出生的小女孩。小丽家庭贫困，她的父母外出打工，村里有很多像小丽一样的留守儿童。因为有当地政府支持，小丽预防免疫接种都按时进行，但她与周围其他孩子不一样的是 18 个月才开始行走。因为父母外出不在家，小丽由奶奶照顾，她的行走问题并没有得到重视。

到小丽 26 个月大时，母亲回家发现她走路慢、步态不稳，跟其他小朋友玩耍时很容易摔倒，于是带小丽到当地中医院就诊，当地医生询问孩子出生时的情况，有没有难产、窒息抢救病史，小丽母亲都予以否认。医生给小丽拍摄了骨盆 X 线片后（图 1），决定行系列石膏矫正治疗半年（图 2）。石膏拆除后小丽仍然步态不稳，但尚能忍受，也没有再重视，没有去医院随诊。（图略）

重点议题 / 提示问题

1. 什么是跛行？跛行的病因可能是什么？如何鉴别？
2. 系列石膏治疗的意义是什么？
3. 如何进行 Allis 征的检查？ Allis 征阳性代表什么？
4. 如何进行单腿站立试验？如何判断阳性和阴性？
5. 髋臼指数的定义是什么？
6. 请在 X 线片上，画出我们需要的辅助线。

对照这些重点议题，我们来看案例的正文，议题中涉及的主要概念，如跛行、Allis征、单腿站立试验、髋臼指数、辅助线等在正文中很难找到相应的线索。作为初次接触“肌肉与骨骼”模块的学生，很难领会到案例的真正意图，这会使学生的讨论漫无边际，花费了很多时间，但却不能抓住重点。

案例提交送审后，审核组提出了修改意见，建议在案例中增加有关信息，给予明确的指引线索。此外，案例中还使用了具体的城镇名称（此处用 ×× 代替），并提及到中医院就诊，审核组认为这些属于无关信息，建议修改。

案例作者修改后的内容如下：

晶晶出生于广东省沿海农村，家庭贫困，父母外出打工。村里有很多像晶晶一样的留守儿童，与周围其他孩子不一样的是，她18个月才开始行走。因为父母常年外出打工，奶奶独自照顾晶晶，行走问题并没有得到重视。

晶晶26个月大时，母亲回家发现她走路慢、步态不稳，跟其他小朋友玩耍时很容易摔倒，于是带晶晶到当地镇医院就诊。当地医生询问了孩子出生时的情况，有没有难产、窒息抢救病史，既往有没有高热或者髋关节活动障碍病史、疫苗预防接种缺漏等，晶晶母亲都予以否认。查体：脊柱、双上肢发育无异常，行走时跛行步态明显，左侧臀沟、大腿根部皮肤皱褶较对侧加深，Allis征（+），右侧膝关节较低；右侧蛙式征（+），望远镜征（+），单腿站立试验（+）；右下肢较左下肢短2.0 cm。医生决定先给晶晶拍骨盆正位片，如图1所示：左股骨头骨化中心小，并向外上方移位，位于Perkins方格外上象限，左侧沈通线不连续；右股骨头骨化中心大致位于Perkins方格内下象限，右侧沈通线欠连续。

根据骨盆正位X线片，晶晶初步诊断为：左侧发育性髋关节发育不良（DDH），伴左侧髋关节脱位；疑右侧发育性髋关节发育不良并半脱位。由于当地医疗条件有限，晶晶母亲在当地医生介绍下，到市区三甲医院小儿骨科就诊，专家确定了DDH的诊断，结合年龄因素，医生决定行系列石膏矫正治疗。术后复查结果见图2。半年后石膏拆除后晶晶仍然步态不稳，但尚能忍受，家人没有重视，也没有听从医生建议去医院复诊。（图略）

对比这两个版本，我们可以看出，除了修改了主人公的名字外，作者还去掉了很多无关信息；并在第二段增加了很多骨科检查的专业描述，如 Allis 征、单腿站立试验等。这就给学生的讨论提供了线索，使学生更容易就重点议题展开讨论，进行重点挖掘，制订预期的学习目标。

七、PBL 案例审核

案例撰写的最后一个步骤，就是审核。在汕头大学医学院，案例撰写后，首先要提交给 PBL 工作小组进行审核。PBL 工作小组要组织专家审核。案例作者、模块负责人、案例涉及的专业学科专家都要参与审核。审核内容包括题目是否与内容相符，是否有吸引力；案例内容是否真实合理，语言是否简洁，有没有与目标无关的情节；特别强调案例中要包括足够的线索让学生探讨和学习，并适当涉及人群社会和行为伦理等层面。审核过程中还要注意专业的准确性，除非是需要学生讨论的议题，否则一定要保证专业表述无误，避免给学生错误的概念，造成不必要的疑惑。审核后，案例作者要依据审核意见进行修改，才能交给学生使用。学生使用后，带教老师和学生需要对案例进行评价，并提出修改意见和建议。这些建议在带教后会议上反馈给案例作者，以便作者对案例进一步修改完善。图 6-5 是汕头大学医学院的 PBL 案例审核表。

案例题目： 案例作者：

序号	项目	审核重点	是 / 否	建议
1	题目	题目与内容相符		
2		有吸引力		
3	内容	情境真实、合理、有趣；语言简洁		
4		没有与目标无关的情节或情绪化词语		
5		包含充分的线索让学生探索并形成学习议题，制订出预期的学习目标		
6		适当涉及人群社会和行为伦理层面		
7	建议的学习目标 / 议题	与内容相关；能够从情节中挖掘出与议题相关的线索		
8		深度、广度适当，学生能够在规定的时间内完成		
9	教师指引	列出需要带教老师注意的地方		
10		给出引导性问题		

审核专家： 审核日期：

图 6–5 汕头大学医学院 PBL 案例审核表

第七章
PBL 评价与反馈

林常敏　张忠芳　辛　岗

在 PBL 的实施过程中，学生预期的学习成果包括知识整合和记忆，应用基础和临床知识解决问题，通过有效的临床推理为患者提出诊疗方案的能力，确定学习目标并获取信息的能力，人际沟通和团队合作能力，等等。对这些能力的评价及给予学生反馈以促进达成目标的过程即 PBL 的评价与反馈。这是 PBL 不可或缺的重要环节。

一、PBL 评价

PBL 学生评价通常包括两部分。第一部分是在小组内进行的正式评价，就像每次 PBL 讨论后进行的自我评价一样，每个组员要做出自我评价，要填写一份书面评价，包括解决问题、自我学习以及知识获取方面的，还有作为团队一员的贡献。每个小组成员还要对其他组员的表现做出评价。最后学生把其他组员的评价和小组老师的评价进行汇总，提交给课程负责人。

第二部分的考核中，每个学生要对 3 个模拟病人进行问诊和体格检查。这 3 个模拟病人模拟的是 3 个不同的问题，学生要写出其中两位病人的诊断，以及一份完整的病例。

大约 1 周后，每个学生要约见另一个小组的老师。在与老师会面的时候，学生们要讨论他们检查过的模拟病人的情况，特别是所涉及的基础知识。因此，在这 1 周的时间里，学生必须进行必要的自主学习。参与这个过程的模拟病人也要提交一份报告，包括对学生的专业行为和人际沟通能力的评价。

（一）PBL“三级跳评价”（triple jump）模式

“三级跳评价”是基于 PBL 的评价形式[1]。学生个人将通过一个专门设计的微场景（简短的 PBL 案例），与考官进行“一对一”的考核，因此学生个人的真正能力将在没有其他组员加入的情况下展现出来。如果学生在平时的小组学习中没有付出足够的努力，而是倾向于依赖小组团队其他成员的学习成果，那么这样的考核就很难过关了。

1. 三级跳评价流程介绍

PBL 的三级跳评价流程包括 3 个阶段（图 7-1）。

（1）第一跳

每个学生将在 30 分钟的间隔内按预先抽签的顺序与考官见面。学生拿到他们各自的情景案例，读出该案例后说出自己的学习兴趣和认为重要的观点、概念（此部分在 30 分钟内完成）。然后学生写下学习目标，并把学习目标副本留给考官。

（2）第二跳

在接下来的 3 小时内，学生将带着学习目标离开并根据学习目标去查找相关资料信息。这 3 小时就是这个评价过程中的“第二跳”。在考官接下来的 2 个半小时内，老师会按顺序与其他 5 名学生分别进行“第一跳”。

（3）第三跳

3 小时（第二跳）结束时，第一个学生将会带着查到的学习资料回来，告诉考官他如何在规定时间内寻找和发现这些信息，并对自己的表现进行自我评价。

---

[1] Rangachari, PK. The TRIPSE: a process-oriented evaluation for problem-based learning courses in basic sciences. Biochemistry and Molecular Biology Education, 2002, 30(1):57-60.

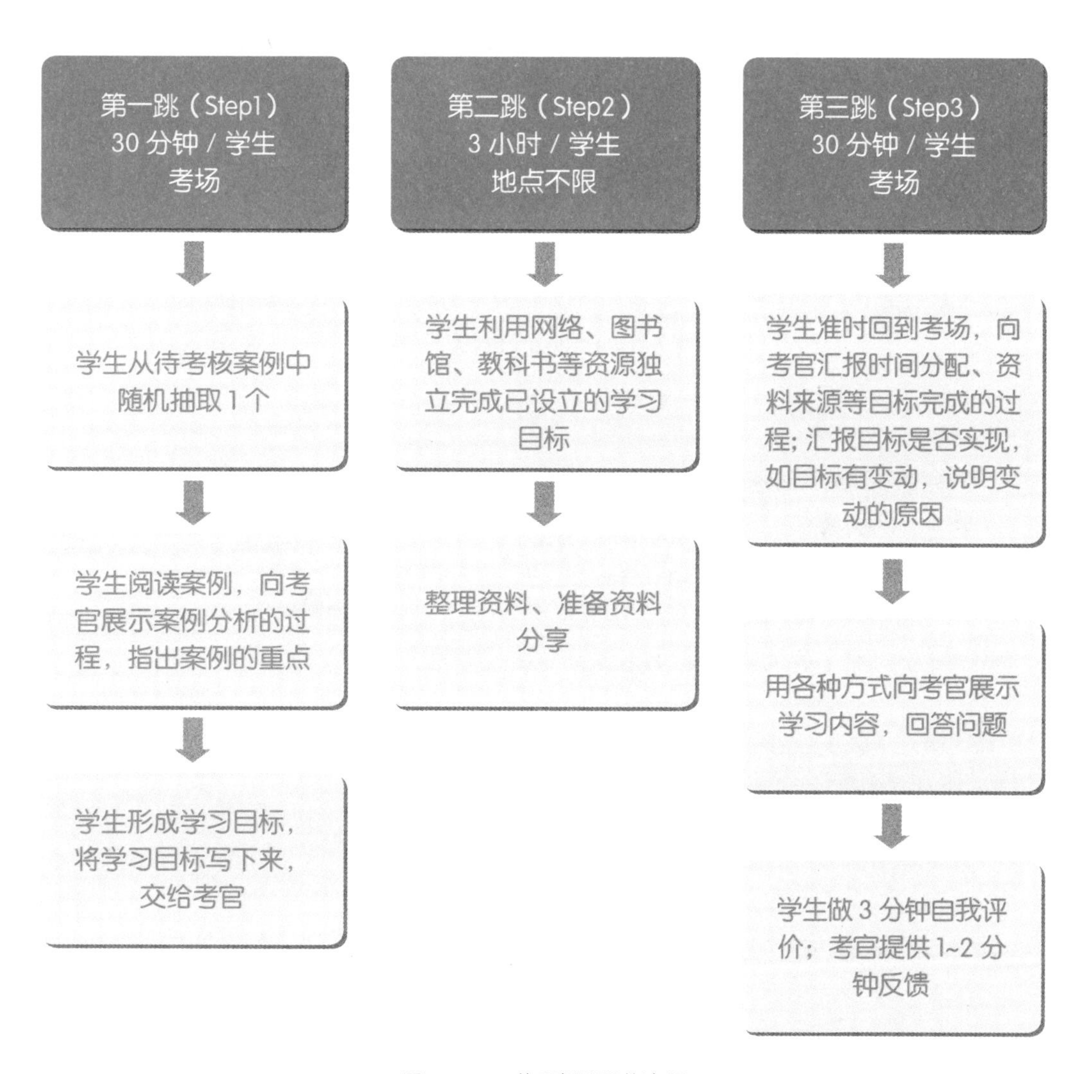

图 7-1　PBL 的三级跳评价流程

这个三级跳评价过程可以被当作形成性评价或终结性评价。如果作为形成性评价，老师的反馈对于帮助学生学习能力的提高就显得非常重要。如果是终结性评价，则需要另外安排一次反馈。

注：评价方式

- 2 位考官面对 1 位学生。
- 考核的主要内容是对 PBL 流程的熟悉程度，附带观察学生在这个过程中展示出来的临床思维、逻辑思维、批判性思维、资料检索能力、表达能力、应变能力、时间管理及诚实、尊重他人等品质。

2. 三级跳评价表（表 7-1）

表 7-1 Triple Jump 评价表

班级：__________ 日期：__________ 评委：__________

项目		分值
第一跳 Step1	1. 熟悉 PBL 流程 （1）列举事实 （2）推出假设 （3）形成学习议题 （4）总结学习目标	20
	2. 形成明确的学习目标：从案例中获得学习议题，形成学习目标，指出学习重点	10
	3. 思维能力：思考的过程具有逻辑性、组织性，形成的议题是可实现的	10
	4. 表达能力：学生能够清晰表达其思考的过程	10
第三跳 Step3	5. 熟悉 PBL 流程 （1）回顾目标并介绍学习过程 / 学习目标完成情况 / 资料来源等 （2）从主要症状或体征出发进行分析 （3）对照目标小结 （4）反思	25
	6. 职业素养：准时，有礼貌，关注患者而非疾病，尊重他人	10
	7. 学习能力：资料检索技巧，运用流程图或思维导图等技巧，循证医学理念	10
	8. 反思能力：意识到自己的优点和不足，找到原因和解决方向	5

3.“三级跳评价”案例举例

IT 男梁先生，32 岁，体重 95 kg，身高 170 cm，未婚，独居。这半年来公司比较忙，最近 1 个月更是为一个项目连续熬夜加班。加完班回到家已经凌晨 3 时，返回家后，感觉胸闷恶心，牙齿也闹腾起来。梁先生心想是过劳及上火，赶紧上床休息睡觉，翌日清晨 6 时，胸口闷痛加剧，打电话叫救护车送医院。急诊检查发现血压为 195/125 mmHg，医生立刻安排了心电图检查及血液化验。

4.“三级跳评价”教师指南

下面是考官在三级跳过程评价中的指导细则。要注意尽可能避免对学生表达的干预，在必要的时候，考官可以提供指导，并向学生提出问题，让他们做出澄清和阐述。考官还可以标记学生的表现（需要对所有学生保持一致），但是这些标记必须通过质性描述来证明。

前 30 分钟内的指导细则

（1）要求学生阅读简短的 PBL 案例，并询问学生是否理解 PBL 整体过程及其在 PBL 课程中的角色，在必要时向学生说明“三级跳”的过程。

（2）学生是否能识别学习问题，并从 PBL 案例中区分学习目标的优先次序？

（3）学生提出的学习问题是否包含重要的学习概念？

（4）学生的思维过程是否为合乎逻辑的、有条理的和可实现的？

（5）学生大声表达了自己的想法吗？

（6）学生是否写下了主要的学习目标并在离开之前给考官一份副本？

后 30 分钟内的指导细则

（7）学生准时吗？学生在哪里以及如何度过这 3 小时（第二跳）？

（8）学生使用了什么资源？ 3 小时时长的设置对考生是否合理？

（9）学生是否找到了所有列出目标的大部分信息？如果没有，原因在哪里？

（10）如果学生在寻求信息时对目标进行调整，为什么其决定这么做？遇到了什么困难？

（11）学生是否利用概念图或学习地图来解释他所学到的东西？

（12）如果你发现学生信息内容太浅显，请让学生详细说明。

（13）要求学生对自己的“三级跳”结果进行自我评价。

（14）学生是否成功地管控这30分钟时间？

最后，给学生1~2分钟进行整体反馈，告知其优点或需要改进之处。

考官不需要回答学生提出的任何问题。

（二）汕头大学医学院的PBL评价

汕医PBL评价是全方位多角度评价，包括教师评学生、学生评团队、学生互评以及学生评教师。每次PBL案例讨论结束前的最后一件事就是进行评价和反馈。这一过程通常需要15~20分钟。首先是学生自评，然后教师要对PBL讨论过程中学生的表现进行现场反馈，包括小组动力、讨论过程中每个学生的参与程度、发言的有效性、团队合作及沟通能力、资料准备情况、领导力和同理心的展现，等等。

1. 汕医PBL过程中使用的评价表

（1）教师对学生的评价表（表7-2）

为了使教师对学生的评价更客观、具体，我们还对每个评价项目进行了详细说明（表7-3）。

（2）学生反思与互评表

除了教师对学生的评价外，小组成员也要对个人的表现及团队表现进行自我评价和反思，评价内容包括组员的参与度、互动情况、讨论顺利与否、目标达成情况、内容详实程度、大家的学习热情、时间掌控等。具体评价项目见表7-4。

（3）学生对教师的评价量表

学生对教师的评价主要包括以下几个方面：教师对案例的把握情况、教师的引导技巧、教师的反馈技巧，以及教师的职业素养等。对学生的调查发现，教师的个人魅力对学生的影响很大。学生更喜欢经验丰富、和蔼可亲、能够及时给予学生反馈的教师（表7-5）。

表 7-2 教师对学生在 PBL 整体讨论流程中表现的评价表（师对生）

班级＿＿＿＿＿ 小组＿＿＿＿＿ 导师＿＿＿＿＿ 日期＿＿＿＿＿

评估项目	学生姓名									备注
1. 参与程度										
2. 发言有效性										
3. 团队合作及沟通能力										
4. 资料准备										
5. 领导力 / 同理心										
总分										

总体反思：

优点：

缺点：

建议：

表 7–3 评价项目的详细说明

项目	0 分	1 分	2~3 分	4~5 分
1. 参与程度（讨论发言次数及可见到的参与热忱）	缺席	无：出席但相当沉默，完全/几乎没有参与讨论	参与：但非主动，在同学或小组老师的暗示或督促后参与	积极参与：主动分享自己的观点，积极补充同学的发言，观察组员行为并提出反馈
2. 发言有效性（言之有理有物，而非次数多）	缺席	无：参与度少，偶尔发言表示附和其他同学	有发言，一般简短，完成讨论目标的能力不足；或仅复述资料，缺乏个人观点的陈述；对他人的发言无法提出意见和建议；对推动小组讨论进程缺乏帮助	有效：发言简洁，目标明确；对组员的发言能提出个人意见或补充，提出的观点可以积极推动小组讨论进程；能够对组员提供有效的反馈
3. 团队合作及沟通能力（非自己表现，而能帮助别的组员）	缺席且没有参与课前的小组准备活动，由小组同学界定	差：参与了课前的小组准备活动，课上没有有效的互动、合作	一般：课前、课上较积极参与小组讨论和活动；组员与其相处比较愉快	好：在讨论陷入困境时能够协调组员找到目标、摆脱困境；有明确的小组目标并为之服务；组员对其合作能力评价高
4. 资料准备（非做 PPT 报告，而是有证据分享成果）		简陋：复制和复述他人的资料；资料来源不清或缺乏可靠性	有归纳总结：进行了资料整理，分析了各类资料的可靠性并有所选择	内化：资料来源可靠，发言时可以脱稿、画图演示，具有信心
5. 领导力 / 同理心（关怀组员的需要，对整个团队学习有组织及协调能力）		无：出席，但整体过程中没有表现出领导力或同理心；缺乏人际表达，很孤立	有：时间控制好；明确小组目标，并提示组员控制讨论进程；主动提出与目标相关的学习议题；对案例中的行为可以“将心比心”地进行分析	优秀：有明确的团队目标，在关键时刻引领任务进程；组员对其主动行为表示赞赏；对案例的情境感受进行换位分析，并积极探讨资料、提出有效的解决方案

表 7-4　PBL 讨论学习评价表（团队及自主学习的反思与互评）

班级 ________　小组 ________　导师 ________　日期 ________

题号	评价项目	（1）非常满意	（2）同意	（3）无意见	（4）不同意	（5）非常不同意
1	本组同学参与度一直大都良好					
2	同学之间互动良好					
3	本组讨论之进行流程顺利，达成目标					
4	讨论内容有系统性、组织性并充实					
5	本组同学均很认真地搜集资料					
6	同学们的学习兴趣高昂					
7	本组同学大多能达到预定的学习目标					
8	对学习方法、思维能力的培养有帮助					
9	流程时间的管控良好且及时					
10	讨论完结后，组员及老师进行深度的反馈					

您认为自己在本案例的讨论中：

（1）较突出的优点和能力各是：

（2）与上个案例讨论进行比较哪些方面已有实质性改进？哪些还需改进？

您认为哪些组员最值得赞扬（可或不具名）？最值得赞扬的地方是什么？

您认为哪些组员还需要改进（可或不具名）？需要改进的地方是什么？

表 7–5 学生对 PBL 小组老师反馈表（生对师）

班级 __________ 小组 __________ 导师 __________ 日期 __________

题号	评价项目	（1）非常满意	（2）同意	（3）无意见	（4）不同意	（5）非常不同意
1	小组老师清楚 PBL 的原则与本案例的学习目标并有意识地引导学生					
2	小组老师不仅聆听组员讨论的内容，而且经常会与学生目光接触，注意学习讨论的行为过程					
3	小组老师通过问题引导组员进行有逻辑性、批判性的思考					
4	小组老师常用鼓励性的话语激发学生探索知识的兴趣					
5	小组老师表现出良好的职业素养，包括衣着风度、伦理敏锐度等					
6	小组老师能够给予组员有效与具体的反馈，帮助学员认识自身的优点和改进点、改进方向					

请提供您的质性意见：

1. 令您满意的优点有哪些？

2. 最需要改进的缺点有哪些？

3. 您对老师有些什么建设性的进言，以便老师能改进？

2. 汕医的 PBL 网络评价系统

为了方便师生进行 PBL 评价，汕医自主开发了学习档案管理系统（learning portfolio management system，LPMS）。每次 PBL 结束后，教师和学生只需要登录这个系统，就可以进行 PBL 评价。

图 7-2 是评价系统（学生版）的首页界面。

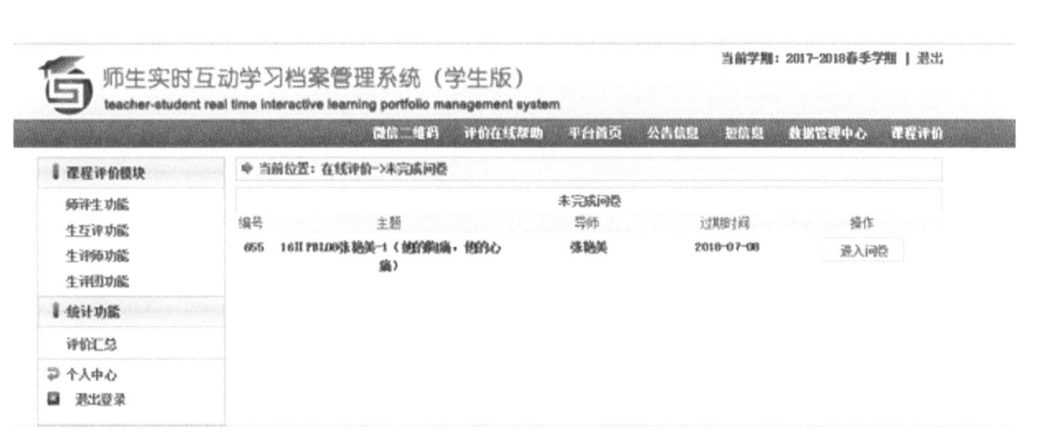

图 7-2　LPMS 的学生版首页界面

图 7-3 是学生评价教师的首页界面。

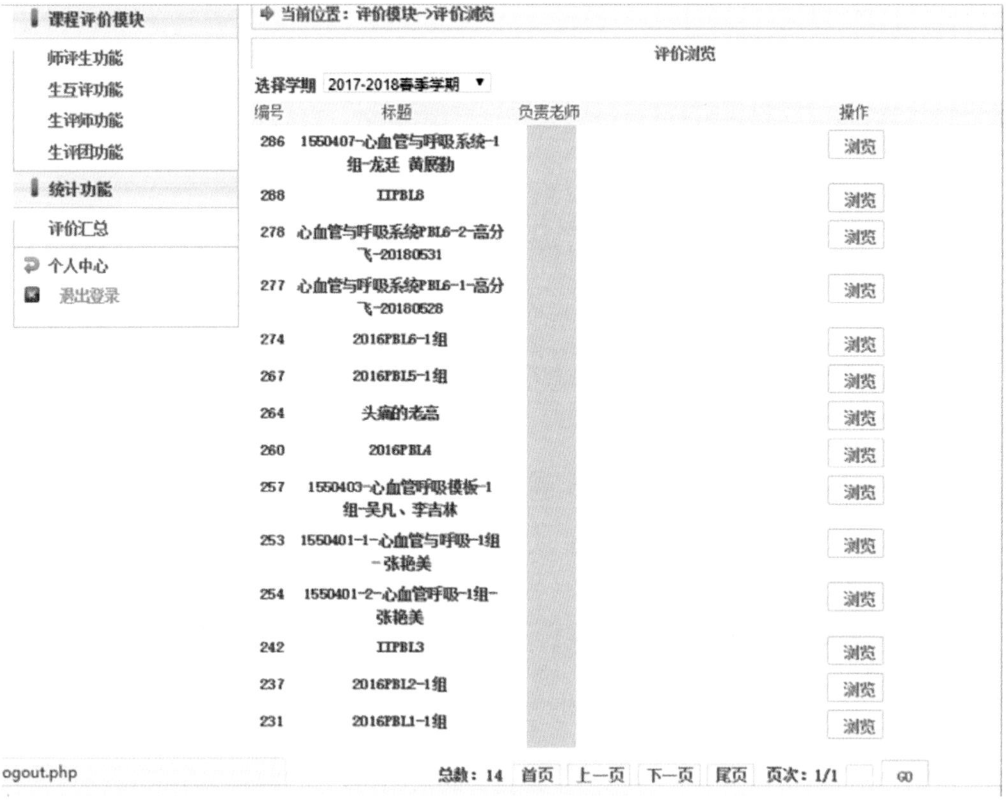

课程评价模块
师评生功能
生互评功能
生评师功能
生评团功能
统计功能
评价汇总
个人中心
退出登录

当前位置：评价模块->评价浏览

评价浏览

选择学期 2017-2018春季学期

编号	标题	负责老师	操作
286	1550407-心血管与呼吸系统-1组-龙廷 黄展勤		浏览
288	IIPBL8		浏览
278	心血管与呼吸系统PBL6-2-高分飞-20180531		浏览
277	心血管与呼吸系统PBL6-1-高分飞-20180528		浏览
274	2016PBL6-1组		浏览
267	2016PBL5-1组		浏览
264	头痛的老高		浏览
260	2016PBL4		浏览
257	1550403-心血管呼吸模板-1组-吴凡、李吉林		浏览
253	1550401-1-心血管与呼吸-1组-张艳美		浏览
254	1550401-2-心血管呼吸-1组-张艳美		浏览
242	IIPBL3		浏览
237	2016PBL2-1组		浏览
231	2016PBL1-1组		浏览

ogout.php 总数：14 首页 上一页 下一页 尾页 页次：1/1 GO

图 7-3 LPMS 的教师版首页界面

图 7-4 是学生评价教师的内容界面。

师生实时互动学习档案管理系统
teacher-student real time interactive learning portfolio management system

班级：2016级主动学习班　姓名：周浩锋　导师：张艳美　时间：2018-07-04

题号	题目	答题
1	小组老师清楚PBL的原则与本案例的学习目标并有意识地引导学生	○非常同意　○同意　○无意见　○不同意　○严重不同意
2	小组老师不仅聆听组员讨论的内容，而且行常会与学生目光接触注意学孪讨论的行为过程	○非常同意　○同意　○无意见　○不同意　○严重不同意
3	小组老师通过问题引导组员进行逻辑、批判性的思考	○非常同意　○同意　○无意见　○不同意　○严重不同意
4	小组老师常用鼓励性的话语激发学生探索知识的兴趣	○非常同意　○同意　○无意见　○不同意　○严重不同意
5	小组老师表现出良好的职业素养，包括衣着风度、伦理敏锐度等	○非常同意　○同意　○无意见　○不同意　○严重不同意
6	小组老师能够给予组员有效与具体的反馈，帮助学员认识自身的优点和改进点、改进方向	○非常同意　○同意　○无意见　○不同意　○严重不同意

1．1. 令你满意的优点有那些？：

最需要改进的缺点有那些？：

您对老师有些什么建设性的进言，以便老师能更加改进？：

确定

phone:88900470

图 7-4　LPMS 中学生评价教师的界面

图 7-5 是完整版的评价系统截图。

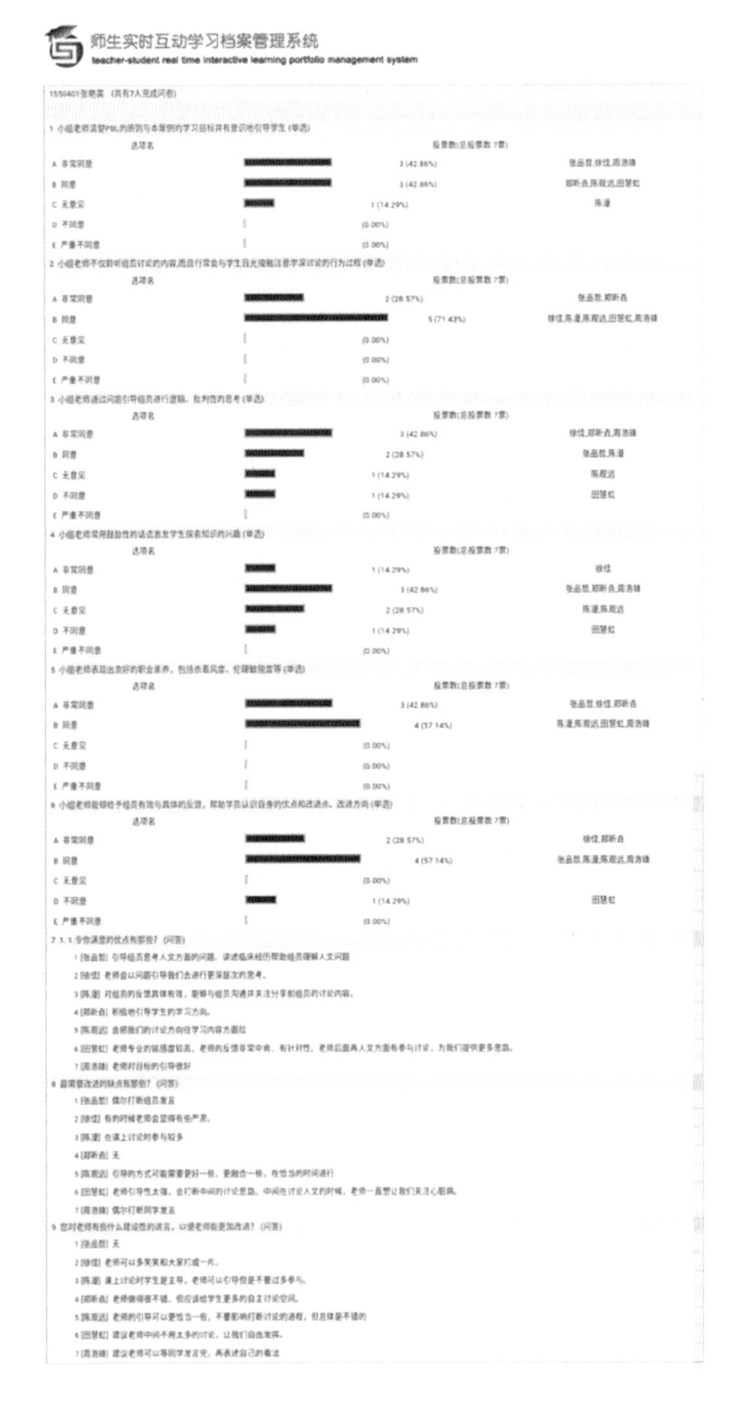

图 7-5　完整版的 LPMS

图 7-6 是 PBL 评价教师版界面。

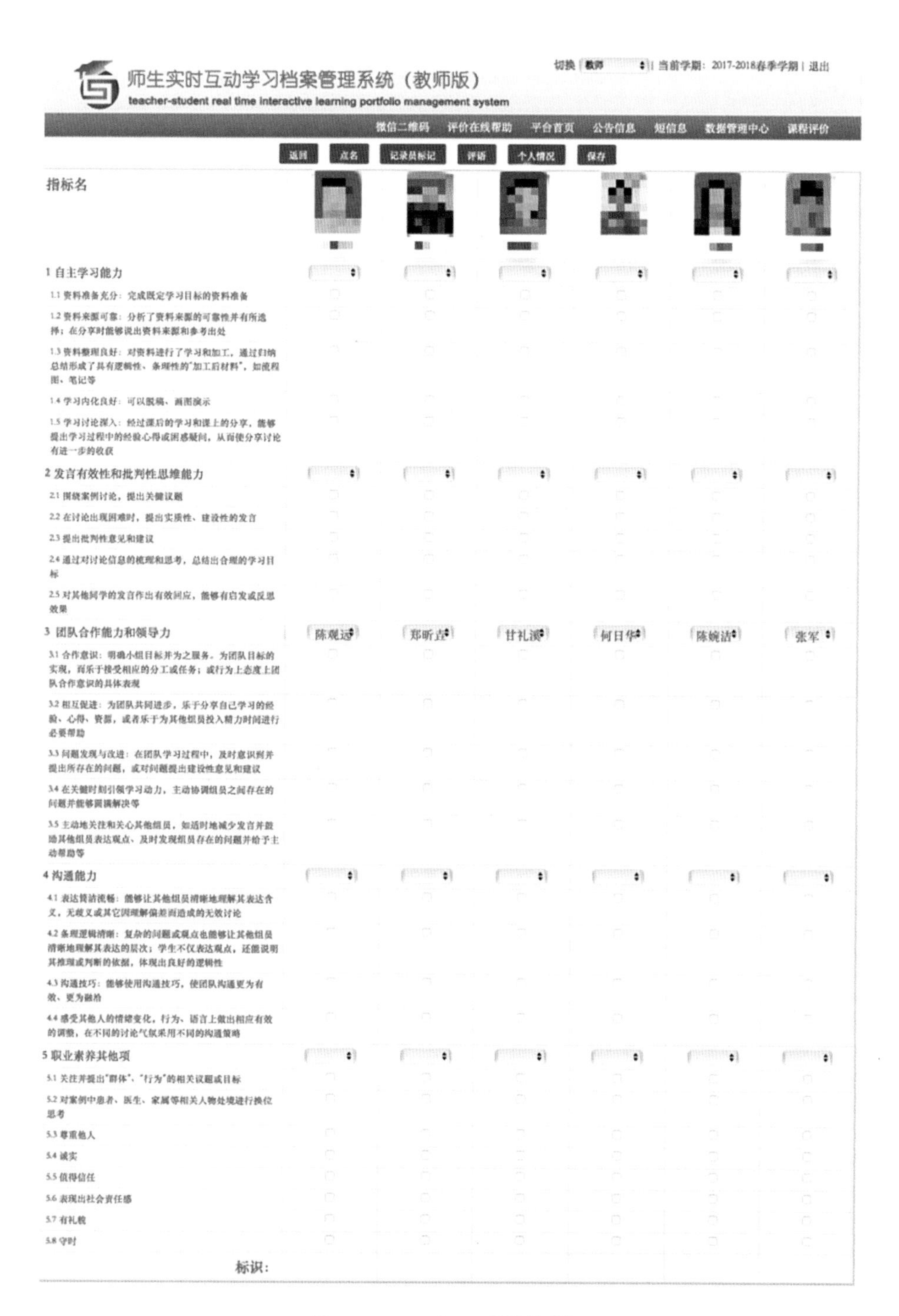

图 7-6　LPMS 中 PBL 评价教师版

图 7-7 是撰写评语界面。

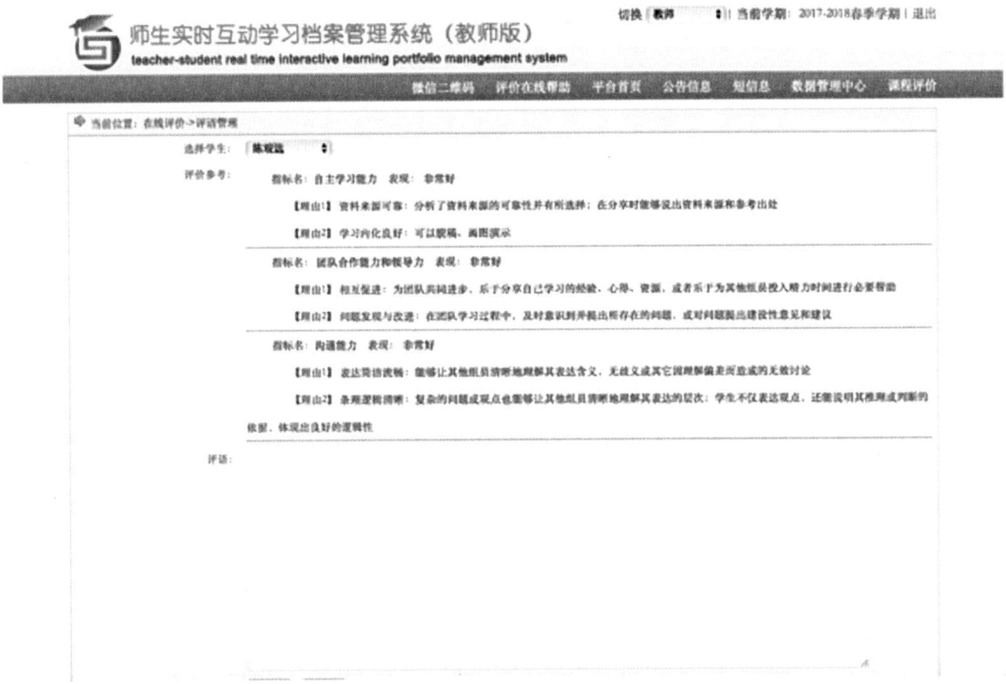

切换 教师 | 当前学期：2017-2018春季学期 | 退出

师生实时互动学习档案管理系统（教师版）

teacher-student real time interactive learning portfolio management system

微信二维码　评价在线帮助　平台首页　公告信息　短信息　数据管理中心　课程评价

当前位置：在线评价->评语管理

选择学生：陈观远

评价参考：

指标名：自主学习能力　表现：非常好

【理由1】资料来源可靠：分析了资料来源的可靠性并有所选择；在分享时能够说出资料来源和参考出处

【理由2】学习内化良好：可以脱稿、画图演示

指标名：团队合作能力和领导力　表现：非常好

【理由1】相互促进：为团队共同进步，乐于分享自己学习的经验、心得、资源，或者乐于为其他组员投入精力时间进行必要帮助

【理由2】问题发现与改进：在团队学习过程中，及时意识到并提出所存在的问题，或对问题提出建设性意见和建议

指标名：沟通能力　表现：非常好

【理由1】表达简洁流畅：能够让其他组员清晰地理解其表达含义，无歧义或其它因理解偏差而造成的无效讨论

【理由2】条理逻辑清晰：复杂的问题或观点也能够让其他组员清晰地理解其表达的层次；学生不仅表达观点，还能说明其推理或判断的依据，体现出良好的逻辑性

评语：

图 7-7　LPMS 中撰写评语界面

图 7-8 是评价完成后界面。

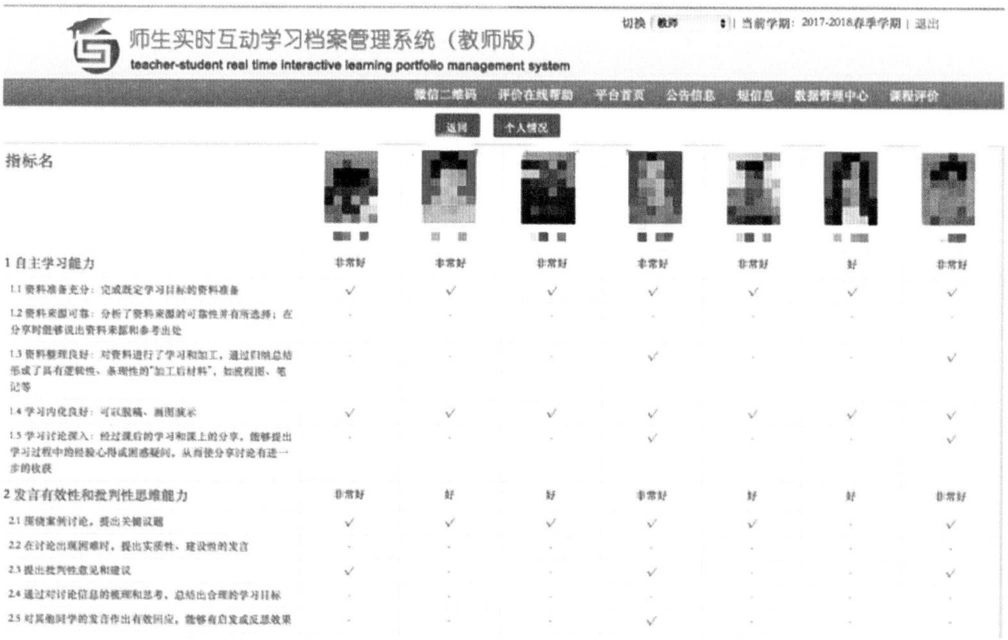

切换 教师 | 当前学期：2017-2018春季学期 | 退出

师生实时互动学习档案管理系统（教师版）

teacher-student real time interactive learning portfolio management system

微信二维码　评价在线帮助　平台首页　公告信息　短信息　数据管理中心　课程评价

返回　个人情况

指标名							
1 自主学习能力	非常好	非常好	非常好	非常好	非常好	好	非常好
1.1 资料准备充分：完成既定学习目标的资料准备	√	√	√	√	√	√	√
1.2 资料来源可靠：分析了资料来源的可靠性并有所选择；在分享时能够说出资料来源和参考出处	-	-	-	-	-	-	-
1.3 资料整理良好：对资料进行了学习和加工，通过归纳总结形成了具有逻辑性、条理性的"加工后材料"，如流程图、笔记等	-	-	-	√	-	-	√
1.4 学习内化良好：可以脱稿、画图演示	√	√	√	√	√	√	√
1.5 学习讨论深入：经过课后的学习和课上的分享，能够提出学习过程中的经验心得或困惑疑问，从而使分享讨论有进一步的收获	-	-	-	√	-	-	√
2 发言有效性和批判性思维能力	非常好	好	好	非常好	好	好	非常好
2.1 围绕案例讨论，提出关键议题	√	√	√	√	√	-	√
2.2 在讨论出现困难时，提出实质性、建设性的发言	-	-	-	-	-	-	-
2.3 提出批判性意见和建议	√	-	-	√	-	-	√
2.4 通过对讨论信息的梳理和思考，总结出合理的学习目标	-	-	-	-	-	-	-
2.5 对其他同学的发言作出有效回应，能够有启发或反思效果	-	-	-	√	-	-	-

图 7-8　LPMS 中评价完成后界面

附：汕头大学医学院PBL网络评价指标

一级指标下计分细则

一级指标1：参与程度（仅在PBL第一次讨论后采用）

- 对自主学习认同并积极践行
- 表现出好奇心和对医学探索的求知欲
- 表现出对此次学习的期待以及对自我提高的欲望
- 多次主动分享自己的观点
- 积极补充同学的发言

一级指标2：自主学习能力（在PBL第2~3次讨论后采用）

- 资料准备充分：完成既定学习目标的资料准备
- 资料来源可靠：分析了资料来源的可靠性并有所选择；在分享时能够说出资料来源和参考出处
- 资料整理良好：对资料进行了学习和加工，通过归纳总结形成了具有逻辑性、条理性的“加工后材料”，如流程图、笔记等
- 学习内化良好：可以脱稿、画图演示
- 学习讨论深入：经过课后的学习和课上的分享，能够提出学习过程中的经验心得或困惑疑问，从而使分享讨论有进一步的收获

一级指标3：发言有效性和批判性思维能力

- 围绕案例讨论，提出关键学习议题
- 在讨论出现困难时，进行实质性、建设性的发言
- 提出批判性意见和建议
- 通过对讨论信息的梳理和思考，总结出合理的学习目标
- 对其他同学的发言作出有效回应，能够有启发或反思效果

一级指标4：团队合作能力和领导力

● 合作意识：明确小组目标并为之服务。为团队目标的实现而乐于接受相应的分工或任务，或在行为上、态度上有团队合作意识的具体表现

● 相互促进：为团队共同进步，乐于分享自己学习的经验、心得、资源，或者乐于为其他组员投入时间和精力进行必要的帮助

● 问题发现与改进：在团队学习过程中，及时意识到并提出所存在的问题，或对问题提出建设性意见和建议

● 在关键时刻引领学习动力，主动协调组员之间存在的问题并能够圆满解决等

● 主动地关注和关心其他组员，如适时地减少发言并鼓励其他组员表达观点、及时发现组员存在的问题并给予主动帮助等

一级指标5：沟通能力

● 表达简洁流畅：能够让其他组员清晰地理解其欲表达的含义，无歧义或其他因理解偏差而造成的无效讨论

● 条理逻辑清晰：对复杂的问题或观点也能够让其他组员清晰地理解其表达的层次；学生不仅表达观点，还能说明其推理或判断的依据，体现出良好的逻辑性

● 沟通技巧：能够使用沟通技巧，使团队沟通更为有效、更为融洽

● 感受其他人的情绪变化，行为、语言上做出相应有效的调整，在不同的讨论气氛采用不同的沟通策略

一级指标6：职业素养其他项

● 关注并提出“群体－社区－制度”及“行为－习惯－伦理”的相关学习议题或目标

● 对案例中患者、医生、家属等相关人物处境进行换位思考

- 尊重他人
- 诚实
- 值得信任
- 表现出社会责任感
- 有礼貌
- 守时

说明：一级指标下的加分理由是为了指出学生哪一点表现得最好；其他非常好的、未体现的可以加评语。

取消0~5分，改用“非常好、好、待改善、缺席”四个级别。但LPMS中每个级别仍分别按“0~3”分计分，最后折算成总分数，形成“非常好、好、待改善、缺席”四个级别（如下所示）。

非常好	好	待改善	缺席
3分	2分	1分	0分

总评分：13~18分为“非常好”，10~12分为“好”，10分以下为“待改善”。总分或者一级指标只要有一项为“待改善”，最后评价就是“待改善”。

二、有效反馈

反馈是教师通过观察学习者的实际表现，与相关标准进行比较，为学习者提供具体信息，目的是完善学习者的表现[2]。任何人，无论学习任何东西，做任何事情，都需要借助反馈来准确判别自己在哪些方面做得好，哪些地方还存在不足、还可以做得更好。通过反馈，学习者能够了解自己的学习结果，而这种对结果的了解又对学习起到了强化作用，促进学习者更加努力地学习，从而提高学习效率。这就是心理学所说的“反馈效应”。

教师对学生的学习结果进行及时评价并给予反馈，可以强化学生的学习和活动动机，对学习起到强化和促进作用。最有效的反馈是即时反馈，也就是说学生在学习后能够立刻进行测验，并知道自己的测验结果，这要比测验后 1 周才知道成绩对学习的促进作用更大。

反馈与评价不同。反馈强调具体、及时，评价则通常按计划进行，更关注整体表现。反馈与评价的比较见表 7-6。

对于经常接受反馈的学习者来说，反馈可以让他们学得更快，表现得明显更好[3,4]。

没有反馈，就无法改正错误，也无法巩固良好的表现[5,6]。

---

[2] JMMVD Ridder, KM Stokking, WC McGaghie, et al. What is feedback in clinical education? Medical Education, 2008, 42;189-197.

[3] Hammond DR. Computer graphics as an aid to learning. Science, 1971;172:903-8.

[4] Scheidt PC, Lazoritz S. Evaluation of a system providing feedback to students on videotaped patient encounters. Journal of Medical Education, 1986, 61:585-590.

[5] Ende J. Feedback in clinical medical education. JAMA, 1983, 250:777-781.

[6] Branch J, Paranjape A. Feedback and reflection: teaching methods for clinical settings. Academic Medicine, 2002, 77:1185-1188.

表 7–6　反馈与评价的比较

	反馈	评价
时间	及时	按计划
特点	非正式的	正式的
基础	观察	观察
内容	目标	目标
范围	特定的行为	整体的表现
目的	改善行为	评分＆改善

反馈的主要环节包括做了什么、哪些做得好、哪些可以做得更好、下次如何改善等。这里介绍一个简单有效的反馈模式——“问—讲—问”（图 7–9）。

第一个步骤是“问”。教师问学生，询问学生对自己表现的自我评价，哪些做得不错，哪些可以做得更好。通过这样的询问可以打消学生的顾虑，顺利展开对话，同时可以衡量学习者的自我认知，有利于学习者的自我反思。

第二个步骤是“讲”。教师要对学生描述所观察到的具体行为，常用的语句是“我注意到……”“我观察到……”目的是进一步沟通情感，为学习者提供具体信息，使学习者更容易接受建议。

第三个步骤还是“问（再次）”。询问学生对教师所讲的内容的理解，帮助学生制订计划，并给出建议。此时，教师还需要与学生共同制订改进的策略，形成行动方案，并加以跟进。通过再次询问，教师可以帮助学生提高信心，更好地学习。

PBL 实施过程中，反馈是不可或缺的步骤，绝对不能省略或草草了事。

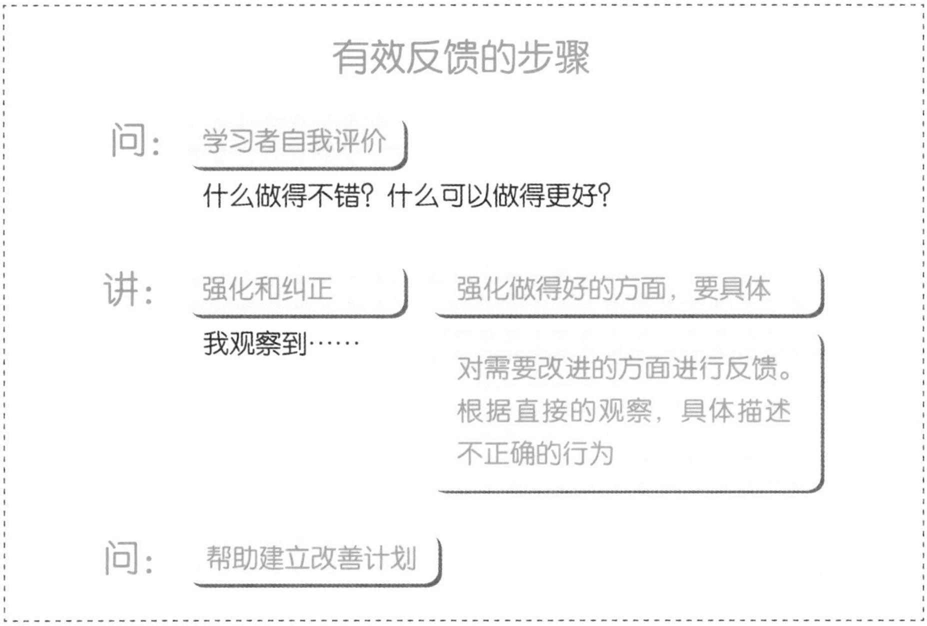

有效反馈的步骤

问：学习者自我评价

什么做得不错？什么可以做得更好？

讲：强化和纠正

我观察到……

强化做得好的方面，要具体

对需要改进的方面进行反馈。根据直接的观察，具体描述不正确的行为

问：帮助建立改善计划

图 7–9 “问—讲—问”反馈模式

第八章

PBL 师资规范化培训的实践与效果评价

以汕头大学医学院 PBL 小组老师培训为例

辛 岗

问题导向学习（problem-based learning，PBL）的顺利实施，在五个方面要做好充分的准备，包括案例撰写、学生培训、小组老师（tutor）培训及会议、小组讨论教室的确定、评价方法的建立，即 PBL 顺利实施五要素——“案例、学生、小组老师、场地、评价”。其中，PBL 小组老师的角色在 PBL 执行过程中尤为重要，小组老师在小组讨论过程中创造有效的学习氛围的能力是 PBL 的质量和成功的决定性因素[1]。在 PBL 实施过程中，小组老师需要培训的技能包括 PBL 的理念和原则的实践、小组动力的管控、给予学生有效反馈、学生学习的评价、学习资源的使用和设计、领导力和组织能力等。

[1] Woods DR. Problem-based learning: how to gain the most from PBL. Ontario: McMaster University, 1994.

目前，虽然国内PBL已经实行了多年，但关于小组老师规范化培训的研究甚少。大多数学校的模式是请专家进行讲座或者培训，或派出教师至其他学校接受短期训练，但并没有规范化培训系统的建立和有效的效果评价机制，因此对于小组老师的培训效果很难进行评价和判断。

汕头大学医学院从2010年开始实施PBL，实施过程中发现虽然很多教师已经接受过各种各样的培训，但由于缺乏规范化培训和要求，教师对于PBL的理念理解有较大的偏差，对于PBL的实施也有不同的理解，这些都阻碍了PBL的有效开展。以下以汕头大学医学院PBL小组老师培训为例，介绍PBL师资规范化培训的实践及效果评价。

一、培训方案

PBL小组老师规范化培训方案由汕头大学医学院PBL工作小组制订，并由汕头大学医学院以学校公文发布（图8-1）。

培训的具体实施由汕头大学医学院教师成长中心承担。培训方式主要包括讲座、工作坊、观摩、讨论、撰写报告等。培训包括三个阶段（图8-2），共20学时。第一阶段为12学时的初阶培训，参加培训者要参加“PBL理念与实践”“PBL过程与小组老师角色”“案例撰写”以及“评价与回馈”四个领域的培训工作坊。这些工作坊的主要目的是建立PBL的理念，初步培训作为PBL小组老师所必需的对带教过程及PBL案例的要求、对学生评价与反馈等技能。

第二阶段为6学时的实习培训，完成了初阶培训的教师参加共同小组老师（co-tutor）培训，即跟随有经验的小组老师完成至少一个完整案例的真实PBL讨论的观摩，需参加带教前和带教后会议，观察学生表现并评价，但不可参与或干预PBL上课时的讨论。观摩完毕后提交心得及对学生的评价。此环节的主要目的是使参加培训的教师可以真正熟悉PBL带教、评价的全过程，并对其中出现的一些问题进行观察和讨论。实

汕头大学医学院问题导向学习小组老师认证流程

为规范问题导向学习（PBL）小组老师（tutor）的教学行为，保障学生主动学习的质量，促进PBL的有序开展，特制订PBL小组老师认证流程。教师必须通过初阶培训、实习培训及培训考核才能获得小组老师认证证书，具备担任PBL小组老师的资格并成为PBL小组老师。自2015-2016学年度第二学期起，未通过认证的教师不能承担PBL小组教师的工作。

一、认证流程包括以下三个阶段：

1. 初阶培训（12学时）：

参与PBL的四个领域（PBL理念与实践，PBL过程与小组老师角色，案例撰写，评价与回馈）的初阶培训工作坊，每个工作坊至少参加过一次。应在一学年内完成初级培训。培训完成后颁发培训证书。

2. 实习培训（6学时）：

初阶培训完成后安排共同小组老师（co-tutor）培训，即跟随有经验的小组老师完成至少一个完整案例的真实PBL讨论的观摩（包括参与小组老师会议及对学生的评价及在讨论课后与小组老师进行互动，但不可参与或干预PBL上课时的讨论）。培训完成后颁发培训证书。

实习培训期间还应至少参加一次院级的高阶PBL培训或校内外全国性的PBL会议或工作坊。

3. 培训考核（2学时）：

参加培训考核工作坊（考核形式待定），经考核合格后颁发汕头大学医学院PBL小组老师资格认证证书。

二、获得PBL小组老师资格认证证书者，担任小组老师的教学学时数按理论课授课学时数计算；承担共同小组老师（co-tutor）培训学时数按理论课授课学时数另计。

三、本认证流程自发布之日起实施，由教师成长中心组织实施，由教务处负责解释。

图 8-1　汕头大学医学院 PBL 小组老师认证流程文件

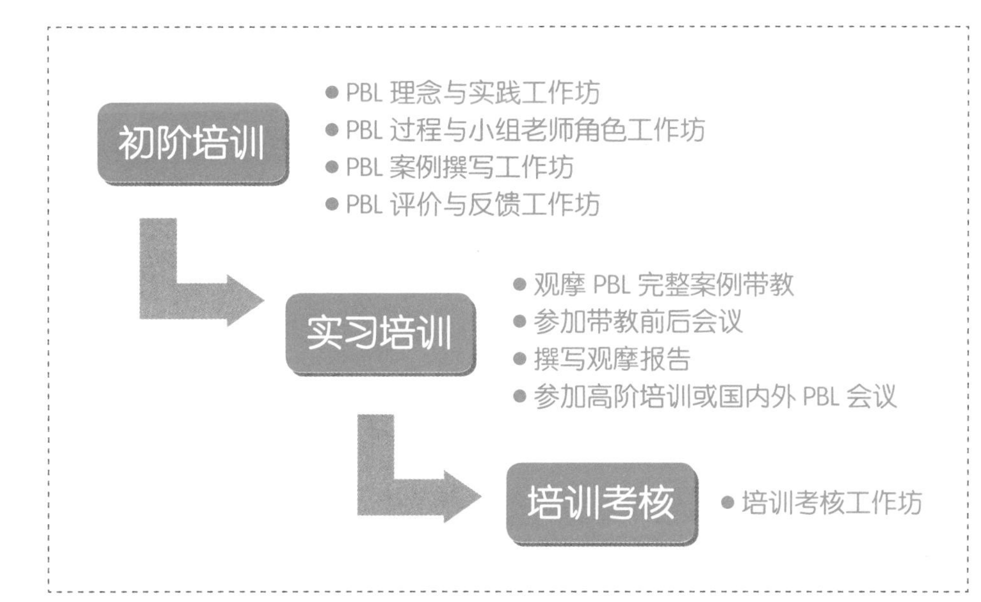

图 8-2　汕头大学医学院 PBL 小组老师认证流程

习培训期间还应至少参加一次院级的高阶 PBL 培训或校内外全国性的 PBL 会议或工作坊。

获得了初阶培训和实习培训证书的教师可进入第三阶段 2 学时的培训考核。只有考核合格后才能颁发汕头大学医学院 PBL 小组老师资格认证证书。

二、培训的内容及组织方式

培训的设计与 PBL 的基本理念一致，即在“做中学”。每个培训阶段和工作坊都有其缘由和目的。初阶培训希望能让参与者对 PBL 有初步的理解，明确 PBL 的基本理念和流程、基本实践带教的演练和案例的初步撰写，明确评价的原则和反馈的方法。实习培训让参与者真正参与和实践 PBL。

（一）初阶培训

教务处于培训前发布通知（图 8-3）。基础医学、临床医学教师以模块或教研室为单位报名参加。

汕头大学医学院第七期PBL小组老师认证通知

撰稿人：教师成长中心 审稿人：教务处 发布日期：2020-04-17 21:43:31 最后编辑日期：2020-04-17 21:44:22 访问次数：157

为配合我院PBL小组老师资格认证工作、规范PBL小组老师在PBL实施过程中的带教行为，教师成长中心将举行第七期PBL小组老师认证。根据《汕头大学医学院问题导向学习小组老师认证流程》（http://int.med.stu.edu.cn/readnews2.aspx?nid=15227），我院PBL小组老师资格认证需经过初阶培训、实习培训和培训考核三个阶段。全程参加并通过考核可获得汕头大学医学院PBL小组老师资格证书。

本次培训采用线上、线下结合模式，以线上讨论为主，线下为辅。限24人，依报名顺序安排。全程参加并通过考核可获得汕头大学医学院PBL小组老师资格证书。本期培训安排如下：

参加人员：

1. 未参加过PBL小组老师培训的基础、临床教师
2. 往期未完成，需要补课的教师
3. 所有对PBL感兴趣的教师

报名方式：识别下方二维码报名

附件下载：

附件1：第七期PBL小组老师培训时间安排表.xlsx

图 8-3 PBL 初阶培训通知

培训流程

● 第一天上午："PBL 理念：医学教育的有效载体"。介绍 PBL 基本理念和主要流程。

● 第一天下午："PBL 小组老师带教原则"讲授 + 分组演练（图 8-4）。7~9 位老师一个小组，2 位作为观察员，其余老师参与 PBL 小组讨论。参加小组讨论的老师分配好角色，一位扮演带教教师，其余扮演学生。完成一幕的 PBL 案例讨论。期间，带教教师应按照教师指引予以带教。观察员观察带教过程，不得参与讨论。

● 第二天上午："PBL 案例撰写"讲授 + 分组演练。5~7 位老师一组分组演练。将"结核病"案例进行改写。小组中有一位导师或协调员，所有老师先一起找出案例优缺点，再进行案例的改写。

● 第二天下午："PBL 评价与反馈"讲授 + 分组演练。3 位老师一组进行演练。分别循环扮演教师、学生和观察者。共进行 3 轮演练。

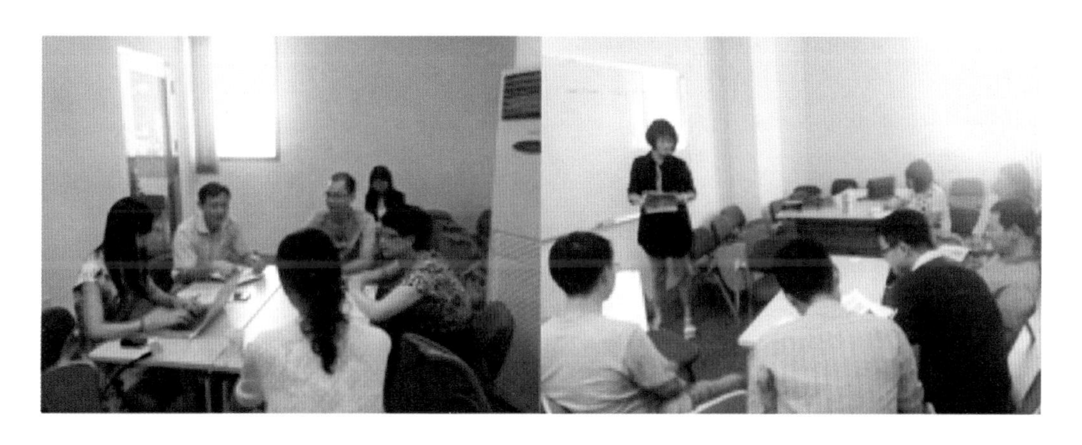

图 8-4　分组演练

三次演练完毕，都要进行汇报和分享。以第一次小组老师角色为例，各组先由汇报者汇报小组内任务完成情况及讨论的流程，随后由观察员汇报观察到的情况，再由小组内组员回应观察员。旨在让每位老师参与其中，并反思讨论在这一过程中作为小组老师如何引导讨论。

最后，是开放问答环节，由参与者提问，培训者反馈（图 8-5）。

培训者反馈的主要问题及回答：

教师：虽然有部分内容以前听过，但是重复是必需的；希望对临床医生更多地介绍流程。

培训者：本次培训的参加者都是已经带教两轮以上的小组老师，因此并没有过多地介绍流程，如果是对初学者，会更多介绍流程。

教师：重复是有用的；参加培训也是向其他老师学习的过程，比如 ×× 老师的小组反馈就是很好的示范；将下午的提问环节放到上午，因为上午想提问却无法提问。

培训者：是的，时间如果充分，可以更多地讨论。但是如果过多地互动，超过 15 分钟，讨论会脱节，有些内容适合互动，有些不是特别适合。

教师：可否用 PBL 的方式做 PBL 的培训？

培训者：这个确实可以考虑，一般用于高阶的培训。

教师：今天有很多新的东西可以学习；更喜欢下午的互动和总结环节；即时反馈是非常好的形式，正是我们需要的。

培训者：是的，反馈要及时。

教师：tutor 关注心理问题，还是关注医学问题？如何推动学生关注到学习目标上？

教师：按照教师指引（tutor guide）上的指引完成。

培训者：tutor 要让学生了解，将来做医生是怎么样的。按照 tutor guide 学习目标的次序进行。

教师：太遵循教师指引，不是以学生为中心。

培训者：不是学生决定学什么就学什么。自由必须在一定的框架下。案例的设计要以学生为中心。

教师：不能放纵，要有 tutor 的控制。

教师：有限的时间，完成有限的目标。

教师：tutor guide 一定要写得好，目标明确，并且案例中要有指向学习目标的语言。

教师：如果讨论时有些同学插不上话，怎么办?

培训者：要找到学生不说话的原因。

教师：我并没有退出讨论。我发言少，是因为别的老师认为孩子受到虐待，我认为没有。所以我在研读案例找到支持我观点的字眼。

教师：我关注到我们已经讨论到另一个问题，可是梁同学没有跟上，因此就进行了提醒。

培训者：通过反馈找到可能的原因，这就是反馈重要的地方。

图 8-5　培训者反馈示例

（二）实习培训

实习培训包括共同小组老师培训和 PBL 高阶培训。共同小组老师培训要求每位教师完整观摩一个 PBL 案例的带教，参加带教前后会议并且撰写报告。报告内容包括对小组老师的评价和分析、每位学生的成绩及评价、现场观摩的照片及尚未解决的疑惑。每位老师在观摩后 3 天内上传以上文件。高阶培训要求教师参加国内、国外 PBL 会议，或者参加学校组织的高阶培训。

1. 共同小组老师培训

共同小组老师培训过程中，参与培训的老师作为共同小组老师参与一次完整的 PBL 带教，但是在带教过程中不能讲话，只能观察并根据“汕头大学医学院 PBL 小组老师行为评价表”评价带教教师，目的是明确推荐的 PBL 小组老师行为，并探讨带教中不合适的行为。同时根据“师评生评价表”评价学生，目的是使参与者熟悉评价学生的表格和方式（图 8-6）。

共同小组老师培训为了给被培训者更灵活的时间选择和案例选择（图 8-7），观摩带教（图 8-8）的时间比较灵活。被培训者自己选择 PBL 的案例及模块、学生年级，但是要求至少完整地听一轮，并且对带教小组老师进行评价。这个评价同时也作为对已经获得资格的小组老师的一次评估，并依次给予反馈。

1. 观摩一个完整的案例
2. 参加带教前、后会议
3. 撰写观摩报告，内容包括（3 天内上传）
（1）对小组老师的评价及分析
（2）每位学生的成绩及评价
（3）现场观摩合影
（4）尚未解决的疑惑
4. 观摩后总结

图 8-6 共同小组老师培训要求

2015 级主动学习班

周别	星期	节次	课程模块	PBL 案例题目	授课教师
9	一	1,2	性－生殖－发育	王大妈的烦心事 1	李伟中
9	一	1,2			高分飞
9	四	3,4		王大妈的烦心事 2	李伟中
9	四	3,4			高分飞
10	一	1,2	神经学	王美丽的舞蹈 1	黄玮仪
10	一	1,2			魏丽玲
10	四	3,4		王美丽的舞蹈 2	黄玮仪
10	四	3,4			魏丽玲

（续表）

11	一	1,2	性－生殖－发育	二宝家庭的快乐与烦恼 1	吴北燕
11	一	1,2			陈文专
11	四	3,4		二宝家庭的快乐与烦恼 2	吴北燕
11	四	3,4			陈文专

2016 级主动学习班

周别	星期	节次	课程模块	授课内容	授课教师
9	一	1,2	心血管与呼吸	PBL4-1: 头痛的老高	汪彬
9	一	1,2			黄玮仪
9	四	1,2		PBL4-2: 分享	汪彬
9	四	1,2			黄玮仪
10	一	5,6	感染和免疫	PBL5-1: 小唐媳妇苦闯鬼门关	苏芸
10	一	5,6			代剑平
10	三	3,4		PBL5-2: 小唐媳妇苦闯鬼门关	苏芸
10	三	3,4			代剑平
10	四	3,4		PBL5-3: 小唐媳妇苦闯鬼门关	代剑平
10	四	3,4			苏芸

（续表）

11	一	1,2	心血管与呼吸	PBL5-1: 憋气的邱奶奶	姜红岩
11	一	1,2			黄展勤
11	四	1,2		PBL5-2: 分享	姜红岩
11	四	1,2			黄展勤
12	一	5,6	感染和免疫	PBL6-1: 医患共患难	李蕊
12	一	5,6			辛岗
12	三	3,4		PBL6-2: 医患共患难	李蕊
12	三	3,4			辛岗
12	四	3,4		PBL6-3: 医患共患难	李蕊
12	四	3,4			辛岗
13	一	1,2	心血管与呼吸	PBL6-1: 未老先衰的小李	高分飞
13	一	1,2			张艳美
13	四	1,2		PBL6-2: 分享	高分飞
13	四	1,2			张艳美

图 8-7　第 5 期 PBL 小组老师培训共同小组老师培训安排

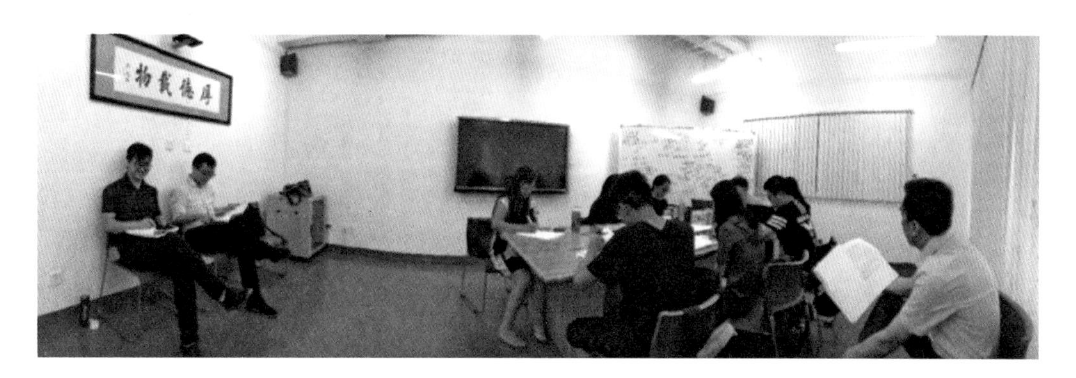

图 8-8　共同小组老师观摩

完成初阶培训和共同小组老师培训的教师，从理论和实践上对PBL有了初步的理解。教师开始思考和反思教育的过程，开始进一步了解 PBL 的流程，节选部分教师的感想和疑惑如图 8-9。

教师 1:

- 对 P（群体 – 社区 – 制度）和 B（行为 – 习惯 – 伦理）的区别觉得挺难的。
- 教师引导学生向学习目标靠近有难度。
- 对 PBL 是否能很好地就某一学习目标系统学习有困惑。
- 模块中超出本专业的知识很难掌控。

教师 2:

- 教师应具备专业知识。
- 教师讨论结束后需对案例进行总结，帮助学生梳理思路。
- 教师参与度如何界定?
- 课后是否可以把学习目标发给学生?
- 讨论过程中出现错误，是否需要纠正?
- 学生直接询问某问题，教师能否解答?

教师 3:

● 主要是采用 PBL 的效果评价，能否达到讲大课的教学效果？

● 学生对应掌握的知识点是否理解全面和深入？对学习重点的把握能力如何？

教师 4:

● 如果学生在讨论过程中结论有错误，老师需要帮学生指出来吗？

教师 5:

● 如何有效激发学生热情？

● 不同学生参与度以及讨论深度不一样，怎样及时检验不同学生的学习效果？

教师 6:

● 课后应该如何检验学生的学习成果？是否有适合学生考核的系统，从而保证学习质量？

教师 7:

● Tutor 如何适当介入，引导学生搭建知识框架、梳理知识点、系统性学习？

● 如果是非该专业的 tutor 指导 PBL，当学生遇到学习难点，小组讨论无法解决时，tutor 能及时发现和协助学生解决问题吗？

教师 8:

● 每个模块的 PBL 案例顺序安排是否经过统筹安排？个人觉得应由浅入深、由易到难、循序渐进，避免过多新的知识点融在同一个案例中，否则学生一下子难以全部掌握。

● 如果是非该专业的老师指导 PBL，未能及时发现学生一些错误的知识点怎么办？

教师 9：

● 非本专业的老师做 tutor，是否不能在 PBL 讨论中起到很好的引导作用，也无法发现学生某些错误的观点？

● 学生讨论的时候，如果出现错误的看法，是否需要立即指出？

● 分享课上讨论的时间明显不足，两节课的时间要讨论同学们之前所列的所有问题是很难完成的，是否可以在列出讨论议题的时候适当地缩小讨论范围，仅选取其中重要的 3~4 个问题分享讨论？

教师 10：

● 如果高年级学生对 PBL 学习表现出倦怠性，如何更好地引领学生？

● 个别学生对次要问题讨论过于深入，tutor 如何适当地介入引导学生？

● 小组讨论无法解决问题时，tutor 如何更好地引导学生进入下一步学习规划？

图 8-9　部分教师对 PBL 的感想和疑惑

观摩中教师的疑惑总结起来主要包括：

（1）专业教师 *vs.* 非专业教师？

教师的主要疑问是教师是否需要具备相关的专业知识。非专业的教师指导时，当学生遇到学习难点、小组讨论无法解决的时候，带教教师能否及时发现和协助学生解决问题？如何是非专业的教师指导PBL，未能及时发现学生的错误和知识点，应该如何应对？

（2）学生的错误马上纠正吗？

学生讨论时，如果有错误的看法或者出现错误，是否需要立即指出？教师如何适当介入，引导学生搭建知识框架、梳理知识点、系统地学习知识？

（3）知识杂乱 *vs.* 系统化学习？

PBL 是否能就某一个目标系统学习？通过 PBL 学习到的知识会不会让学生觉得杂乱？

（4）教师课后总结吗？讲授临床相关知识吗？

教师在学生讨论后需要对案例进行总结，帮助学生梳理思路吗？

（5）少见病 *vs.* 常见病？

设计案例时，是应该采用常见病、多发病的案例，还是少见病的案例呢？

2. PBL 高阶培训

PBL 高阶培训（图 8–10）旨在讨论观摩中的疑惑和出现的问题。培训时间是 2~3 小时。

医学院信息化办公系统

汕头大学医学院PBL小组老师高阶培训的通知

2018年5月31日 11:45

项目编号：AF1_2018017

根据《汕头大学医学院问题导向学习小组老师认证流程》（http://int.med.stu.edu.cn/readnews2.aspx?nid=15227），我院PBL小组老师资格认证需经过初阶培训、实习培训和培训考核三个阶段，在实习培训期间还应至少参加一次院级的高阶PBL培训或校内外全国性的PBL会议或工作坊。教师成长中心将于2018年6月5日举办高阶培训工作坊，请已经完成共同小组老师培训的教师参加。

主讲：张忠芳、辛岗
时间：2018年6月5日（周二）下午3:00-5:00
地点：教师成长中心（医学院行政楼10楼）
形式：工作坊
参加人员：完成了共同小组老师培训的教师
联系电话：88900536

通知类别：教务处 撰稿人：教师成长中心，审核人：教务处

图 8–10 汕头大学医学院 PBL 小组老师高阶培训通知

高阶培训也可以是参加国内、国外 PBL 相关培训。例如汕头大学医学院组织第一期 PBL 小组老师赴台湾“中国医药大学”参加“2015 年 PBL 系列成长营——21 世纪教育趋势：由 PBL、TBL 至 Flip”。所有老师撰写心得报告。摘录一篇如图 8-11。

教师 1

本次访问观摩了口腔系一次 PBL 带教，是 PBL 案例带教的第一次，学生发现问题的过程。本案例共分 3 幕，在一次进行完，下次课程进行分享。主要心得：

第一，讨论中的学生主席。“中国医药大学”口腔系的 PBL 带教中设有学生主席，但是学生主席很难起到控制局面的责任，主要的过程还是由老师主导。会后的讨论中也显示，学生主席有时候很难起到想要的目的，为了使 PBL 实施中所有组获得相似的成果，除了良好的教案外，教师的引导也非常重要，不必要使用学生主席。

第二，第二次分享。口腔系的 PBL 要求学生分包后制作 PPT 第二次分享，这是我们目前并不认同的做法。

第三，经典 PBL 实施的比例。“中国医药大学”PBL 不超过 20%，所以他们也承认，就是让学生试试多种教学方法，并没有作为主流。并且我们发现，他们实行的 PBL 进行了很多修改，并非经典或传统的 PBL，这也不得不让我们思考，这是为什么？师资的培训是一方面，各方面对 PBL 的认同和投入是更大的问题。

教师 2

PBL 是最为成人化的主动学习形式，在 PBL 的学习中，教师行为的介入越少，相应地越需要学生主导的主动学习。我非常欣赏在 PBL 培训过程中黄医生说的一句话：教师的作用不是传授给学生多少知识，而是陪伴他们去探索更好的问题，去解决这些问题。从主动学习的角度，PBL 较 TBL 和 Flip 更有作用。然而 PBL 的实施是需要很多条件的，包括教师的因素、学生的因素和支持条件的因素。以学生的因素而言，需要他们足够“成人化”、足够自主、乐于探索，并且需要他们熟悉这种学习形式，在思想上接受这种学习形式。在 PBL 观摩的过程中，我们发现，由于学生刚刚开始 PBL 学习、经验不多、学生主席不够熟练，因此 tutor 涂主任介入较多，仍然处于一个 tutor 较为主导的地位。在熟练的 tutor 的引导下，PBL 的进程顺利、非常准点地完成了，但我在思考：教师介入偏多的 PBL 是我们追求的目标吗？在推进主动学习的过程中，知识的获得是“鱼”，学生的探索寻找、主动能力的培养就是“熊掌”，二者可否兼得？在推进、安排主动学习班的过程中，可以使用不同的主动学习教学策略，根据学生的成人化程度，根据不同学年对于学生知识、技能、态度的要求，整合课程，用不同的教学策略（PBL、tutorial、flip、case discussion、self-learning 等）达到培养合格临床医学毕业生的最终目标。

图 8-11 高阶培训心得示例

（三）培训考核

培训的最后阶段，是培训考核工作坊（图 8-12）。带教 PBL 的过程中，从课前准备、案例撰写、带教初期、带教过程、评价反馈等环节都会遇到很多情况需要小组老师处理。

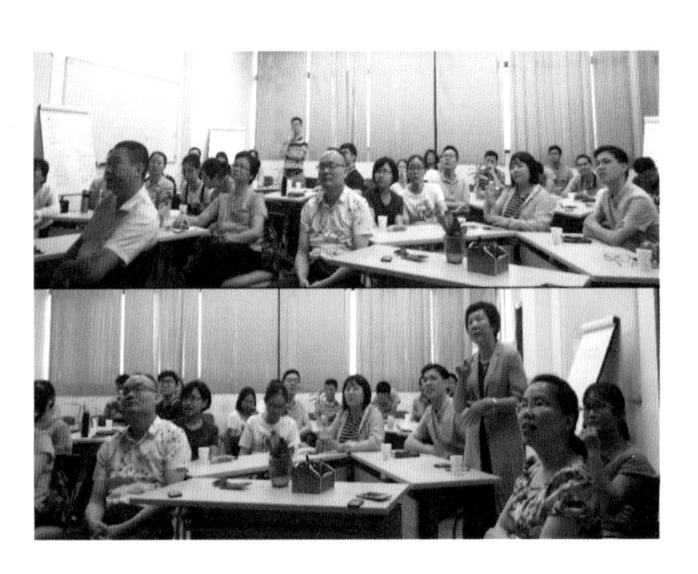

图 8-12 培训考核中教师回答问题

培训考核将这些情景具体化，请教师们讨论应对的措施，考核参与者是否能用 PBL 的基本理念和原则指导带教过程。培训考核一般 2~3 小时。

三、培训的评价

培训的评价采用柯氏（Kirkpatrick）四级评估法[2]。柯氏四级评估法中的四个级别分别为反应、学习、行为和结果。第一级是对参加培训教师反应（reaction）的评估，所有参加培训的教师在每个阶段培训结束后都对培训的效果进行评价，即回答满意度的问题，包括对培训内容、组织、培训师和整体的评价。第二级是对学习（learning）的评估，是指参加培训教师参加项目后实现的态度转变、知识扩充和技能的提升。主要衡量参加培训教师是否在培训后获得了相应的态度和信心。第三级对行为（behavior）改变的评估，是评估参加培训的教师参加完培训后，能够在多大程度上实现行为的改变。让参加培训的教师回答参加培训前和参加培训后一些带教行为的改变。第四级是对业务结果（results）的评估，是指评估参加培训的教师参加培训后，能够最终的成果。以学生对参加培训的教师的带教满意度作为衡量的指标。所有调查问卷均采用问卷星（www.wjx.cn）收集数据，时间点选在培训结束后进行。

采用 SPSS 19.0 软件对数据进行统计学分析。数据描述采用具体人数及百分比，采用 Mann-Whitney U 检验进行两组等级资料间的比较，Kruskal-Wallis H 检验进行多组等级资料的比较，以 $P<0.05$ 为差异有统计学意义。

1. 参加培训教师

汕头大学医学院教师成长中心已经完成 5 期 PBL 教师培训，共有 119 名教师获得了汕头大学医学院 PBL 小组老师资格。这些教师可以带教 PBL，并且作为指导老师参与指导新参加培训的教师。下面以第一期和第二期 50 名参加培训的教师为例，对培训进行评价。

[2] Kirkpatrick L. Donald, Kirkpatrick D. James. 如何做好培训评估：柯氏四级评估法（第 3 版）. 冯学东，林祝君，译 . 北京：电子工业出版社，2015.

第一期和第二期50名参加培训的教师中，男20人，女30人。基础教师35人（70%），临床教师15人（30%）。高级职称15人（30%），中级职称20人（40%），初级职称15人（30%）。17人（34%）从未担任过小组老师，15人（30%）指导过1~4次，4人（8%）指导过5~10次，14人（28%）指导过10次以上。13人（26%）从未参加过PBL相关的培训，24人（48%）参加过1~4次，8人（16%）参加过5~10次，5人（10%）参加过10次以上。

2. 培训效果

（1）参加培训教师的反应

培训工作坊结束后，对培训三个阶段进行参加培训教师满意度调查，结果如图8-13，100%的参加者对培训总体满意或者非常满意。另外，对初阶培训的四个工作坊也分别进行了评价，对四个工作坊的评价为满意和非常满意的分别占97.9%、100%、100%和100%。满意度在不同性别、职称、专业以及是否曾经参加过PBL培训各组间都没有显著差异（$P>0.05$）。

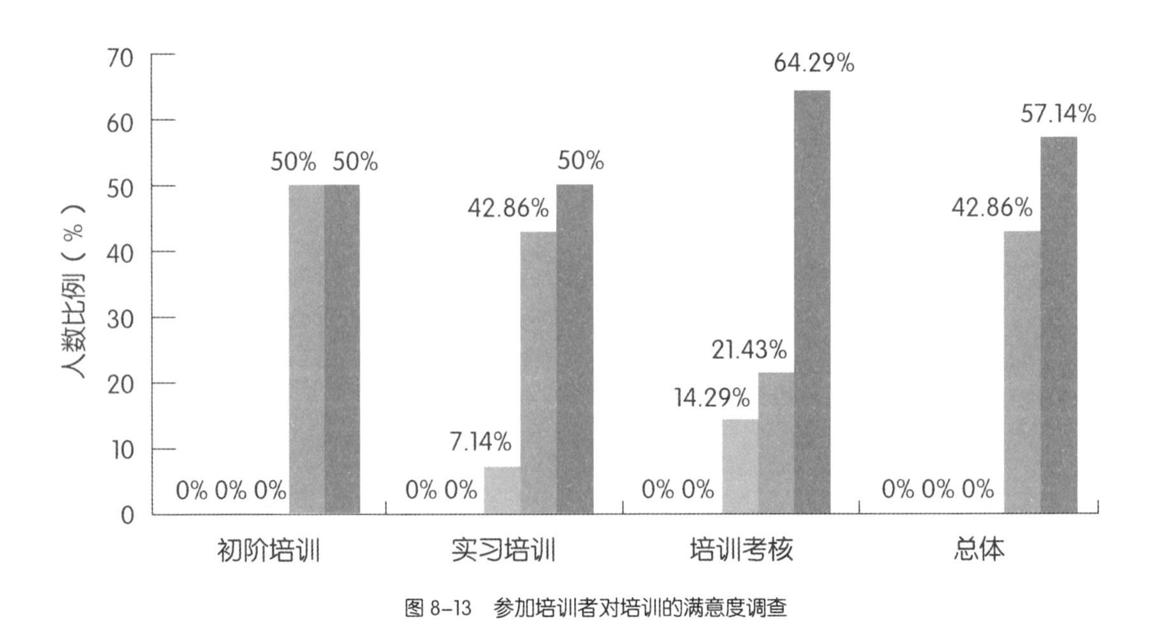

图8-13 参加培训者对培训的满意度调查

（2）参加培训教师的学习

对参加培训教师学习的评价中，包括知识、态度和技能。本次培训主要的目的是让受培训教师统一 PBL 相关的理念和知识，培养 PBL 带教的技能。PBL 带教技能的培训效果，将采用第三级指标行为转变进行评价。对学习的评价主要关注态度的评价，参与者培训后被问及最大的收获，回答包括“对概念的澄清”“统一了认识”“清晰了 PBL 的流程和理念”“更新理念、提高技能”等。可见，培训对统一学校教师对 PBL 的认识起到了积极的作用。在询问参加培训教师是否具有担任小组老师的信心时，结果见图 8-14。认为有信心和非常有信心担任小组老师的教师比例从 62% 增长到 96%，培训后担任小组老师的信心明显增高（$P<0.05$）。

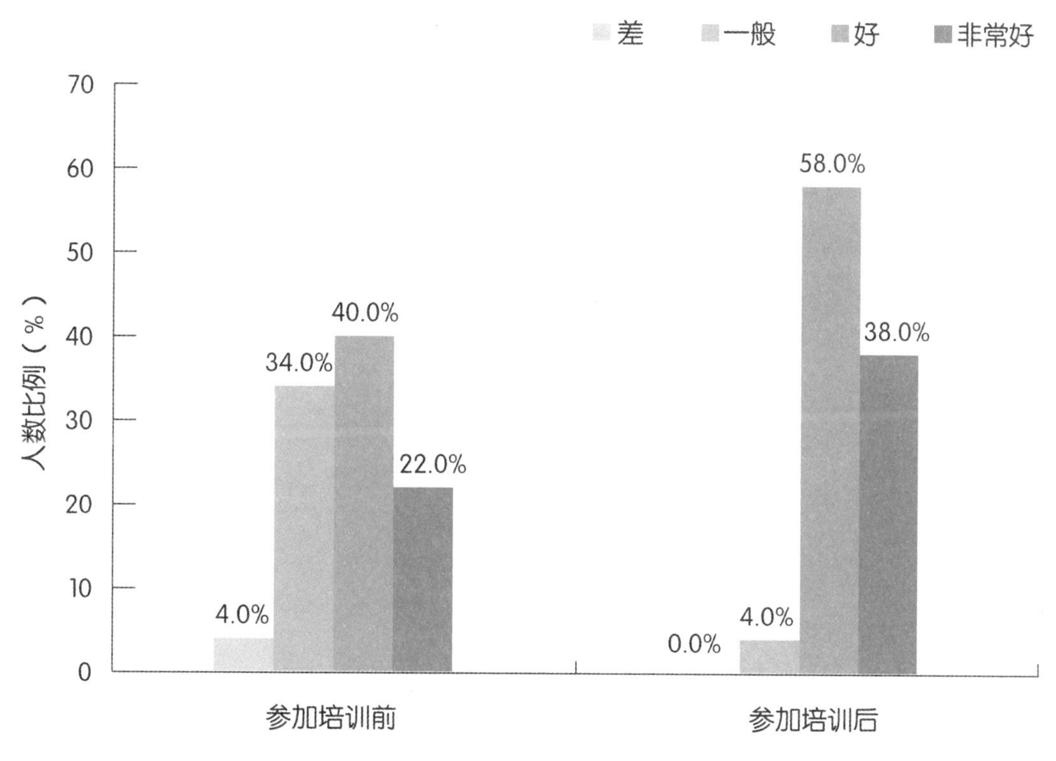

图 8-14　参加培训教师对担任 PBL 小组老师的信心

（3）参加培训教师的行为改变

根据培训前对汕头大学医学院 PBL 带教情况的走访，发现 PBL 带教过程中有些行为经常被小组老师忽略，例如讨论前让学生自我介绍，头脑风暴时让学生在白板上写出探讨的要点，讨论结束前让学生进行自我评价、互评及给学生反馈等。就这些行为对培训后的教师进行了问答，让他们参加培训前和参加培训后对带教过程中的以上行为进行打分，采用 4 分制，4 为每次，3 为经常，2 为有时，1 为从不，主要结果见图 8-15，参加培训者行为上都发生了非常明显的变化（$P<0.01$）。

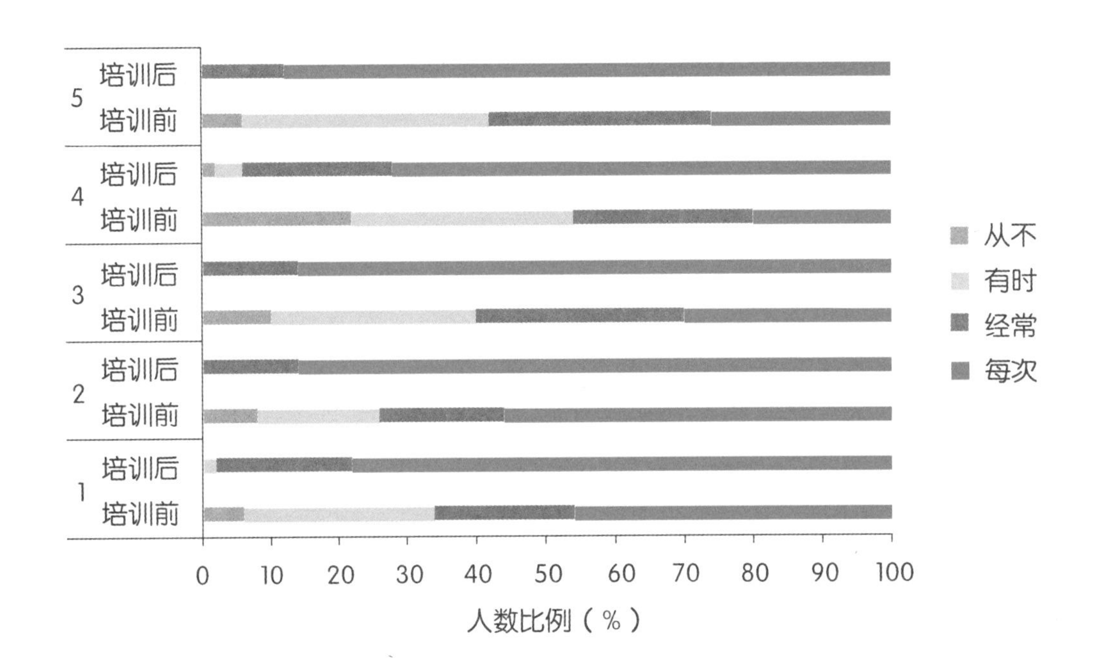

图 8-15 培训前后参加培训者行为的变化

1= 讨论前让学生自我介绍；2= 头脑风暴时让学生在白板上写出探讨的要点；3= 讨论结束前让学生进行自我评价；4 = 讨论结束前让学生进行互评；5 = 讨论结束前给学生反馈

（4）最终业务结果

接受培训后的教师参加了 PBL 带教，154 名学生体验了一次 PBL 案例讨论后，对 PBL 课程的评价：认为体会到 PBL 可以促进学习，21.8% 非常同意，32.1% 同意，34.6% 无意见，7.1% 不同意，4.5% 非常不同意。从结果看出一半以上的同学认为 PBL 可以促进学习。在对小组老师的评价中，90% 以上的学生认为小组老师清楚 PBL 的原则并有意识地引导学生的讨论，对小组老师表示非常满意或者满意。学生最满意小组老师的优点是小组老师可以引导他们思考，最需要改进的缺点是未能提供更深度的反馈。

四、培训的反思

PBL 小组老师培训中，要兼顾接受培训小组老师各个方面的能力。我校制订的 PBL 小组老师规范化培训项目中，就涉及了培训小组老师的知识、技能和态度各方面。从培训的评价来看，这种培训方式获得教师极大的认可和支持，在教师带教行为上也有明显的改变，学生对教师也给予了较为满意的评价，说明这种系统规范的 PBL 小组老师培训是可行的。

应关注 PBL 师资培训的规范化，即培训要有严格规范的过程，不能任意为之。特别要强调的是，所有的规范都要落实到每位被培训的教师上，每个教师背景不同、经验不同、本身的理念也不同。从参加培训教师的一般情况可以看出，参加培训的教师有的从未参加过培训，也从未指导过学生 PBL 讨论，但有的教师参加过 10 次以上，也指导过 10 组以上 PBL 讨论。因此没有一种培训可以使每个人都获得相同的益处。要考虑到每位教师的不同情况，给予必要的反馈和支持。

参加培训的教师在对培训肯定的前提下，也为本培训提出了许多宝贵的建议，例如：关于培训时间，参加培训的教师认为“培训时间可以更紧凑”“加快培训进度”；针对培训反馈，意见包括“增加对实习培训的反馈”“加强个性化反馈”；针对培训考核，认为可以“增加实践性考核”；等等。针对不同教师的反馈和反思[3]，以及进行系统性的培训后，对小组老师以后带教过程中的持续支持非常必要。对于获得资格的小组老

[3] Jung Bonny, Tryssenaar Joyce, Wilkins Seanne. Becoming a tutor: exploring the learning experiences and needs of novice tutors in a PBL programme. Medical Teacher, 2005, 27(7): 606-612.

师在日后 PBL 带教中还会遇到的问题，例如对困难情景的处理[4, 5]等，仍需要不断地培训与强化。

采用柯氏四级评估模型对培训进行评价，可以确定培训项目的效果以及改进的方式。但是柯氏四级评估中的第三级和第四级评估有时难以完美实现。评估中的不足之处主要包括了第三级评估中的学习的评估和第四级评估中的业务效果评估。PBL 小组老师带教过程中，需要掌握哪些知识？这些知识要如何评估？这些问题在其中并未具体涉及。而第四级评估中小组老师最终的业务成果，应该是学生通过 PBL 获得了他们相应的知识、技能和态度，并最终在他们的医疗实践中体现出来，这也是在评估中很难做到的。另外，第四级评估中，除了可以采用学生对小组老师带教的评价外，还可以采用专家评价。针对受培训后的小组老师带教，专家可以对其进行观察和评价。

汕头大学医学院 PBL 师资培训包括理念和实践的培训，采用柯氏四级评估证明规范化的 PBL 师资培训获得了参训教师的好评，转变了参训教师的理念和行为，但还需要根据反馈意见不断完善。

五、小结

PBL小组老师必须通过规范化的培训，在带教过程中才能按照PBL的理念指导带教，才会更准确地做到以学生为中心，促进学生的主动学习，帮助学生达成课程的成果。每个阶段的培训工作坊的目标和意义小结如表 8-1。

---

[4] Kindler Pawel, Grant Christopher, Kulla Sterven, et al. Difficult incidents and tutor interventions in problem-based learning tutorials. Medical Education, 2009, 43(9): 866-873.

[5] Bosse M. Hans, Huwendiek Soeren, Skelin Silvia, et al. Interactive film scenes for tutor training in problem-based learning (PBL): dealing with difficult situations. BMC Medical Education, 2010, 10: 52-66.

表 8-1　汕头大学医学院 PBL 小组老师规范化培训各工作坊及其目标

阶段	工作坊	目标
初阶培训	PBL 理念与实践	初步理解 PBL 的理念 探讨 PBL 与成果导向教育、主动学习的关系 实践 PBL 流程
	PBL 小组老师角色	讨论 PBL 小组老师的带教原则 实践 PBL 带教 讨论带教中遇到的困难和解决办法
	PBL 案例撰写	明确 PBL 案例的特点 初步改写 PBL 案例
	PBL 评价与反馈	区分评价和反馈 按照反馈的步骤进行反馈练习
实习培训	共同小组老师培训	观摩带教过程 反思带教过程 评价带教教师和学生
	高阶培训	探讨带教过程中的困难 明晰 PBL 的理念和过程
	国内 / 国际 PBL 会议	了解国内或国际 PBL 现状 对比不同院校 PBL 实施的不同 明晰 PBL 的理念
培训考核	考核培训	对 PBL 的困难情景应对进行探讨

教师发展的培训要有一定的逻辑顺序。PBL 的教师发展可以分为三个阶段，第一阶段是“改变阶段”，第二阶段是“应用阶段”，第三阶段是“发展阶段”。在汕头大学医学院实施的教师发展，目前主要在第一和第二阶段，后续应更多考虑进阶发展。在进阶发展阶段，要涉及发展教学的奖项、针对 PBL 过程培训更完善的知识和技能、培育领导力和学术技能力。

PBL 带教教师在刚开始执行带教任务的时候，有经验的 PBL 带教教师的支持和帮助是非常必要和有意义的。初阶培训后，很多教师提出来希望有经验的教师听课并给予反馈。在教师刚开始带教的过程中，可以请有经验的教师作为共同小组老师听课，听课后给予反馈。也可以采用录像的方式，再由有经验的 PBL 小组老师针对观察给予建设性的改进意见和策略，帮助教师和学生团队克服讨论中遇到的困难。汕医在教师取得 PBL 小组教师资格后 1 年内，会进行听课及反馈。一般采用集体反馈的形式，针对已经发现的问题采用工作坊的形式进行反馈。

教师在开始进行带教的过程中，有些教师表现出对进一步培训的需求，例如如何提高小组讨论带教技巧、如何有效地给予反馈、如何帮助困难的学生、如何更有效地引导学生，等等。这时，可以对教师进行相应的工作坊培训。汕医教师成长中心定期会组织“如何组织小组讨论”“如何有效反馈”“如何帮助困难学生”“如何提问题”等工作坊，帮助有需要的教师进一步提高带教技巧，当然，这些技巧在其他教学方式中也可以用到。

另外，教师的领导力和学术能力方面的培训可以进一步延伸。在课程的发展过程中，对教学有兴趣的教师可以作为教学学术的主要推动力。教师在带教和课程发展过程中，寻求教育卓越，例如如何更好地提高学生的主动学习能力，进行学生评价，建立学生档案袋，衔接整合课程中的 PBL 与其他课程，发展学生的知识、技能和态度，以及 PBL 在成果导向教育中的作用等，对这些问题都可以鼓励教师在带教过程中进行相应的教学科学研究。

第九章
学生视角
学生眼中的好队友和好老师

周浩锋　何日华　张　军
（汕头大学医学院 2016 级主动学习班学生）

2015 年，汕头大学医学院成立了主动学习班。截至目前，2016 级主动学习班 (ALC2016) 的学生已经学习了 20 个 PBL 案例。PBL 极大地促进了学生基础医学理念的应用、知识的整合以及临床思维的培养。本章从学生的角度，探讨如何成为一名受欢迎的好组员，以提高 PBL 的效率与效果；以及在学生眼中，什么样的老师才是受欢迎的、好的带教老师。作者收集并分析了 2015、2016 和 2017 级三个年级主动学习班同学的意见。得出如下结论：

1. 好队友的标准

好队友要具备四个关键行为，包括：仔细聆听、简要分享、互相鼓励以及调动团队气氛。第一，一名优秀的组员应该是一名良好的倾听者，尊重他人，不随意打断他人。第二，一名优秀的组员在分享自己的想法时，语言组织需合乎逻辑，简明扼要。第三，所有组员应鼓励彼此乐于分享想法、勤于收集信息、勇于发表言论。第四，所有组员都有责任控制整个流程。

2. 好老师的标准

学生认为，好带教老师拥有四个共同的特质：第一，带教老师的个人特质：好带教老师是亲切、友好、随和的，在交谈时保持微笑和眼神交流。第二，促进讨论：好带教老师能确保讨论不偏离主题，且清楚干预的时机与方式。第三，专业知识建议：好带教老师具有相关的专业知识，能将 PBL 案例与临床情境相联系并作出适当的解释，帮助学生更好地理解知识。第四，提供反馈：好带教老师会指出学生的优点与缺点，以促进学生成长；在案例结束时，好带教老师会分享对案例的看法以帮助学生认识重要的知识概念。

一、学生对不同角色功能的理解

学生对不同角色功能的理解相似。讨论组长的职责包括：控制整个流程，鼓励组员分享想法。记录员的职责是记录。计时员的职责是计时（表 9-1）。

表 9-1　学生对不同角色功能的理解

角色	功能
讨论组长	控制讨论流程 引导成员发言
记录员	记录讨论内容
计时员	控制时间

1. 设置讨论组长是否必要

同学们认为对 PBL 不熟悉时，有必要设置讨论组长。随着时间推移，大家认为，设置讨论组长不仅没有必要，甚至还会对带教老师产生不好的影响。记录员是控制整个流程更合适的人选（表 9-2）。

2. 组员的重要特征或能力

这里列举了记录员和非记录员的重要特征或能力，因为参与者认为，没有必要设置固定的讨论组长和计时员。记录员的重要特征或能力包括：概括总结、逻辑思维、与非记录员互动、字迹端正等。组员的重要特征或能力包括：发言简明扼要、富有逻辑，尊重、鼓励其他组员，与其他组员互动等。同学们多次提及的其他能力还包括批判性思维和灵感。

表 9-2　学生对于是否设置组长的看法

态度	看法引用
支持	不熟悉流程，需要某个人来提醒下一步该做什么
	在 PBL 课程刚开始时，需遵循某种模式，需讨论组长来控制流程
不必要	没有必要推选讨论组长，因为所有组员已经能留心去控制讨论流程
	组员间的合作比以前好多了，没有必要设置讨论组长
	对 PBL 的模式熟悉了之后，每个人都能更好地控制流程，这个功能也分解到每个组员身上
	设置讨论组长会对所有组员造成压力，影响讨论氛围和个人表现

（1）记录员的品质

● 总结能力：在 PBL 课堂中，每个学生都会发言，传达很多信息。作为记录员，需具备良好的倾听技巧和逻辑概括能力。此外，对记录员而言，写字板的空间有限，记录的时间也有限。为了使流程顺畅进行，记录员需以简练的语言对同学的表述进行概括和记录。

● 清晰地讨论想法：记录员对于如何进行讨论需有清晰的认识。分享课一开始，记录员可以组织所有组员达成讨论的共识。随后，根据已达成的共识，记录员应以清晰的流程引导小组进行讨论。

● 高度参与：在 PBL 小组中，即使是记录员，他也仍是组员之一。记录员也需要参与讨论。此外，记录员需尽可能多地与其他组员进行互动，以便每个组员都能跟上彼此的进度。

● 良好的记录能力：记录员需要记录下来的信息太多了。他应快速设计板块，系统地组织每个表述，可以选择思维导图将整个表述的逻辑进行演示。总之，整个记录应是整合的、清晰的、有逻辑的。

● 其他：还有一些品质没有高度强调，但同样很重要。记录员可以引导学生思考某些事实、问题和假说。有时，记录员可以随时整合内容。

（2）小组成员的品质

● 富有逻辑、简明扼要的表述：组员的表述富有逻辑、简明扼要，其他组员才更容易理解和接受，记录员也才能更快地概括总结。

● 高度参与：在 PBL 课堂中，参与是组员的基本职责。参与度越高，对小组的贡献就越大，在 PBL 课堂中所能学到的知识就越多。

● 礼貌倾听：所有组员都应互相尊重。倾听是基础。不应随意打断他人，而是寻找合适的时机。并不是所有组员都愿意第一个发言，这时，其他人应鼓励他们进行分享，这对整个 PBL 小组都有促进作用。

● 其他：在分享时需运用批判性思考。一些表述不一定正确；而一些正确的观点并不一定与问题相关。

二、教师眼中的好学生

PBL 的成功实施，只有教师的层面是远远不够的。教师负责设计课程、撰写案例、营造学习氛围、给予反馈，所有这些真正的主体是学生。学生要能够理解课程、使用案例、在教师营造的氛围里学习、接受老师的反馈。没有学生的积极参与，PBL 的实施将是一纸空文，没有意义。

那么什么样的学生可以真正促进 PBL 的实施呢？教师有教师的角度。教师在长期上大课的经历中，建立了一系列“好”与“坏”学生的评判标准。多数老师认为上课安静听课、认真思考问题、积极回答老师提出的问题的学生就是“好”学生；上课说话不听讲、不思考问题、不回答老师问题或者回答不出来的，就是“坏”学生。在经过培训，并且带教 PBL 后，教师对于学生的好坏有了新的认识。那么这些认识，是否与学生的想法一致？学生们的理解又是否符合老师的预期呢？这些都是 PBL 带给我们的启示。

三、学生眼中的好带教老师

好带教老师的特征可以分为四个方面：带教老师的个人特质、指导干预、学科知识指导以及提供反馈（表 9-3）。

表 9-3 好带教老师的特点

维度	特点
带教老师的个人特质	亲切 友好 随和 眼神交流 微笑
指导干预	不打断学生发言 及时干预 使学生不偏离主题 适应小组讨论风格 有效激发学生思维
学科知识指导	具备相关的专业知识 联系临床情境 适当分享临床知识，帮助学生理解 推荐学习材料和高效的学习方法
提供反馈	提供正面和负面的反馈 分享对案例的看法 帮助学生认识重要的知识概念

1. 带教老师的个人特质

在学生眼中，好带教老师应该是亲切、友好、随和的，在交谈时保持微笑和眼神交流，以减轻学生的压力，使其能轻松地参与PBL。

“林老师看起来好像很严厉，特别是在她提问的时候。这让我压力很大，不敢说话。我希望她能不那么严厉，如果她像陈老师和刘老师一样亲切，让我们放松，我可能就不会那么紧张了。”

“黄老师很随和，总是笑着。我们可以跟她开玩笑，也可以跟她抱怨学习有多忙。我觉得我们就像朋友。这种亲密的关系真的让人很舒服，我们可以无所不谈。”

2. 指导干预

学生很希望带教老师能及时干预，特别是在他们的讨论失去方向时，带教老师能把他们拉回正题。但他们也不希望带教老师频繁打断他们的讨论。干预的方式也很重要。学生希望带教老师能了解小组的学习方式、课前备好与案例相关的知识，以确保带教老师的干预与小组的讨论流程不冲突。干预的方式最好是提问。

“这学期我们小组的带教老师在干预这方面基本都做得不好。大多数都不能及时干预，任由我们偏题。干预的首要原则应该是把我们拉回正题。而干预的最好时机就是当我们跑题或者要进入下一个讨论的时候。”

“我们希望带教老师不要频繁打断我们，这严重影响了我们的讨论节奏，这样我们很难达到有效的讨论。如果带教老师在讨论前能了解一下我们的讨论风格可能会更好。”

“黄老师在讨论过程中会提出高质量的问题，让我们头脑风暴、提出假设、寻找证据。但有时他的干预也是无效的，因为他不了解我们小组的讨论风格。”

3. 学科知识指导

好带教老师应该具备一些学科知识，不仅要能把PBL案例与基础知识联系起来，还要能把PBL案例与临床情境联系起来，帮助学生培养临床思维。此外，好带教老师应该向学生推荐相关的学习材料和高效的学习方法，帮助学生更有效地学习。

“我觉得好带教老师应该具备与案例相关的知识。有时候带教老师甚至不知道我们在讨论什么，所以没办法引导我们。有相关知识的导师就能帮我们整合知识，丰富知识。”

“黄老师让我们根据疾病的进展、症状和潜在机制进行分享。我觉得我们学得比课本上的多，这样训练了我们的临床思维能力。”

“我们小组更喜欢有临床背景的带教老师。他们能分享临床知识，帮助我们理解学过的知识。他们自己的经验和临床思维也能使 PBL 更接近于现实生活。”

4. 提供反馈

好带教老师会给学生提供正面和负面的反馈。学生将反馈视为 PBL 中非常重要的一部分，特别是负面的反馈——得到负面反馈后，学生可以做出改进。学生还希望带教老师能分享自己对案例的看法，因为有时候一个 PBL 案例并不能很好地涵盖一些重要的概念。

“一些导师没有指出学生的缺点，尽管这个缺点已经很明显了。也许他们担心这些负面的反馈可能会伤害我们，但我觉得这样不利于学生的成长。指出缺点才能让我们更好地成长。”

“辛老师在 PBL 讨论结束后会让每个同学说出自己的优缺点，然后给出她的建议。她认为，我们需要被鼓励，需要知道自己有多棒。我觉得用这种方式，我就能记住自己哪方面做得好，哪方面需要加强。”

四、不同观点比较

1. 中国带教老师与中国学生对好带教老师的不同观点

截至目前，中国作者写过的关于“好的 PBL 带教老师”主题的文章有 6 篇[1-6]。这些文章的结果与我们的结果存在差异，主要原因如下：① 这 6 篇文献均讨论了“干预”，且主要着眼于如何完成学习目标、如何调动小组活力。他们提到了“不要打断学生、及时干预、保证学生不偏题、有效提问”，但是没有提及带教老师需要与小组风格保持一致。

[1] 遇涛，冷芸．PBL 导师在功能神经外科教学的定位与教学技巧．中国病案，2013,(2): 71-72.

[2] 李丽，程香普，勾春燕．PBL 教学实践中对教师角色转换的思考．继续医学教育，2017, 31(10): 43-45.

[3] 孟凯，孙波，罗肖．PBL 教学体验：导师的职责与教学技巧．基础医学教育，2017, 19(10): 736-738.

[4] 曾静，左川，卿平．试论 PBL 教学中教师的职责和技巧．中国高等医学教育，2009,(12): 31-33.

[5] 王玉兴，王洪武，田露．小组老师如何掌控 PBL 小组讨论．天津中医药大学学报，2010, 29(3): 151-152.

[6] 余峰彬，程南．以问题为基础学习中导师的作用与技巧．中华医学教育杂志，2007, 27(3): 63-65.

② 这些文章认为，带教老师在学生的知识整合和应用上给予指导，但不对知识质量进行评价、不提供答案或参考文献，甚至不关注学生的内化，只有这样才能让学生自己掌控学习流程。这与学生所期望的好带教老师完全背道而驰，即给予必要的评价、联系 PBL 案例与临床情境、提供必要的临床知识和推荐学习资料及学习方法。这一巨大差异值得我们注意。③ 多数文章认为，带教老师在给学生反馈时，要表扬学生的进步；只有一篇文章认为，带教老师应以适当的语气，给学生提供客观、具体的负面反馈。没有一篇文章提及带教老师需要分享自己对于案例的看法，帮助学生理清重要的概念。④ 没有一篇文章提及带教老师需要亲切、友好、随和、保持微笑和目光交流。

对 PBL 流程的理解不同，导致了不同的观点和行为。在 PBL 中，带教老师的角色与传统教育中教师的角色截然不同，这对中国的带教老师而言无疑是巨大的挑战。促进讨论和学习进程是 PBL 中最重要的一部分，这要求有良好的干预技巧。因此，现有的文献主要关注带教老师的干预技巧。PBL 训练学生的检索、理解、整合和应用知识的能力，所以，带教老师需引导和激发学生，而不是教学生。带教老师应该表扬学生的长处，使其保持对学习的热情；同时也要通过连续的指导，指出学生的不足，使其改进。学生会寻求一个能让他们放松、无压力、舒适的氛围进行讨论，这无疑需要一位亲切、友好、随和的带教老师。讨论需要保持顺畅，因此，干预的方式需与小组的风格一致。频繁、不恰当的干预会使学生倍感压力，降低他们参与讨论的欲望。具备 PBL 案例相关知识的带教老师能提供有效的指导，尤其是在一些晦涩或重要的知识点上。学生认为，带教老师将 PBL 案例与临床情境联系起来、分享临床知识能帮助他们理解，培养他们的临床思维能力。此外，大多数中国学生强烈希望自己有所进步，因此，他们非常看重老师的反馈，尤其是负面反馈。

2. 中国学生与西方学生对好带教老师的不同观点

与加拿大学生眼中的好带教老师相比，我们发现中国学生的观点与其存在一些异同[7]（图 9-1）。

---

[7] Lohfeld L, Neville A, Norman G. PBL in undergraduate medical education: a qualitative study of the views of Canadian residents. Advances in Health Sciences Education, 2005, 10(3): 189-214.

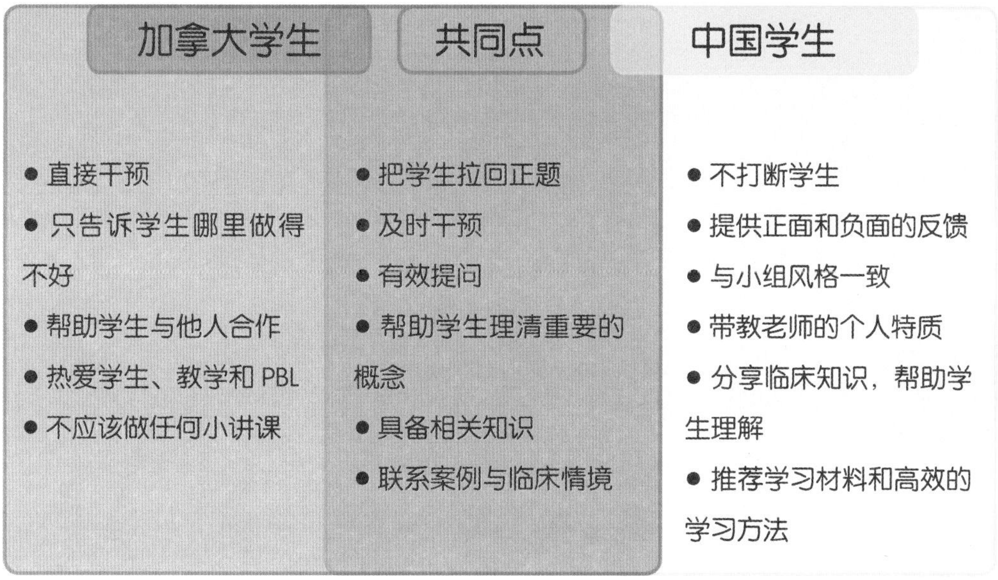

加拿大学生

- 直接干预
- 只告诉学生哪里做得不好
- 帮助学生与他人合作
- 热爱学生、教学和 PBL
- 不应该做任何小讲课

共同点

- 把学生拉回正题
- 及时干预
- 有效提问
- 帮助学生理清重要的概念
- 具备相关知识
- 联系案例与临床情境

中国学生

- 不打断学生
- 提供正面和负面的反馈
- 与小组风格一致
- 带教老师的个人特质
- 分享临床知识，帮助学生理解
- 推荐学习材料和高效的学习方法

图 9-1　加拿大和中国学生眼中的好带教老师

中国与西方国家不同的文化背景和教育方式使他们对好带教老师的要求不尽相同。中国文化相对含蓄内向，高度强调团队合作[8]。因此，要求干预需与 PBL 小组风格相一致。而西方文化相对开放直接，鼓励个性发挥。因此，直接的干预更容易被接受，而团队合作有可能受影响。中国的教育更关注直接的知识输入和记忆，从小学开始就塑造了学生被动学习的方式。因此，学生会要求带教老师分享知识、推荐学习材料和方法。西方教育更强调批判性思维，鼓励学生去发现、探索未知，促进了学生的主动学习。因此，他们不需要带教老师传授过多的知识。

[8] 梅人朗．亚洲医学院校 PBL 的实施和学生的体验．复旦教育论坛，2003, 1(6): 77-80, 83.

第十章
汕头大学医学院的教师发展

张忠芳　辛　岗　陈雪婷　吴　丹　丁倩杭

医学教育的改革与发展需要教师的推动，而教师发展应如何进行？本章以汕头大学医学院教师发展为例进行阐述，以期为其他院校提供借鉴。

医学教育是健康中国建设的重要内容。深化医学教育改革，提高医学人才培养质量，必须拥有一大批专业素质高、教学能力强的医学专业教师。近年来，国家大力推进高等教育改革，对教学改革提出明确要求，各地高校也相继出台多种举措，力图将国家的要求和学校的改革措施落到实处。课堂教学是大学本科人才培养的主渠道，是本科教学改革的“最后一公里”，是最为关键、最困难的环节。解决课堂教学问题的关键在教师，只有教师具备了先进的教学理念和教学实践能力，才能将“以学生成长为中心”的教育理念落实在课堂教学的每个环节中。

然而，毕业于医学院校的医学专业教师，尽管大多拥有硕士或博士学位，但在读期间却未曾接受过教育专业能力的训练，很多人从实验室直接走进教室，走上讲台。由于缺乏系统的教育理论学习和教学技能培训，医学教师，特别是青年教师，普遍存在教育教学理论基础薄弱、教育理念落后、教学能力不足的问题。这不仅使他们难以有效地组织教学，还使学校教学改革的创新策略难以落实到位，改革目标难以有效实现。

为了解决这些难题，我们将着眼点落在教师发展培训上。2009 年，汕头大学医学院在全国医学院校率先建立了“教师成长中心”（图 10-1），其宗旨是“通过帮助教师提高教学质量，更有效地实现汕头大学医学院的宗旨和目标”。

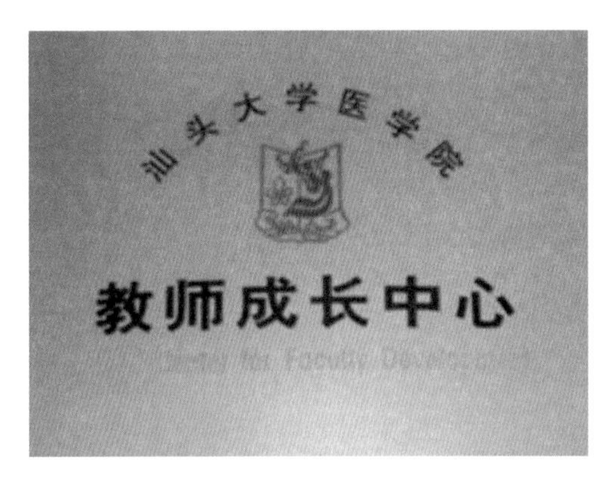

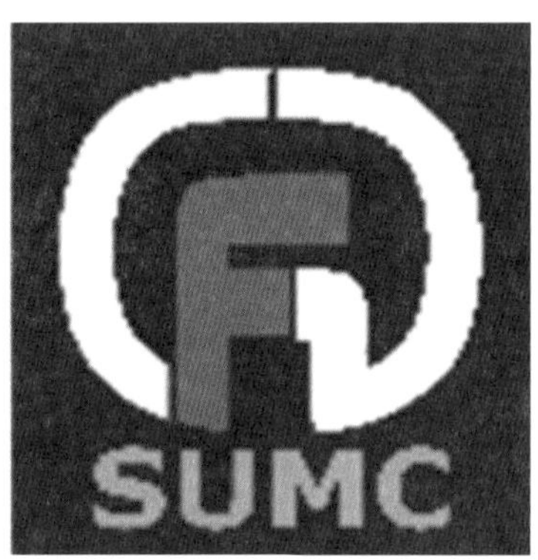

图 10-1 汕头大学医学院教师成长中心

围绕这个宗旨，汕头大学医学院组织多种教师发展活动。从最初为配合学校全英文教学开展的全英文授课教师英语能力提升培训，扩展到教育理念与方法、课程设计、教学策略与评价、教学研究、教育技术、领导力建设等全方位培训，逐渐探索出一条基于校本培训的医学教师教学能力提升途径。

2013 年，在总结前期教师发展工作经验的基础上，将培训内容进行梳理归类，形成的“I CREATE”（Instructional CREATE）医学教师成长模式（图 10-2），包括“教学”（Instructional）过程中的课程设计（curriculum）、教学研究（research）、教学评价（evaluation）、教学方法（approaches）、 教育技术(technology)、教学伦理和素养（ethics & attitude）。围绕教学改革中遇到的瓶颈问题，针对学校发展战略和教学改革创新目标，结合教师个人发展的需要，设计和组织校本培训，并在此基础上不断深化教学改革，落实改革创新措施，通过改变教师教学行为，促进学生学习成效的提高，使教学改革的成效落实到课堂、惠及到学生。

经过 10 年实践，基于校本培训的“I CREATE”医学教师成长模式逐渐完善，成为医学教师成长的“汕医模式”，为汕头大学医学院教学改革创新的顺利实施提供了有力支撑，促进了教学质量的提升（图 10-3）。

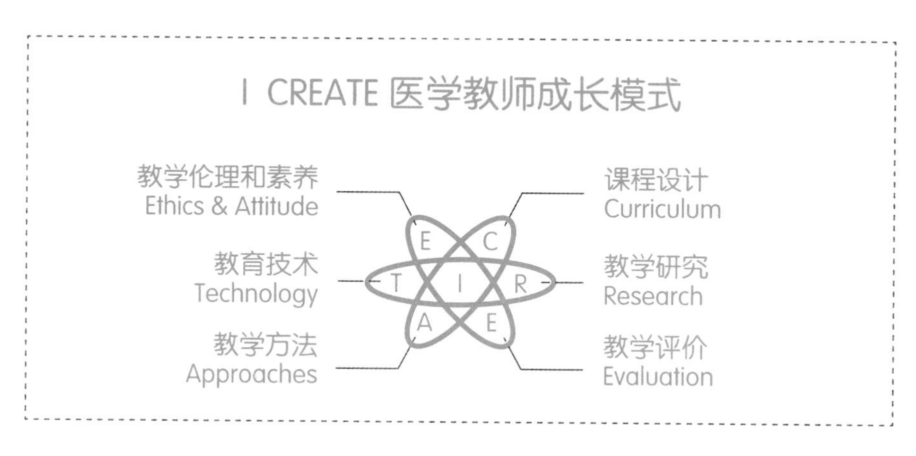

图 10-2 “I CREATE” 医学教师成长模式

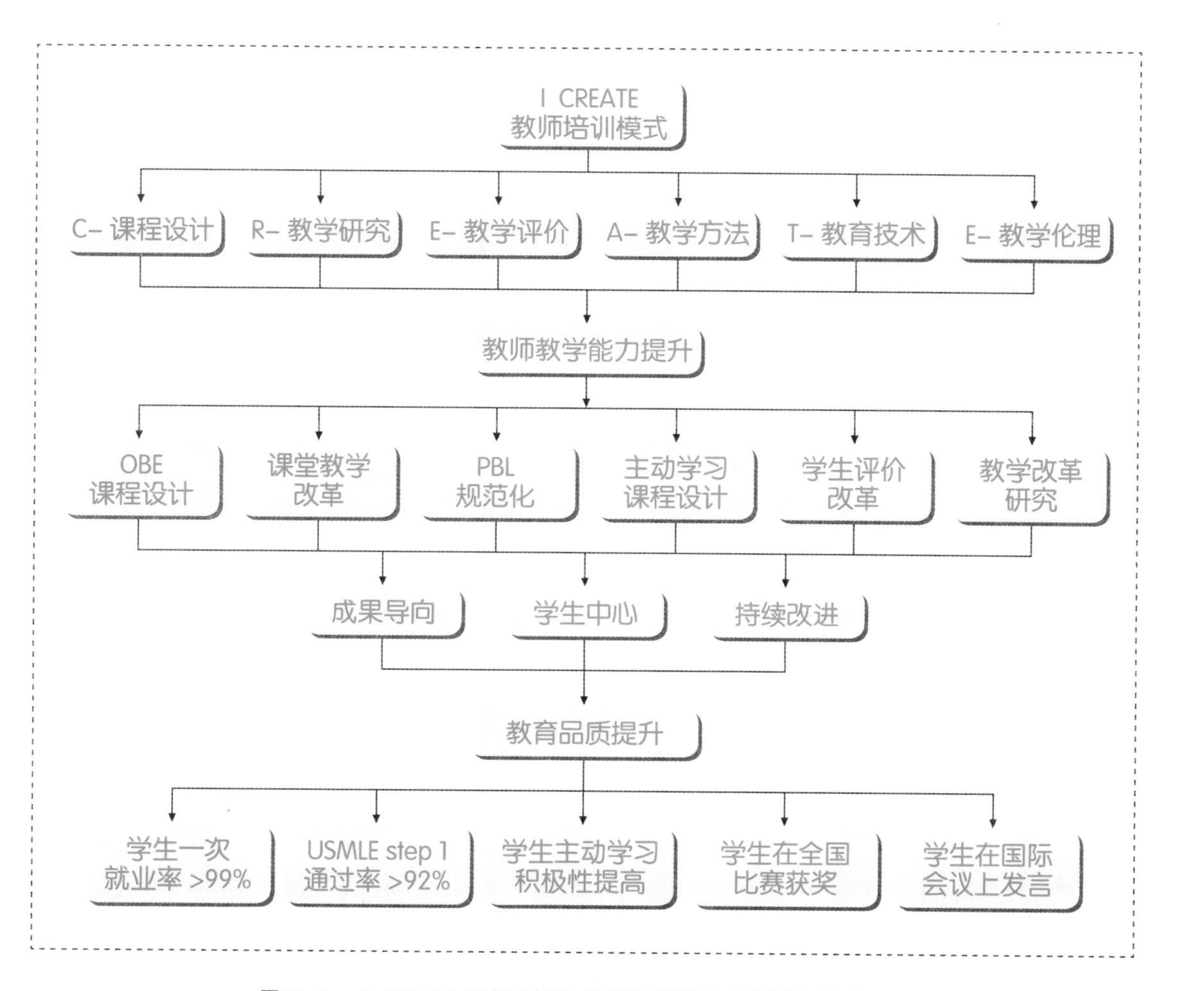

图 10-3 “I CREATE”教师成长模式对教师教学能力及教学改革的影响

一、汕头大学医学院教师成长中心的发展历程

2009 年，汕头大学医学院率先建立了国内第一家医学教师成长中心。在这 10 几年中，中心围绕宗旨与目标极力构建和实施全面的教师成长项目，在与汕医共同成长的同时，为汕医教育质量的提升提供了有力的支持与保障。在国家大力推动教师教学发展工作的背景下成果丰硕，这离不开中心起源于草根、扎根于草根、服务于草根的发展模式。

（一）起源

从 2002 年起，汕头大学医学院便围绕“为中国培养具备国际竞争力卓越医生”的目标，充分借鉴国际先进教学理念，围绕全球与中国医学教育标准，实施全方位的人才培养模式的改革，即“新教学模式”。新教学模式以“课程整合”为基础，通过“四个坚持”——坚持临床能力培养全程不断线、坚持医学生精神培养贯穿人才培养全过程、坚持英语教学全面不断线和坚持大学生科研能力培养，突出对学生岗位胜任为导向的能力培养。采用 PBL、临床病理讨论会（clinical pathological conference，CPC）、基于案例学习（case-based learning，CBL）等先进教育手段，改变以课堂授课为中心的传统教学模式。在这样的课程体系系统整合改革的推动下，汕大医学院在随后几年的发展中不断制订推出适应教学改革的实施计划及制度：2004 年，推出英语提升计划（English improvement plan）；2005 年，建立国际化教学评价体系；2006 年，建设国际化教学、教育基地；2007 年，开设医学教育全英文授课班；2009 年，开展临床医学专业认证。

一系列的教学改革，对汕医的全英文授课医学教育提出了更高的要求，而汕医作为国内全英文授课医学教育先行者，在国内并无过多的经验可参考，在改革进程中很快便面临“三低一高”的挑战：低标准——教师、学生没有明确的目标；低效率——实现英语化，但却不是国际化的教学方式；低士气、低水平——师资力量薄弱；高成本——投资量大。面对这些日益显现的问题，在原院长边军辉的组织领导下，汕医适时调整改革目标与进程，将原本全英文授课医学教育的目标“培养出色的临床医生”，调整为“为中国培养出色的、有国际竞争力的临床医生”，同时围绕目标，针对问题所在，提出了一系列应对措施，其中最重要的一项举措就是建立“教师成长中心”，广泛开展基于校本的教师培训。

（二）草根发展模式

由于汕头大学医学院建立教师成长中心（Center for Faculty Development，CFD）之时在国内属于先行者，因此，在成立之初，国内对于教师发展的概念还很陌生，而教师成长中心在美国、加拿大和欧洲的大学已十分普遍，积累了丰富经验。汕医 CFD 无论在发展理论、实际操作，还是管理机制经验上，都只能从国际上获得借鉴。但国际上的实施标准，仅供参考却无法完全植根于汕医的教师发展工作中，完全采用，势必导致标准“水土不服”，与教学实际发生冲突。因此，为了克服这一问题，中心从定位、功能、机构设立、工作原则、培训模式等方面着手，充分结合改革实际，形成了一套既“国际化”又“接地气”的草根模式。

1. 教师成长中心的定位与功能

汕医 CFD 以“帮助教师提升教育质量，促进汕头大学医学院宗旨和目标的实现”为宗旨，围绕汕医的教育需求，制订相应的教师发展计划，有的放矢地开展多种形式的培训。目的是“帮助教师激发学生的学习兴趣和主动性、强化学生对所学知识的记忆与应用，提高学生的学习效率，使学生能更有效地学到知识、技能和职业素养”。

CFD 成立之初，汕医的全英文教学急需大量全英文授课教师。为提升全英文授课教师的英语授课能力，提高全英文教学质量，CFD 以多种方式开展全英教师培训，帮助教师提升英语授课能力，包括“临床英语培训”“‘一对一’教学反馈”“全英教师俱乐部”“国际教学会议、培训”等。CFD 的全英教师培训模式严格恪守“五项原则”：经常化、长期化；口语和教学技巧并重；以学生学习效果为评价教学水平标准；国内为主、国外为辅；严把资格关。几年来，累计举办全英文教学讲座及工作坊 50 余次，临床英语培训 300 余次，参加培训的教师达 4000 余人次。已经有 100 多名教师取得了全英授课资格。

问题导向学习（PBL）是汕医的一个特色，在国内医学教育界有很大的影响力。2015 年，汕医开设了主动学习班，其中一半以上的课程采用 PBL 进行。为了确保主动学习班的顺利实施，教师成长中心连续开展 PBL 小组老师培训，协助学校进行 PBL 小组老师资质认证。目前已经有 100 多名老师取得了小组老师资格证书（详见本书第八章）。

汕医的教师成长项目体现在教育、科研和服务全过程，不仅包括教育理念和基本技能培训，也包括科研学术领导力与科研基本能力培训，服务对象不仅有基础和临床专业的授课教师，也包括行政管理人员和从事学生工作的辅导员。CFD 还经常举办教师联谊会，体现草根人文关怀，为不同学科教师的交流提供平台。

2. 教师成长中心的机构设立和工作原则

国外成功的经验表明，CFD 应该从一般的行政机构独立出来，不设管理职能，而是独立地开展培训、教学研究、教学评价等工作。遵循这一原则，汕医 CFD 在职能方面独立运行，有专职人员、专项经费和场地。目前汕医 CFD 设主任 1 名，副主任 2~3 名，工作人员 2 名（图 10–4）。为使教师发展工作者能更理解教师的需求，与教师有更好的亲和力，更能让教师感受到 CFD 作为“教师的帮助者”的使命，中心主任及副主任均是从事教学工作的专职教师，兼职教师成长中心工作。源于草根，更好地服务大众。

而在工作原则上，CFD 也同时兼顾“国际化”“接地气”的特点：① 帮助教师，而不是对教师进行考核或纠正，因此汕医 CFD 的成员不参与任何针对教师的评价。

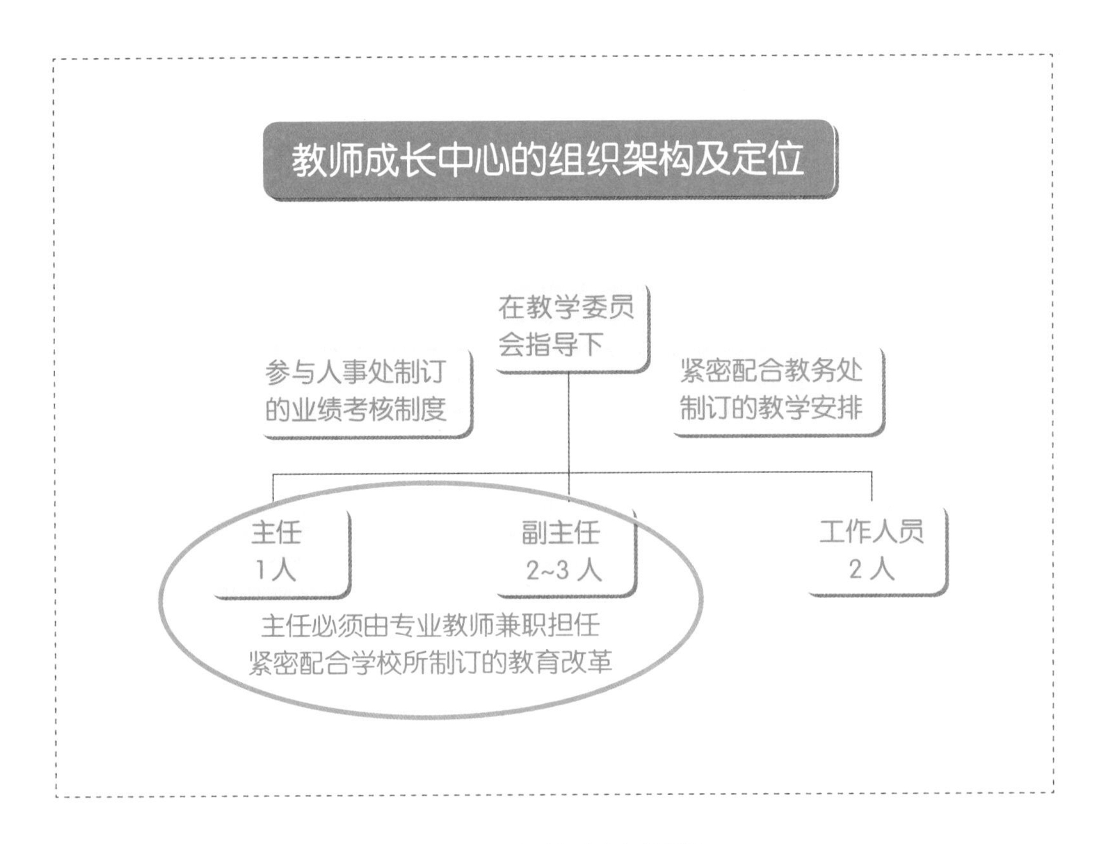

图 10–4　教师成长中心组织框架

② 实行一对一咨询模式，尊重教师隐私。③ 根据教师需要设计成长项目。以循证教育为基础，以教师为中心，满足教师对培训内容、时间和地点的需求。如临床教师的培训经常安排在周末或晚上进行，培训地点也会设在医院。④ 开发网上资源，促进教师自我完善。⑤ 与国内外其他机构或院校合作，为教师提供高质量服务。

3. 教师成长中心的工作目标

教师成长中心的培训不应是行政命令式的，而应让教师自己选择合适的内容和方式。本着这一原则，汕医 CFD 重“质”，而不是重“量”，所有活动都不强行要求教师参加，而是让教师根据自己的兴趣和时间进行选择，从而使老师能够全心投入到活动中。中心的工作目标体现在以下四个方面。

（1）品牌化：使人尽皆知。“我要创新”（I CREATE）已经成为汕医教师发展的招牌项目。

（2）层次化：教师入职时间不同，从教时间不同，在各自专业领域所处的状态、位置不同，对教师发展的需求也不同。因此，汕医 CFD 将活动受众层次化，使得每位教师都能受益。受众有 5 个层次：① 从未独自参加过教学；② 参加过教学，但未经教师初级培训；③ 参加过初级培训，但未经教师领导力培训；④ 参加过以上培训，但未经教师培训者培训；⑤ 参加过培训其他教师，进行继续教育。相应地，培训活动也分为 5 个层次：① 新入职教师培训；② 教学能力提升培训；③ 骨干教师培训；④ 培训师培训；⑤ 卓越教师提升计划。各层次培训交叉渗透，满足不同教师的需求。

（3）普及化：目前汕医 CFD 的活动包括每周一次的教育教学讲座，周五教育沙龙，以及每月 2~3 次的专题培训。此外，中心还推荐优秀教师参加国内外医学教育研讨会，进一步扩大教师视野，提高教师素质。多次、多期、多地点的培训使得每一位教师都有机会受到培训。

（4）制度化：草根的运行模式，离不开制度的保障。为更大程度地激励教师参与培训活动的意愿，汕医 CFD 建立教师教学档案制度，其中包括了继续教育要求、晋升的要求、学生评价的要求、工作评估要求等。

汕医 CFD 成立 10 年来，已经组织各种教师发展活动超过 1000 场次，累计参加培训达 3 万余人次。教师对教师成长项目的内容和整体过程的满意度非常高（图 10-5），CFD 的工作模式得到了越来越多教师的认可和接受，教师中逐渐形成了“有问题，找 CFD”的良好氛围。

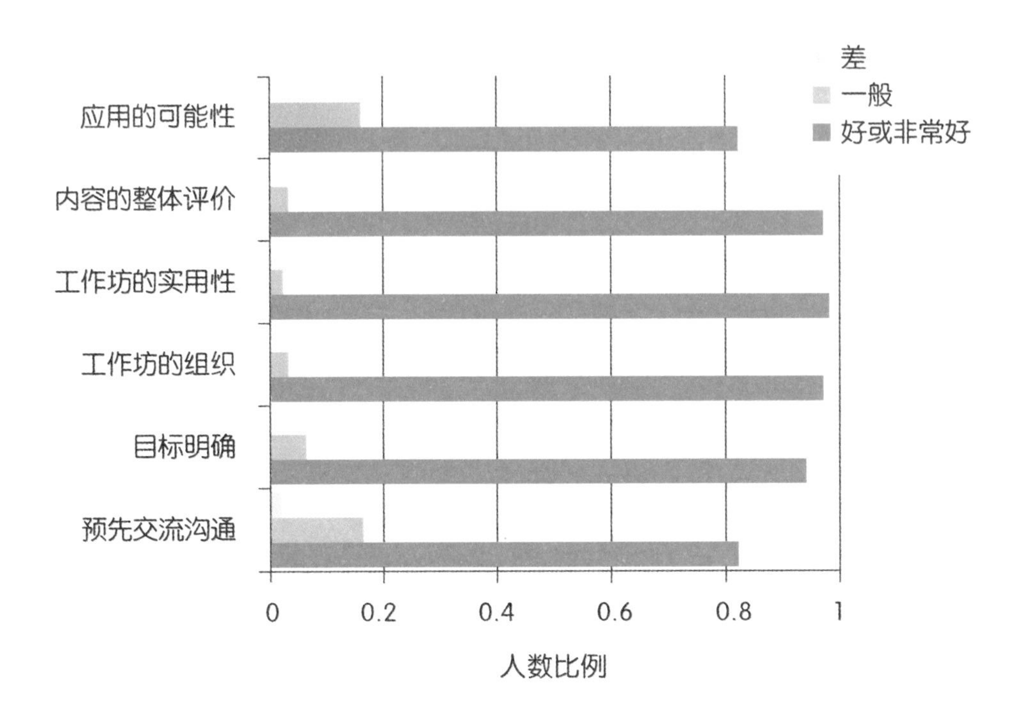

图 10–5 汕医教师成长中心活动评价

二、建立医学教师成长培训框架

针对医学教师缺乏教育培训的情况，根据教师教学能力的不同成长阶段，将医学教师教学能力提升培训分为 5 个层次，即 F1~F5（F 代表 faculty，教师），覆盖教师发展全过程。

F1：新入职教师培训。包括学院概况、医学教育基本原理、医学教师基本职业素养、医学教育新理念、教学基本技能培训等，使他们初步具备教学的基本能力。

F2：教学能力提升培训。在完成教学基本能力培训后，进行教学能力提升培训，主要包括成果导向教育专题、主动学习专题、临床教学技能专题、PBL 专题等，使青年教师成长为教学骨干。

F3：骨干教师培训。包括医学教育研究的设计、教改课题申报、科研基金撰写、项目管理等，提高教师参与教学改革的热情和能力。

F4：培训师培训。从骨干教师中选拔能力强、素质好的老师，接受培训师基本技能培训，打造自己的培训师团队。

F5：卓越教师提升计划：为优秀教师提供进一步提升的机会，资助他们到国（境）外大学进行教学进修，参加国际医学教育研讨会。

三、“I CREATE”教师培训

汕大医学院教师成长中心紧密围绕医学院教学改革创新的需求开展教师培训。教师成长中心基于学校发展需要和教师个人成长设计教师发展项目，有针对性地展开培训。

（一）常态化校本培训

为了保障培训效果，汕医的教师发展培训始终坚持小范围、广覆盖，多循环、常态化的“精品培训”原则。教学培训全部采用工作坊的形式，每周 1~2 次。此外还开设有专题讲座、分享会、午餐会等。目前平均组织培训 160 场次 / 年，参与培训的教师达 4000 余人次 / 年。

1. 成果导向的培训理念

培训项目设计强调以教师为中心，依据成果导向的原则，满足学校教学改革创新和教师个人专业发展的实际需求。

2. 聚焦教改的“精准培训”模式

（1）精准定位培训目标：转变教育理念，促进教学改革，提升教学能力。

（2）精确设计培训内容：对标汕医教学改革创新的战略方向，聚焦教学改革的热点问题，围绕教学改革和教师教学过程中的难度和痛点问题，设计培训内容。不仅激发了教师的学习兴趣，同时促进了教师对学校教学改革顶层设计的理解，提高了教师参与教学改革的能力和积极性。

（3）精心选择培训对象：与以往的雨露均沾式培训不同，每次培训根据内容不同，通过邮件、微信等方式，给特定教师人群发布“特别邀请”，避免了不感兴趣的人或无关人员的参与，确保了良好的培训氛围和培训质量。

3. 实操性的“精品培训”

校本培训全部采用工作坊的形式进行。与讲座式培训相比，工作坊具有互动效果好、实操性强、参与度高等特点。通过小组讨论、个人分享、合作演练等方式，使参与培训的教师能够保持较高的参与热情。在培训过程中注重教师的体验性，增强培训感染力，使大家加深了对培训内容的理解，有效提高了培训效果。教学工作坊的整体满意率达 98.6%（图 10-6）。

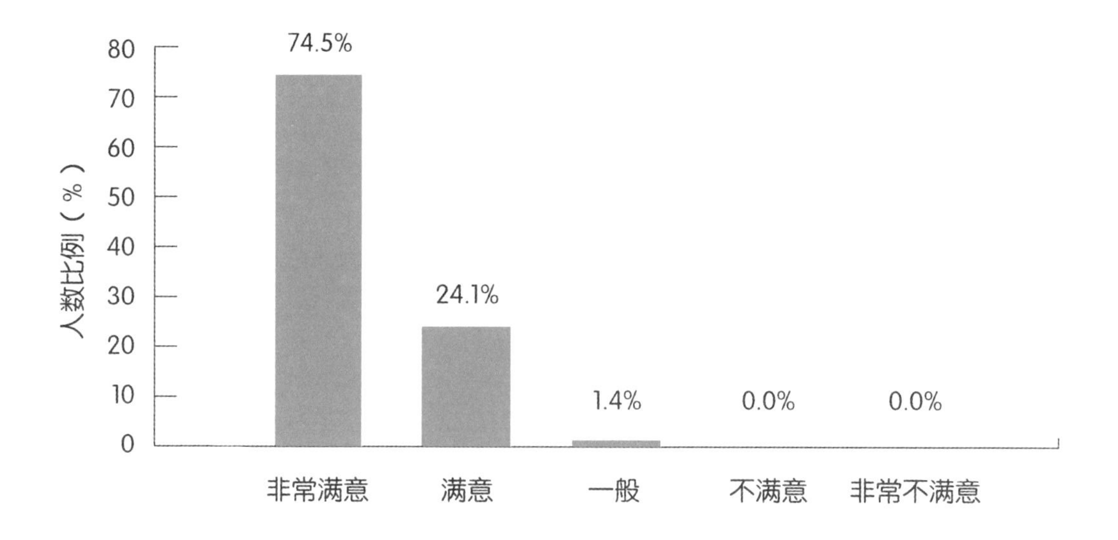

图 10-6 教师发展培训项目教师满意率

（二）外派培训

作为校本培训的补充，每年选送骨干教师到国（境）外著名高校进行对口进修。2013 年全英文授课教师 60 多人分期分批到香港中文大学听课学习；2015 年组织 10 余名 PBL 骨干教师赴台湾“中山医学大学”“中国医药大学”交流学习。近 3 年来先后有 20 多位青年教师被选送到哈佛大学、斯坦福大学、耶鲁大学、马里兰大学、牛津大学等国际著名学府进修学习。

（三）培训师培训

汕医教师成长模式的一个特点就是拥有自己的培训师团队。通过与斯坦福大学医学院教师发展中心、美国加州大学旧金山分校教师发展中心的合作，有 16 名基础教师和临床教师实现了从教师到培训师的成功转型，建立起由基础教师和临床医生组成的教师发展培训师团队（图 10-7）。

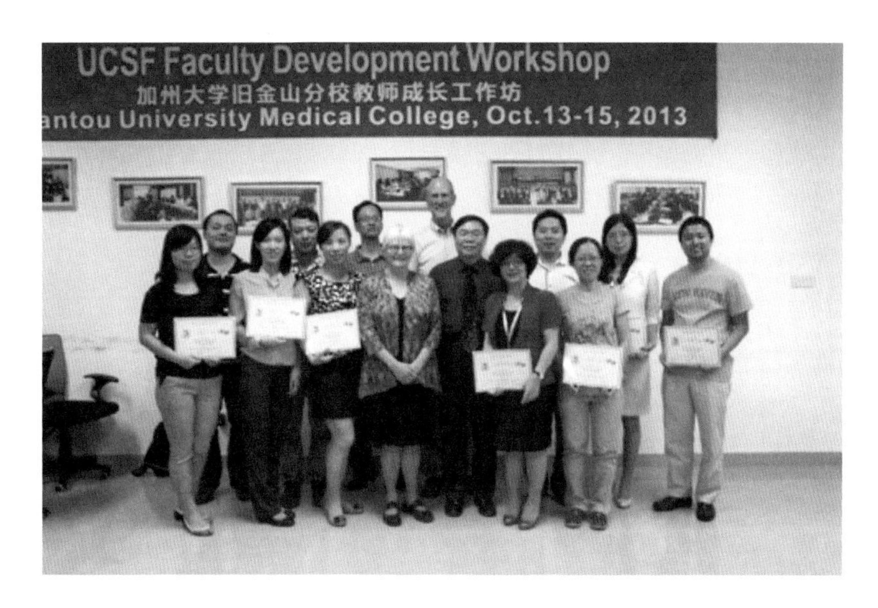

图 10-7 培训师培训

四、教师成长中心对教学改革的促进作用

“I CREATE”教师培训模式对改革的落实起到了很好的支撑作用。自 2014 年起，汕大医学院开始了新一轮教学改革，重点是推广成果导向教育（OBE）理念，促进学生主动学习。为了将教学改革的顶层设计落到实处，学校先后组织了 OBE 专题培训 17 场次，覆盖所有基础和临床医学的课程负责人、教学秘书和骨干教师。并以此为基础，开展教学改革立项，仅 OBE 相关的教学改革项目就获得校内立项 7 项、教育部立项 3 项。汕大医学院的教学改革成果多次获得国家级和省级教学成果奖。

1. 建立了医学骨干教师队伍

通过培训，一批具有现代教育理念和较高教学能力的教师迅速成长起来，成为教学骨干。他们把现代教育理念转变为自己的教学行为，提高了学生学习效果。先后有 2 人荣获全国医学院校青年教师基本功大赛一等奖、1 人获得首届全国护理院校临床青年教师授课竞赛一等奖、2 名青年教师获得汕大卓越教学奖。

2. 构建并实施成果导向教育的新型教学模式

明确教育目标，重新设计课程图。在广泛开展教师培训的同时，全面推进成果导向教育的课程改革，明确以培养具有“国际视野和竞争力”的卓越医学人才为汕大医学院的培养目标和毕业生的最终成果。教务处召集由基础教师、临床医生、毕业生代表参加的课程讨论会，确定汕大医学院毕业生的能力框架和预期的学习成果。再依据预期学习成果，确定课程学习总目标，在此基础上设定每次课的学习目标，并围绕学习目标的实现设计教学活动。在教学实施过程中，鼓励教师为学生达到最终成功提供更多的拓展机会，从多学科、多视野、多角度培养学生。

3. 推动主动学习教育理念的执行

教师成长中心成立了 PBL 工作组，设计完善主动学习课程，进行 PBL 小组老师认证培训，审核 PBL 案例，持续推进主动学习理念的落地。同时为学生开设“主动学习导论”课程，课程实施中收集反馈意见并持续改进。学生在课程结束后高度认同课程帮助他们建立了主动学习的理念。

4. 建立从医学生到临床医生成长质量全程追踪评价体系

自 2015 年起，汕头大学医学院在全国创新性提出并建立了基于岗位胜任力的临床医生成长质量全程追踪评价体系，共建立态度 - 技能 - 知识（A-S-K）（图 10-8）三个层面、36 个评价指标，追踪在校生、毕业生、结业住院医师规范化培训医生和执业医生的岗位胜任力情况，收到了很好的成效。该项目获得国家考试中心项目资助、广东省人文社会科研项目资助。项目完成过程中学生全程参与，获得大学生创新训练项目立项 3 项、广东省攀登计划 1 项。项目的成果在香港中文大学主办的第二届医学教育会议（CUMEC）、新加坡国立大学主办的亚太地区医学教育会议（APMEC）、香港大学举办的医学及卫生教育会议（IPE）等进行展示。

五、立足汕医，服务全国

作为全国第一家专门的医学教师发展机构，汕医教师成长中心从设立之初就得到了上级主管部门的高度重视。2011 年，教育部原副部长郝平到汕医教师成长中心考察，观摩教师发展活动，对汕医超前的教育理念和改革创新实践给予了高度评价（图 10-9）。

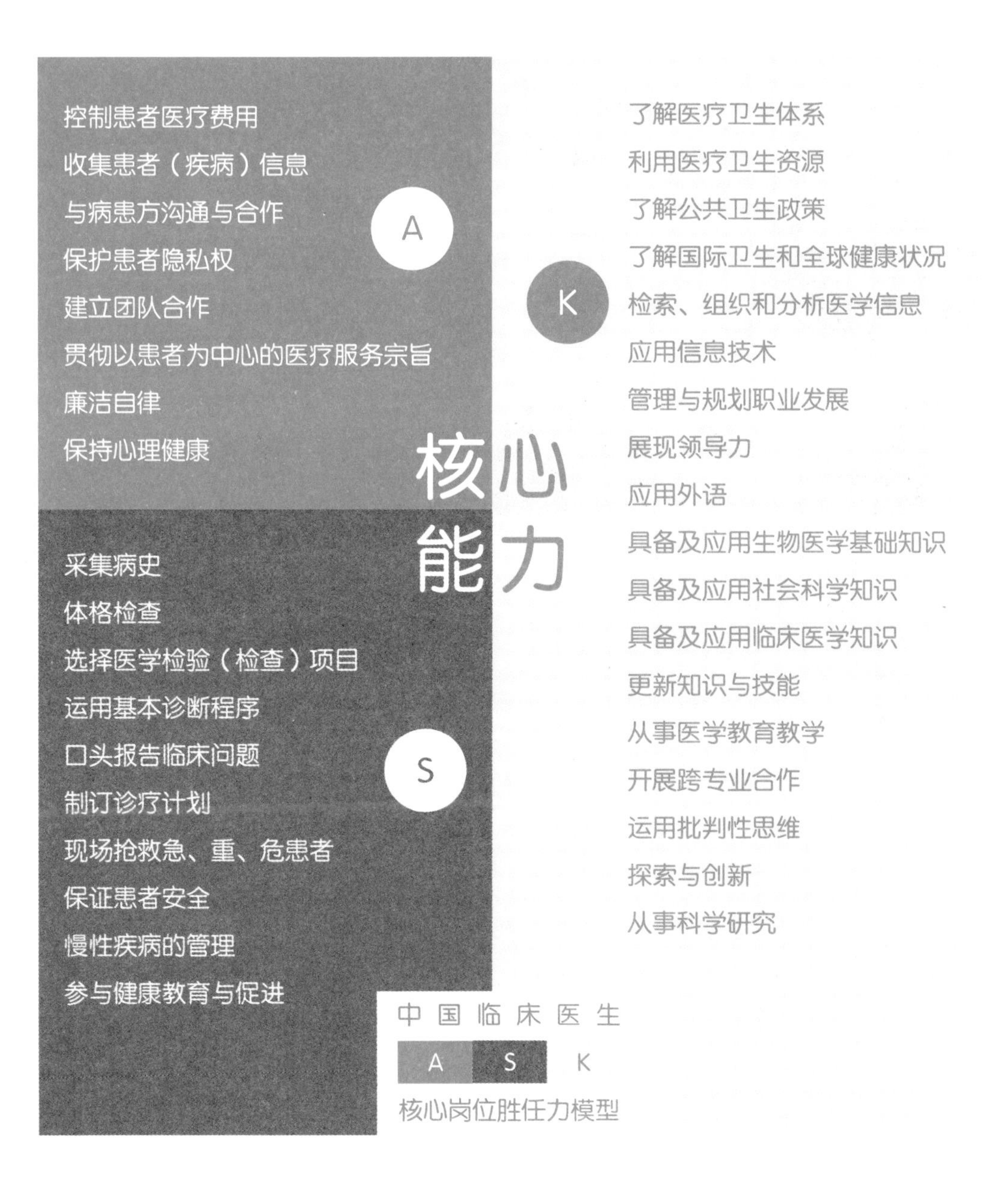

图 10-8　A-S-K 核心岗位胜任力模型

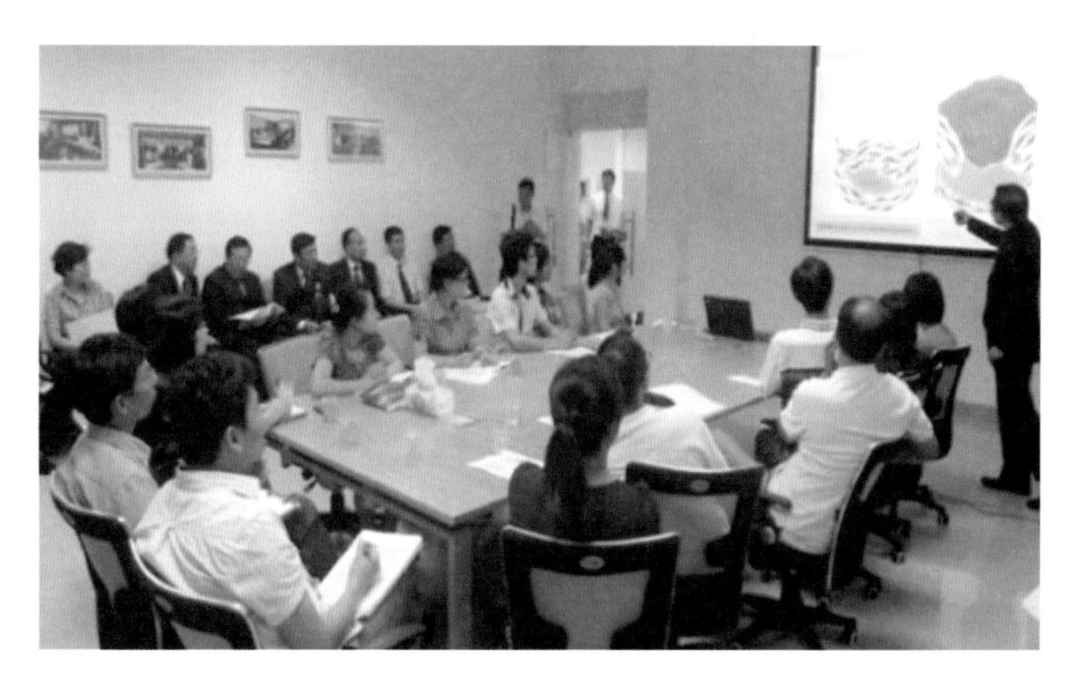

图 10-9　教育部原副部长郝平考察教师成长中心

汕大医学院拥有一支由基础教师和临床教师组成的培训师团队，分别承担不同主题的培训。不仅满足了医学院和 5 家附属医院的常规培训，还经常受邀到其他高校进行教师培训。仅 2018 年就受邀到 23 所高校和医疗机构进行培训 127 场次，参加人数达到 6700 余人次。

经过 10 年的发展实践，汕大医学院在教师发展领域的影响力逐渐显现，依托教师发展所取得的改革成效得到了国内外同行的高度认可，教师培训项目已经辐射到国内 18 个省区市及 30 多所高校和医疗机构。

（一）广泛的社会影响

1. 举办全国性和省级教师发展会议

2015 年 5 月，汕医教师成长中心主办了全国首届医学院校教师发展高峰论坛，来自 50 多所高校的医学教师参加会议（图 10-10）。

同年 11 月，受广东省教育厅委托，汕大医学院成功举办广东省首届高校教师发展高峰论坛，省内 40 多所高校的百余名教师参加了会议（图 10-11）。

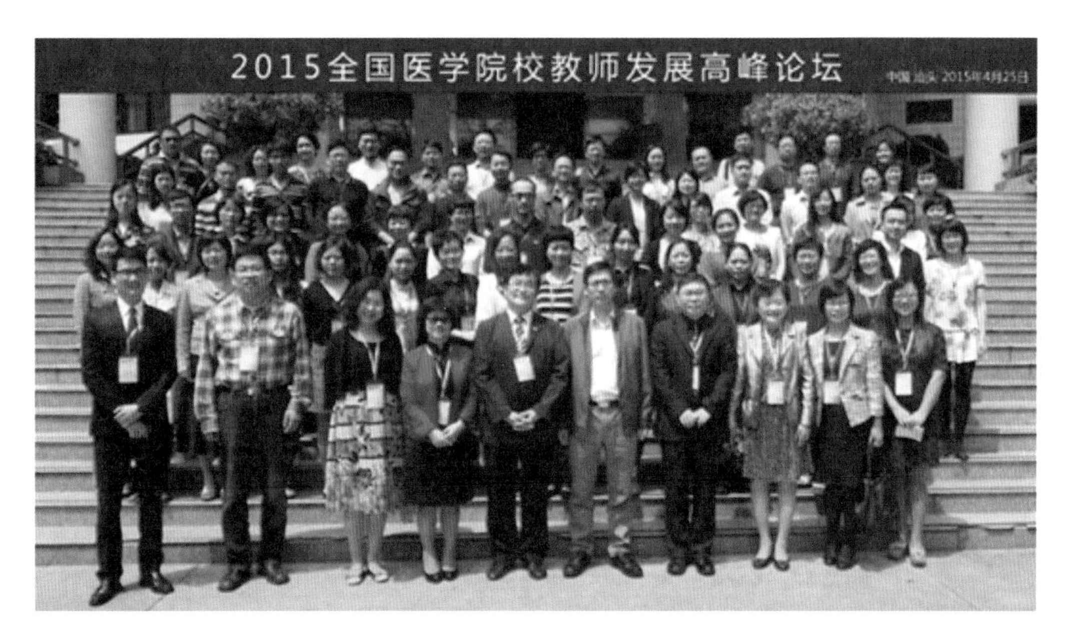

图 10-10　教师成长中心组织 2015 全国医学院校教师发展高峰论坛

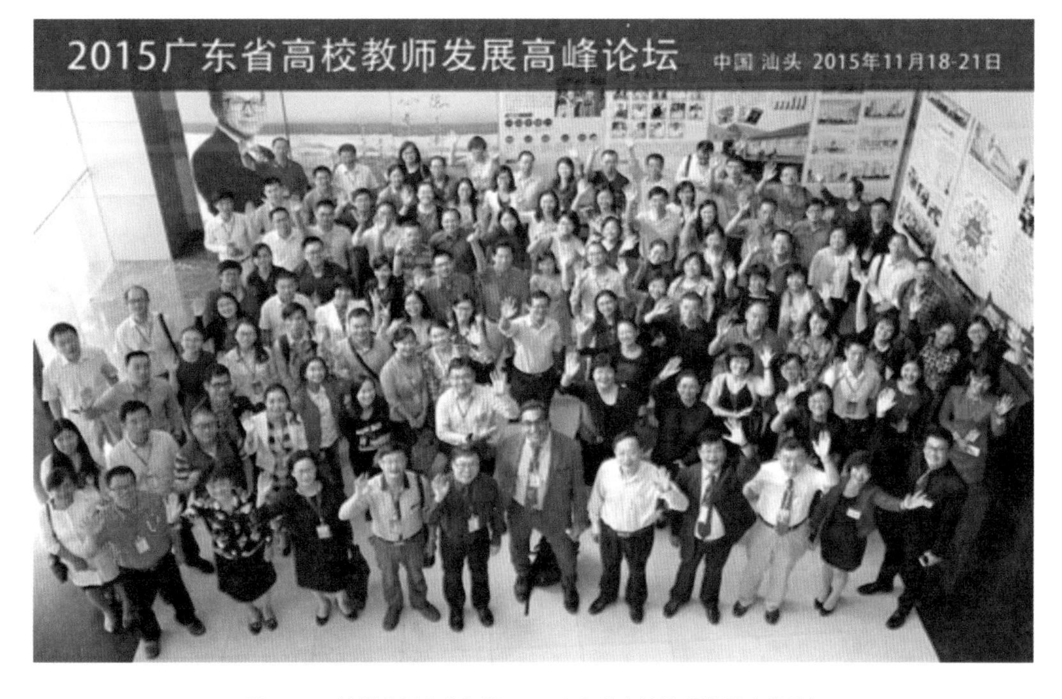

图 10-11　教师成长中心组织 2015 广东省高校教师发展高峰论坛

2. 组织全国性和省级教师发展培训

● 2013 年起，教师成长中心每年举办全国医学院校 PBL 培训班，截至 2019 年已举办 7 期，培训教师近 400 人次。

● 2015 年起，受广东省教育厅委托举办广东省住院医规范化培训师资培训（粤东）班，已连续举办 3 届，培训规培骨干师资 250 名。

● 2017 年，承办教育部高等医学院校教学副校长培训班。

● 2018 年，与曼尼托巴大学合作举办卓越教学理念与实践训练营，来自协和医学院、华南师范大学、深圳儿童医院的教师参加了培训。

（二）受邀参加国际、国内医学教育研讨会

1. 参加国际会议

多次参加亚太地区医学教育研讨会（APMEC）、泛亚太 PBL 联合会议、欧洲医学教育联盟（AMEE）年会、国际临床技能会议（ICSC）、世界健康发展联盟第 34 届会议（TUFH）等，受邀进行大会报告、口头发言、培训工作坊等。

2. 国内会议做主题报告和培训

参加来华留学生医学教育 2015 年学术会议暨国际教育医学院院长论坛，2014、2017 年医学教育研究与改革学组年会，2018 年临床医学专业认证院校培训会，做主题报告和培训。

（三）外校来访及外出培训

先后有北京协和医学院、北京大学基础医学院、华南师范大学、四川大学、兰州大学等国内多家院校的领导和教师发展部门人员专程来访，实地考察和观摩汕医的教师发展活动。

受邀到北京协和医学院、浙江大学、武汉大学、华中科技大学、中国人民解放军总医院、上海交通大学、云南农业大学等国内多家医学院校和医学机构传播教育理念，进行教学能力培训。

附件一
PBL 案例是如何打磨出来的
——关超然教授修改手稿

汕头大学医学院 PBL 案例

教师版

贾小弟：游泳诱发的瘫痪

案例代码：
器官系统：基础学习模块 ← 这不是器官系统！应该可以用肌肉骨骼系统做为平台吧！
使用年级：七年制 2 年级
撰 写 者：林常敏
审 查 者：关超然

我以前也审阅过这案例。现在这案例已经完成，[illegible] 也可以把基础医学[illegible]结合。是个很好的 example!

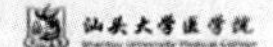

1

案例设计目的 （Instructional goals of the case）

本案例使用者是第一年接触专业课和 PBL 的概念，设计目的如下：1.认识沟通的重要性；2.介绍 PBL 和循证医学这些新的教育理念；3.学习 PBL 的步骤和方法；4.将本模块相关的医学基础知识融入这个简单的病例中。

案例摘要（250-300 字）

患儿贾小弟男，10 岁，因“剧烈运动、饱餐后下肢瘫痪 2 小时来诊”。体检：四肢肌力 0 级，肌张力降低，腱反射消失，病理征未引出，余无异常。首诊纪医生与患者家属沟通失败，导致进一步的家族史、过往史的询问以及抽血、心电图等检查无法进行，家属情绪激动，拒绝配合诊治。上级医生言主任通过其娴熟的沟通技巧，以及对患者的关爱，消除了医患间的隔阂。得到了患者家中 6 个姐姐中有 2 个有类似的症状，因农村重男轻女未引起重视。急查血生化显示：K1.4mmol/L；心电图也显示低血钾的相应表现。诊断为低钾型周期性瘫痪，让贾小弟顿服了 10%氯化钾 20ml 及大量橙汁后第 2 天诊治症状缓解。纪医生从该病例意识到医患沟通的重要性。

关键词：（5-8 个；中英文对照）

瘫痪；低钾；沟通；离子通道；低血钾型周期性瘫痪

Paralysis；Hypokalaemia; Communication; Ion Channel; Hyperkalemic Periodic Paralysis

学生应具备的背景知识：

讨论前学生已经学习了细胞生物学和生理学关于细胞膜结构和离子通道的知识。学生在前一个暑假在临床进行 2 周的临床预见习，对临床医患沟通有一定的感性认识。

PBL 课前设计了 3 次培训：1.PBL 和循证医学理念培训（资深教育学者讲座，2 小时）；2. 文献检索技巧分享（高年级学生，2 小时）；3. PBL 学习方法技巧分享（高年级学生，2-3 小时）。这些培训非常关键。

课程安排：

本案例虽分为三个剧幕，案例流程可分 2-3 次讨论完成：第一次上课可分发第 1 幕，讨论如何去设定学习目标（按照重要性排序；鼓励学生提出的目标时从 P、B、及 L三个层面的议题做出发点）。所有学生都应各自去探索所有的学习目标。第二（或第二至三）次讨论则分享寻觅到的信息，尽量不要以 ppt 的形式简报呈现。然后发放第 2 幕或 2-3 幕内容同时发放，时间分配尽量由学生自行决定与管控。结束前要求学生做评量反馈(5-10 min)。

2

学习目标（为案例学习结束时预期的学习成果，即学生应该能够做什么）

在本案例学习后，学生应该能够（以下使用具体的行为动词描述）

1. 阐述 2-3 个目前中国农村重男轻女的现象可能给临床工作带来的困扰；
2. 阐述中国社区医疗建设的重要性并提出完善社区医疗建设的方案。
3.列举 5 个以上可能导致医患沟通失败、导致医患关系紧张的原因并提出对策（取得患者信任的医疗行为和语言）；
4. 定义及用肢体语言解释：肌力、肌张力、腱反射的概念；列举肌力、肌张力、腱反射降低时的 2-3 个临床意义；
5. 应用钾离子通道的知识解释低钾血症对肌肉和心脏的影响；
6. 根据钾离子通道的知识，解释低血钾型周期性瘫痪发病特点，防治发作和治疗的对策的大原则；

第一幕

周日下午 6 点半，儿科值班大夫、年轻的纪医生正在医生办公室吃饭时听到一阵惊慌失措的哭叫声："医生啊，快救救我的孩子！"纪医生丢下筷子，快速走出办公室，看到一个农民模样的人抱着一个小男孩从门口冲进来。"怎么了？"小孩的妈妈拉着纪医生的手："医生，求求你一定救救我的孩子！我家就这么一个孩子，无端端地就瘫了，我……"妈妈泣不成声，纪医生安慰家属："先到治疗室，我们看看。"

男孩的妈妈断断续续地说，贾小弟今年 10 岁，下午 2 点多和邻居去河里游泳，玩了两个多钟头才上岸，回家直嚷嚷饿了，一下子吃光了桌子上的 3 个肉包子，刚吃完喊着腿麻，随后就摔倒在地上，说他脚没法动了，乡亲说这么重的病我们乡卫生院一定不会看，必须到大医院看才行，所以就马上送到汕大附二院。纪医生暗想，接班才 1 小时，这已经是那个乡里送来的第 2 个病人了。

纪医生一边吩咐护士做常规检查并准备抽血查急诊生化和血常规，一边给快速孩子做了体格检查。体格检查：体温：36.4℃，脉搏：85 次/分，呼吸：25 次/分，血压：130/75mmHg，神清，被动体位，呼吸平稳，无失语，双肺呼吸音清晰，心率 85 次/分，律齐，心音有力，未闻及额外心音及杂音，腹平软，无压痛反跳痛，四肢深浅感觉存在，四肢肌力 0 级，肌张力降低，腱反射消失，病理征未引出。医生有了一个初步的判断，遂问贾小弟妈妈："家里还有人有这样的病吗？"妈妈口气不善："我们全家都壮着呢！从来不生病！"纪医生又问："孩子以前生过什么病吗？手脚有什么不舒服的吗？什么时候会出现这样手脚无力的现象？"妈妈没等医生说完就说："你这医生怎么这么说话的！我们家就这么个孩子，从来没病过！"

这边贾小弟见护士拿着针过来，顿时吓得直哭。家属一下子围了过来，七嘴八舌地阻止护士操作，理由是孩子这么小，还刚刚大病，为什么一来就要抽血，不是来看病的吗，还没看就开始抽血！纪医生和护士怎么劝都不合作。纪医生想了想，先开了心电图的检查单要家属去交钱。家属不干了："医生啊，我们是脚痛，你怎么开了这么多无关的检查，什么又是抽血又是心电图的，孩子这么小怎么耐得了。"一边还有家属嘀咕着："这医生一定是这个月奖金少了，拼命开检查赚钱呢，要不就是嫌我们没给红包！"

纪医生越解释家属越激动，没有办法只能红着眼圈打电话找二线的言主任。

建议时间分配：脑力激荡 ？分钟；问题列举：？分钟

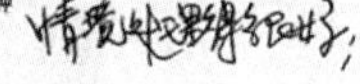

关键词：麻；瘫痪；沟通；

Numb；Paralysis； Communication;

第二幕

言主任匆匆赶来，一进治疗室，纪医生委屈地简单说明情况，言主任没说什么，只走过去观察孩子膝盖摔破的伤口，轻轻地帮孩子把伤口包了起来，关切地问孩子痛不痛，刚刚摔倒时哭了没有，孩子很自豪地说："我没哭！我脚麻从来都不哭！"言主任掏出一颗牛奶糖："真是一个男子汉！这是伯伯奖励你的！来，你告诉伯伯，你的脚经常麻吗，麻了摔痛了真的从来不哭吗？"孩子抹了一把眼泪，说："我上次去河里抓鱼的时候脚麻后摔得比今天还厉害呢，我都没哭。那次姐姐还奖励了我一个大橘子，姐姐说脚麻吃橘子就好了。"言主任看了纪医生一眼，微微一笑："是你亲姐姐吗？姐姐这么厉害啊！"妈妈在旁边说："教授啊，你一定要救救我儿子，我生了 6 个女孩才盼来这个男的，他要有什么事我就活不下去了！"言主任这才转过去和妈妈说："你的心情我很理解！我家孩子小时候也怕抽血，更怕做检查，来，让我们一起看看什么可不可以少做一点。"言主任随后和家属解释，按医院的规定，入院的病人有一些常规的检查是一定要做的，比如胸片、像这样的病人经常还需要做 CT，但这些都是属于对小孩子可能存在伤害的检查，言主任拍拍孩子父亲的肩膀说："孩子他爸，我们偷偷地把这些太损的检查先放着不做，挑那些对孩子绝对没有伤害、又能明确诊断病因的先做，比如这抽血，我们只抽 2ml 查孩子的血里面的钾和钙，因为现在怀疑是低钾导致的瘫痪，如果钾太低，会影响心脏跳动，那样对孩子很危险的！"

在言主任的劝说下，患者家属的情绪逐渐平息下来。当言主任问及家中是否有其他孩子，是否难带，是否经常喊手脚酸痛时，家属面带愧色地和言主任说，家里还有 6 个女孩，其中有一个在 11 岁开始也经常喊脚麻，因为是女孩也没怎么去管她们，她自己吃点东西对付下就过了，也没大碍。

急查血生化显示：K1.4mmol/L；心电图也显示低血钾的相应表现。言主任和纪医生根据症状、体征、病史和实验室检查结果，诊断为低钾型周期性瘫痪，让贾小弟顿服了 10%氯化钾 20ml。贾小弟喝了一口就吐了出来，说太难喝了，哄了好久才喝完，并且说什么也不肯再喝了。他的爸爸妈妈也束手无策。纪医生让家属榨一些橙汁给贾小弟慢慢喝。

关键词：低钾；沟通；离子通道；低血钾型周期性瘫痪

Hypokalaemia; Communication; Ion Channel; Hyperkalemic Periodic Paralysis

学习重点：

- ✓ 取得患者信任的医疗行为和语言
- ✓ 橘子为什么可以缓解患儿的症状
- ✓ 低钾对肌肉、心脏的影响
- ✓ 重男轻女的现象与医疗的关系
- ✓ 低血钾型周期性瘫痪的发病特点、治疗方法

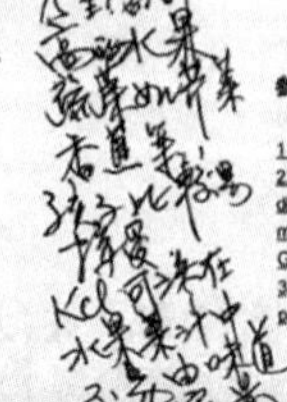

教师引导：（Tutor 带教过程中的注意事项）

1. 再次确认第二幕的流程；
2. 营造信任、轻松的学习环境；
3. 引导学生讨论、思考，而不仅仅是阐述检索的结果和答案；
4. 引导学生深入讨论钾离子通道的结构及其导致肌肉瘫痪的机制，而不要仅停留在一些表面现象的讨论；

建议时间分配：上一幕目标讨论 25-30 分钟；脑力激荡 30-40 分钟；问题列举 20-25 分钟。

建议的学习目标：（注意 PBL 三个层面 Population；Behavior；Life science）

1. 社区群体：阐述 2-3 个目前中国农村重男轻女的现象可能给临床工作带来的困扰
2. 行为伦理 ：
   2.1 列举至少 6 项可以取得患者信任的医疗行为和语言；
   2.2 提出 2-3 个询问家族史、既往史的技巧；
3. 生命科学
   3.1 应用钾离子通道的知识解释低钾血症对肌肉和心脏的影响；
   3.2 根据钾离子通道的知识，解释低血钾型周期性瘫痪发病特点，防治发作和治疗的对策的大原则；

提示问题

1. 纪医生在询问家族史和既往史的过程中引起了家属的不满，也得到了不真实的答案。为什么言主任可以得到真实的家族史？有什么是我们可以借鉴的技巧？
2. 低钾是怎么影响肌肉、心脏功能的？能否用我们刚学习的钾离子通道的知识去解释这个病？
3. 家属为什么说他们只有 1 个小孩？其他小孩为什么不到医院诊治？

参考资料

1、Fontaine B. Periodic paralysis. Adv Genet 2006; 63:3.

2. Elbaz A, Vale-Santos J, Jurkat-Rott K, et al. Hypokalemic periodic paralysis and the dihydropyridine receptor (CACNL1A3): genotype/phenotype correlations for two predominant mutations and evidence for the absence of a founder effect in 16 caucasian families. Am J Hum Genet 1995; 56:374.

3.Miller TM, Dias da Silva MR, Miller HA, et al. Correlating phenotype and genotype in the periodic paralyses. Neurology 2004; 63:1647.

学习重点：

- ✓ 下肢麻木发展至瘫痪的原因
- ✓ 社区医疗的建设
- ✓ 急诊生化？血常规？
- ✓ 可能导致肌力、肌张力下降、腱反射消失的原因

教师引导：（Tutor 带教过程中的注意事项）

1. 第一次 PBL 课程，必须先再次描述 PBL 的步骤、过程；
2. 教师、学生间充分的自我介绍和认识，创造放松、信任的环境；
3. 分配角色：组长、记录员、（时间控制员）并让每个角色知道自己的责任；
4.引导学生关注"Population/Behavior",不要只关注 "Life Science"

建议时间分配：脑力激荡 50 分钟；问题列举：30 分钟

建议的学习目标：（注意 PBL 三个层面 Population；Behavior；Life science）

1.社区群体：阐述中国社区医疗建设的重要性并提出完善社区医疗建设的方案。
2.行为伦理 ：
2.1 列举本案例中导致医患沟通失败的原因
2.2 阐述可能引起医患矛盾的原因
3.生命科学：
3.1 定义：肌力、肌张力、腱反射的概念；列举肌力、肌张力、腱反射降低时的 2-3 个临床意义
3.2 解释急诊生化和血常规的检查内容和意义。

提示问题

1. 纪医生暗想"接班才 1 小时，这已经是那个乡里送来的第 3 个病人了"意味着什么？为什么这些病人不在乡卫生院就诊，舍近求远？有什么解决办法吗？
2. 患者家属情绪为什么这么激动？我们知道沟通都是双方的，医务人员，尤其是纪医生在这其中有什么是我们可以借鉴的？

参考资料

1、Fontaine B. Periodic paralysis. Adv Genet 2008; 63:3.
2. Elbaz A, Vale-Santos J, Jurkat-Rott K, et al. Hypokalemic periodic paralysis and the dihydropyridine receptor (CACNL1A3): genotype/phenotype correlations for two predominant mutations and evidence for the absence of a founder effect in 16 caucasian families. Am J Hum Genet 1995; 56:374.
3.Miller TM, Dias da Silva MR, Miller HA, et al. Correlating phenotype and genotype in the periodic paralyses. Neurology 2004; 63:1647.
4.Venance SL, Cannon SC, Fialho D, et al. The primary periodic paralyses: diagnosis, pathogenesis and treatment. Brain 2006; 129:8.
5. Ptácek LJ, Tawil R, Griggs RC, et al. Dihydropyridine receptor mutations cause hypokalemic periodic paralysis. Cell 1994; 77:863.
6. Wang Q, Liu M, Xu C, et al. Novel CACNA1S mutation causes autosomal dominant hypokalemic periodic paralysis in a Chinese family. J Mol Med (Berl) 2005; 83:203.
7. 参考网站：
http://www.uptodate.com/contents/hypokalemic-periodic-paralysis?detectedLanguage=en&source=search_result&translation=hypokalemic+periodic+paralysis&search=hypokalemic+periodic+paralysis&selectedTitle=2~17&provider=noProvider

Very good! Be careful. Too much materials and reference can pose pressure and also become distractive.

4.Venance SL, Cannon SC, Fialho D, et al. The primary periodic paralyses: diagnosis, pathogenesis and treatment. Brain 2006; 129:8.
5. Ptácek LJ, Tawil R, Griggs RC, et al. Dihydropyridine receptor mutations cause hypokalemic periodic paralysis. Cell 1994; 77:863.
2. 参考网站：
http://www.uptodate.com/contents/hypokalemic-periodic-paralysis?detectedLanguage=en&source=search_result&translation=hypokalemic+periodic+paralysis&search=hypokalemic+periodic+paralysis&selectedTitle=2~17&provider=noProvider

第三幕

> 第二天上午 8 点查房时，贾小弟已经能自己上卫生间，蹦蹦跳跳地吵着要回家了。他妈妈高兴地直夸言主任是神医！言主任告诉家属，这是一种遗传性疾病，家中那个女孩很可能也是同样的病，如果可能，下次发作时及时带过来看看，免得孩子太难受，而且发作起来可能影响心脏正常工作，很危险。同时，言主任建议家属可以不要让孩子太劳累，或者玩得太疯，不要一下子吃得太饱，甜食、甜的水果、饮料都不能多吃喝，也不能吃得太咸，这些都可能引起这个病发作。万一发作了不要紧张，马上给他喝几口药水（10%氯化钾），再送到医院来，这个病啊，等你孩子 20 几岁后慢慢就好了。
>
> 病人出院后，言主任和小纪医生总结了这个病人的情况，纪医生惭愧地承认："原来除了会看病，会说话也一样重要，这医生要不会说话连病都看不下去的！我要好好和师傅学习人际沟通这一课了！"

关键词：沟通、遗传性疾病
Communication、Genetic disease

学习重点：

防治低血钾型周期性瘫痪发作的方法和机制
有效的沟通与医嘱

教师引导：（Tutor 带教过程中的注意事项）

1. 第 3 幕内容较少，需要学生在课上检索、完成学习目标，所以时间控制很关键
2. 引导学生再次思考如何有效的向知识层次较低的群众普及医疗知识？
3.

建议时间分配：上一幕目标讨论 50-60 分钟 脑力激荡 10 分钟 问题列举和解决 20-25 分钟

可以鼓励学生从第二幕也就开始建立生命科学流程图（Concept map）每次都在 Concept map 上发挥与延伸，到第三幕就可以将 Concept map 完成用来做总结！

建议的学习目标：（注意 PBL 三个层面 Population；Behavior；Life science）

1. 如何有效地向知识层次较低的群众普及医疗知识？告知注意事项？
.2.生命科学 （可以有次级目标，如 3.1；3.2）根据钾离子通道的知识，解释低血钾型周期性瘫痪防治发作和治疗的对策的大原则；

提示问题

1. 为什么饱食，甜食、甜的水果、饮料、咸的过多摄入都可能引起这个病发作？
2. 如果言主任用类似"低盐饮食"这样的术语告知患者家属注意事项，您觉得效果如何？

参考资料

1、Fontaine B. Periodic paralysis. Adv Genet 2008; 63:3.
2. Elbaz A, Vale-Santos J, Jurkat-Rott K, et al. Hypokalemic periodic paralysis and the dihydropyridine receptor (CACNL1A3): genotype/phenotype correlations for two predominant mutations and evidence for the absence of a founder effect in 16 caucasian families. Am J Hum Genet 1995; 56:374.
3.Miller TM, Dias da Silva MR, Miller HA, et al. Correlating phenotype and genotype in the periodic paralyses. Neurology 2004; 63:1647.
4.Venance SL, Cannon SC, Fialho D, et al. The primary periodic paralyses: diagnosis, pathogenesis and treatment. Brain 2006; 129:8.
5. Ptácek LJ, Tawil R, Griggs RC, et al. Dihydropyridine receptor mutations cause hypokalemic periodic paralysis. Cell 1994; 77:863.
6. Wang Q, Liu M, Xu C, et al. Novel CACNA1S mutation causes autosomal dominant hypokalemic periodic paralysis in a Chinese family. J Mol Med (Berl) 2005; 83:203.
7. 参考网站：
http://www.uptodate.com/contents/hypokalemic-periodic-paralysis?detectedLanguage=en&source=search_result&translation=hypokalemic+periodic+paralysis&search=hypokalemic+periodic+paralysis&selectedTitle=2~17&provider=noProvider

教师引导资源：

- ✓ 汕头大学医学院第一附属医院神经内科　李雯　电话：　email：
- ✓ 汕头大学医学院生理教研室　张忠芳　电话：　email：
- ✓ 汕头大学医学院临床沟通课程负责人　电话：　email：

This is excellent!

10

附件二
汕头大学医学院 PBL 案例模板

PBL 案例教师版

此处为案例标题

课程名称：

使用年级：

撰 写 者：

审 查 者：

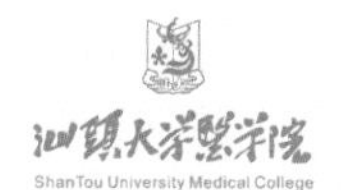

一、案例设计缘由与目的

（一）涵盖的课程概念

[简述本案例设计时，选择此案例情景的缘由及期望学生学习到的概念 / 内容与课程间的关系或在整体课程中的角色；也可提到此案例的延伸性（可以用半页到一整页）]

（二）涵盖的学科内容

（三）案例摘要

（200~250 字，简述案例内容、故事梗概）

（四）案例关键词

（5~8 个；检索用词，中英文对照）

二、整体案例教学目标

（一）学生应具备的背景知识

（对学生学习此案例有用并已经学习过的课程知识）

（二）学习议题或目标

（为本案例相关的学习目标，请注意 P、B、L 三个层面。每个层面的多寡，并不一定要平均分配）

1. 群体 – 社区 – 制度（population，P）

（1）

（2）

2. 行为 – 习惯 – 伦理（behavior，B）

（1）

（2）

3. 生命 – 自然 – 科学（life science，L）

（1）

（2）

三、整体案例的教师指引

（对整个案例涵盖的方向、内容与逻辑对应上的缘由与目的，告知 tutor 应当采取什么策略、学生容易忽视的地方，以及特别要注意的重点；这里是对整体案例规划的教师指引，不同于每一幕后针对每一幕的情景学习的教师引导）

第一幕

此处为本幕正文部分。

所有给学生的资料，包括图片、心电图、影像学资料等均放入此内容（不要置入太多类似的影像图表）。期望学生学习的议题一定要在情境中有效体现出来（明喻或暗喻皆可，但不应让学生盲目猜疑）。如情境适当，可以提供应用循证医学的机会，培养学生查阅文献的能力和批判性思维的能力。

字数不拘，但一定要有明确的概念、有趣的情境、充分的学习内容，以及上下文的流畅感，当然，更要注意平衡学生的课程需要与自主学习的必要性。

关键词：

重点议题 / 提示问题：

（应当讨论的重点内容，以重要概念为依据，以整体大方向为原则；可有 4~8 项；这里的重点议题不需要分成 population、behavior、life science 三个层面列出，但要涵盖讨论到，因为每一幕的重点会不一样，到了最后学生要梳理议题成为学习目标时，才进行分类。有一些层面讨论过后也可能不作为学习目标。因此这里所列出的不是目标，而是议题。）

1.

2.

3.

教师引导：

（需要 tutor 使学生能注意到案例一般内容及概念）

其他所有剧幕均可按照此形式撰写，依序加入

四、参考资料

5~10 条参考文献。请勿罗列专业知识、附加传统授课型的讲义。仅列出一堆教科书清单对学生及 tutor 都帮不上忙。可按照期刊论文后的参考文献方式列出，可以有参考书（页码）、教科书（章节）、期刊论文、网络资源（注明网址、发布日期、标题等）

附件三

PBL 案例 1 天赐石麟梦

天赐石麟梦

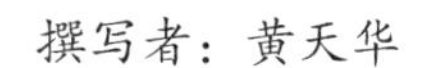

撰写者：黄天华

审查者：关超然　李孟智

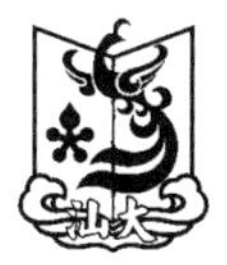

中国汕头大学医学院

Shantou University

Medical College, China

问题导向学习

Problem-Based Learning

（PBL）教案

（教师指南 Tutor Guide）

前言

学生背景知识（Student preparation and prerequisite knowledge）

本教案对象为 7 年制本硕连读三年级学生，他们已完成本模块“人类生殖基础与临床”内容的学习，具备生殖系统组织结构、减数分裂与配子发生、受精、早期胚胎发育及泌尿生殖系统发生、性决定与性分化、人类发育机制、人类生殖生理、人类生殖病理、人类生育控制和人类辅助生殖等基本知识。

预期学习目的（Learning goals）

通过本教案的学习：

1. 使学生了解“女性不孕”和“男性不育”的病因和诊断方法；培养学生综合应用相关知识，在复杂的疾病转归中，排除各种假象，正确诊断该病的思维方法。

2. 了解中国传统生育观与“丁克”现代生育观的冲突，对其社会功能的积极性和消极性作出评价。

教案摘要（Abstract）

贾先生与甄女士婚后 3 年未孕。贾母语子“不孝有三，无后为大”，对媳抱怨“后继无男，岂非你过”。贾先生曾有婚史，前妻系“丁克”一族，因妊娠后自行流产以致家庭破裂。甄女士因亲友疑其生育无能，遂赴医院就诊，医师邀其与夫同往。医师问贾氏夫妇病史后，为其体检并预约了实验室检查；别时告之，拨雾见日，当为时不远。结合病史、体检与实验室检查结果，医师对贾氏夫妇不孕原因作出了诊断，并制订了治疗方案，贾氏夫妇治后得子，合家皆喜。贾母跪告上苍，“天赐石麟，贾门有继，我梦圆矣”。

关键词（Key words）

女性不孕 （female infertility）；男性不育（male infertility）；丁克（double income no kids，DINK）；传统生育观（the traditional concept of procreation）；现代生育观（the modern concept of procreation）

词义注释（Exegesis）

1. 天赐石麟：古人比喻男婴为麒麟儿。此剧中，贾母认为媳所生男婴系上天恩赐。【出处】：《南史·徐陵传》年数岁，家人携以候沙门释宝志，宝志摩其顶曰："天上石麒麟也"。

2. 上苍：苍天，俗称老天爷。

作者声明（Author statement）

剧幕中人物的言论系为剧情需要而设，不代表作者本人的观点。

课堂安排（Classroom management）

本教案根据学院教务处规定的课时数（4 学时，每学时 50 分钟）撰写。全教案有 3 幕场景，分为 2 个单元，每个单元含 2 个学时，2 个单元共有 4 次讨论课程。每次讨论课程前将相关教案发给学生。

第一单元	**第一次讨论课程（50 分钟）** 第一幕摘要（50 分钟）：贾先生与甄女士婚后 3 年未孕。贾母语子“不孝有三，无后为大”，对媳抱怨“后继无男，岂非你过”。因贾先生前妻曾妊娠，众皆疑甄女士生育无能；甄女士遂赴医院就诊，医师为其体检、预约实验室检查，并邀其与夫同往。
第一单元	**第二次讨论课程（50 分钟）** 第二幕摘要（50 分钟）：原来贾先生前妻系“丁克”一族，因妊娠后自行流产以致家庭破裂。医师问贾生活嗜好、婚史与房事情节后，为其体检并预约实验室检查；别时告之，拨雾见日，当为时不远。

<table>
<tr><td rowspan="2">第二单元</td><td>第三次讨论课程（50 分钟）
第三幕摘要（40 分钟）：结合病史、体检与实验室检查结果，医师对贾氏夫妇不孕原因作出了诊断，并制订了治疗方案，贾氏夫妇治后得子，合家皆喜。
总结讨论（10 分钟）：同学们对该病例诊断过程中的经验教训进行总结。</td></tr>
<tr><td>第四次讨论与总结课程（50 分钟）
1. 伦理学讨论（40 分钟）
中国传统生育观与“丁克”现代生育观的主要内容及产生的社会根源。
中国传统生育观与“丁克”现代生育观对社会的积极功能与消极功能。
本人对两种生育观的看法以及对两种生育观前景的展望。
2. 总结课程（10 分钟）</td></tr>
</table>

教案设计思路（Design rationale）

不孕不育症的特点是：① 夫妇中任何一方都有可能是患者；② 病因复杂、多样化，除了生殖器官疾患外，内分泌、免疫、遗传因素均可引起该病；③ 与中国传统生育观念和现代生育观念紧密关联。因此，本教案属于“循证医学导向”与“社会科学导向”并举、偏重于前者的类型，其设计思路是：

1. 教案中包括了“女性不孕”与“男性不育”等医学内容。

2. 故事情节曲折，增加学生脑力激荡的强度。曲折一是女主角自幼身体孱弱，而男主角体健且“曾有婚史，前妻成功妊娠”，使人们怀疑病出女主角而非男主角；曲折二是未选择症状直观的生殖器官疾患而选择糖尿病，一种在现代社会发病率高、与生殖系统貌似关联不大的疾病，作为男主角不育的病因；曲折三是男主角没有“多饮、多食、多尿”等糖尿病经典症状，同时，设计男主角“事业有成但首婚失败”，让人们误认为“工作重压、精神刺激至身心疲惫”是其房事不谐的原因，而掩盖其生育出现障碍的实质。这些处理加大了诊断的难度，也增加了学生脑力激荡的强度。当然，第二幕描述了男主角在创业过程中生活方式与饮食习惯发生了改变，埋下了他因此患糖尿病而逐渐影响生育功能的伏笔。

3. 第一幕“惜三代单传，男丁凋零”与“不孝有三，无后为大”引申出中国“传宗接代、人丁兴旺”的传统生育观；第二幕“前妻丁克一族，流连歌舞竟使妊娠流产，疏懒理家更少孝敬高堂”引申出丁克一族的现代生育观。二者相悖、冲突激烈，故安排第四次课程作专门讨论。在这幕剧中，“丁克妻”的隐身介入应该是设计思路中的一个亮点，因为它使“前妻妊娠流产”得到了合理的解释，否则孩子生下来，将成为故事情节发展的累赘；更重要的是它引入了中国传统生育观和丁克现代生育观的博弈，让学生有机会通过讨论，思考自然科学以外与人类社会发展息息相关的哲学议题。

教师注意事项（Teacher’s guidance）

1. 不孕不育病因及诊断方法的讨论是本教案的重点之一。在第一幕中，因前妻有妊娠史，学生可能将丈夫排除于病因之外，而从现任妻子身上寻找原因。甄女士系初诊，以前未作过任何检查，各种引起不孕的病因皆不可排除，因此应鼓励学生根据自己查阅的文献和掌握的资料，“天马行空，畅所欲言”，抒发“女方不孕原因”之己见，畅谈诊断女性不孕的可能方法，最后由一名学生对女性不孕病因及诊断方法作梳理。

2. 在第二幕中，教师同样应鼓励学生畅谈“男性不育病因及诊断男性不育的方法”，并引导学生用适当时间讨论男主角的生活方式、饮食习惯、婚姻经历可能给其身心特别是生育功能带来的危害。最后由一名学生对男性不育病因及诊断方法作梳理。

3. 在第三幕中，让学生以医师的身份，根据3个剧幕提供的信息对男女主角未能生育的病因作出诊断，并详细说明诊断的依据。目前，很多糖尿病患者中已没有“多饮、多食、多尿”等经典症状，常表现为“脆性血糖”，即“过时不餐，便极感不适”，因此在学生因诊断难决时，教师可作适当指引。不过，应当注意的是，本教案中将糖尿病设计为男主角生育障碍的病因，其目的是培养学生“综观全局而不局限于某一器官”的诊断思维方法，而不是对糖尿病本身的病因、发生发展、转归、诊断与治疗进行研讨，因此当学生的讨论偏离教案目的时，请将学生引导到“糖尿病与生育障碍相关内容”中来。

4. 家庭是社会的缩影。在中国，乃至华人社会，上述两种生育观的斗争也必然会反映到各个家庭中来，即使家庭成员中没有丁克者，他们的思想也都会持其中一方的立场。在本剧幕的家庭中，贾母、贾氏夫妇是中国传统生育观的代表，而隐身介入的前妻则是丁克一族现代生育观的代表，两种观念的斗争以前妻婚姻失败而告终，这也反映了在中国目前仍以传统生育观为主流的现状。因此，教师应引导学生对两种生育观各自包含的内容、各自产生的社会根源、各自积极与消极的社会功能、本人对两种生育观的看法以及对两种生育观前景的展望进行充分的讨论。

第一幕

贾先生，43 岁，公司总裁，事业有成；甄女士，28 岁，文职高管，聪颖甜美；二人步入婚姻殿堂 3 年，未见妊娠。贾氏书香门第，家道殷实，惜三代单传，男丁凋零；其母健在，抱孙心切，见媳久无反应，不免向子絮叨“不孝有三，无后为大”，甚或面媳抱怨“后继无男，岂非你过”。婆媳由此生隙，时有冷战，多劳社区亲友调解。

甄女士思，此事不决，乃家庭和睦隐患，于是赴医求诊。主诉：自幼身虽孱弱，却少病痛缠身，娘家成员无不孕病史；本人经期正常，婚后琴瑟和谐。医问既往可曾就诊，答自觉无病，生育存望，加工作繁忙，此乃初诊。问其夫何不同来？答夫 18 年前曾有婚史，因前妻成功妊娠，料夫生育功能正常，亲友疑己不能，遂负屈独至。问其房中事，面红而答，自与夫婚，备受关怀；两情相悦，交合无碍。问其夫可有其他病史？答其夫体健，少有伤风感冒，难因病痛涉医。

医师为甄女士作了体检，结果如下：血压 118/68 mmHg，心搏 68 次 / 分，体温 36.2 ℃，体重 53 kg，身高 160 cm。内科、外科、五官科以及妇科视诊、触诊未见异常，为其预约了下列检查：① 阴道内镜检查；② 宫颈黏液试验；③ 子宫内膜活检；④ 子宫输卵管造影；⑤ 内分泌功能测定；⑥ 颅脑部 X 线检查；⑦ 免疫学测定；⑧ 外周血染色体分析。

临别医言，“生儿育女，夫妇双方事”，嘱请其夫同来医院一晤。

词义注释（Exegesis）

琴瑟：两种弦乐器名。琴瑟合奏时声音悦耳动听，比喻夫妻关系和谐美满。

学习重点议题（Learning issues）

1. 女性不孕的常见原因
2. 诊断女性不孕的主要手段

提示问题（Guiding questions）

1. 何谓女性不孕？
2. 哪些生殖器官疾病可以导致女性不孕？
3. 除了生殖器官疾病外，还有哪些因素可以引起女性不孕？
4. 诊断女性不孕有哪些手段？
5. 亲友怀疑甄女士生育无能的理由是什么？
6. 该老夫少妻之生育态度为何？

第二幕

翌日夫妇同赴医约。医和颜细语，问贾生活嗜好，答从小酷爱运动，成就健康体魄；学成进入社会，打拼创业再无暇锻炼；应酬太多，虽能拒烟，酒却难忌，且嗜腻食甜饮，唯见体重日增，精力益降。问其婚姻，答从商之初，业界聚会，邂逅靓女，一见钟情，苍促成婚，渐尝苦果。前妻丁克一族，流连歌舞竟使妊娠流产，疏懒理家更少孝敬高堂；理念不同，家难安宁；强忍数年，终劳燕分飞。自此厌恶婚配，专注事业；幸遇甄女，温柔体贴，慰平创伤之心灵，再建幸福之爱巢。问其夫妇事，答首婚之创，刺激颇深，继旷数年，又工作繁重；现重返温柔乡，虽有性梦，亦能交合，但感力不从心，青年时之激情难再。

医师为贾先生作了体检，结果如下：血压130/82 mmHg，心搏78次／分，体温36.8 ℃，体重85 kg，身高170 cm。除营养状况肥胖外，内科、外科、五官科检查未见异常，亦未扪及甲状腺、前列腺肿大。再问其“是否多饮、多食、多尿”，答无此类症状，但若过时不餐，则极感不适，偶冒冷汗。医闻沉思片刻，为之预约了下列检查：① 空腹血查血脂、肝功能、血糖组合、血尿酸、肌酐；② 甲状腺激素、生殖激素水平；③ 精液常规分析；④ 精子穿透（HOP）试验；⑤ 肝、肾、输尿管、前列腺 B 超检查。

别时夫妇问医“何时能知病因”，医告“拨雾见日，当为时不远”。

词义注释（Exegesis）

1. 丁克：double income no kids 四词首字母组合 DINK 的谐音，指双方有职业，能生育但选择不生育，并且主观上认可自己丁克身份（一种生活方式）的夫妇或个人。

2. 高堂：古代社会对父母的一种代称，此剧幕指贾母。

3. 劳燕分飞：“劳”指伯劳，一种鸟名。劳燕分飞，指伯劳与燕子各飞东西，古时比喻夫妻、情侣别离，而今成为恋人“分手”或夫妻“离婚”的替代语。

4. 继旷数年：继后独身数年。旷：指无妻或无夫，前者称为“旷男”，后者称为“旷女”。

学习重点议题（Learning issues）

1. 男性不育的常见原因

2. 诊断男性不育的主要手段

提示问题（Guiding questions）

1. 诊断男性不育有哪些手段？

2. 贾先生的生活方式、饮食习惯与婚姻经历及性生活间的关系，与其妻不孕有关吗？

3. 剧中“若过时不餐，则极感不适，偶冒冷汗”之临床意义为何？

4. 什么是“精液常规分析”？又如何判读？

5. 什么是“精子穿透（HOP）试验”？又如何判读？

第三幕

弹指一挥间，两周即逝，其间夫妇已完成各项检查。求解心切，辗转难寐，凌晨即去候医，夫心忐忑，妻心惴惴。刻时医至，告知甄女士各项检查结果正常，并将贾先生检查结果中异常各项用红色笔标记，现摘录如下：

项目	指标	结果	参考值
1. 空腹血检查			
（1）血脂：	三酰甘油（TG）	6.40 mmol/L	（正常参考值 0.45 ~ 1.60 mmol/L）
（2）肝功能：	γ－谷氨酰转肽酶（GGT）	80 U/L	（正常参考值 <54 U/L）
	丙氨酸氨基转移酶（ALT）	55 U/L	（正常参考值 0 ~ 40 U/L）
（3）血糖：	空腹血糖（GLU）	9.98 mmol/L	（正常参考值 3.89 ~ 6.11 mmol/L）
	糖化血红蛋白（HbA_{1c}）	8.29 %	（正常参考值 3.80% ~ 5.80%）
2. 生殖激素	雌二醇（E2）	18.00 pg/mL	（正常参考值 20 ~ 47 pg/mL）
	睾酮	68.99 ng/dL	（正常参考值 175 ~ 781 ng/dL）
3. 精液常规	精液量	1.50 mL	（正常参考值≥ 2.0 mL）
	活动精子率	50%	（正常参考值 >60%）
	精子活力	a 级：20%	（正常参考值≥ 25%）
		a+b 级：40%	（正常参考值≥ 50%）
4. HOP 试验	受精率	8%	（正常参考值 >15%）
5. B 超	中度脂肪肝		

医师为贾氏夫妇不孕原因作出了诊断，并将诊断之依据、病变之转归、因果间错综复杂之关系一一剖析。夫妇听毕，豁然开朗。称谢再拜，恳求良方。医师为贾先生制订了治疗方案，并在医院生殖医学中心为夫妇二人预约了辅助生殖手术时间。

在生殖医学中心精心治疗下，甄女士果然成功妊娠。婆母丈夫，关爱备至，春去夏来，详情不表。金秋时节，甄女喜得一子。合家谢医归来，贾母跪告上苍，“天赐石麟，贾门有继，我梦圆矣”。

学习重点议题（Learning issues）

1. 糖尿病引起男性不育的病理机制
2. “综观全局而不局限于某一器官”的诊断思维
3. 常用辅助生殖技术

提示问题（Guiding questions）

1. 叙述贾先生检查结果中异常各项有什么诊断价值。
2. 糖尿病为什么能引起男性不育?
3. 医师为贾氏夫妇可能会考虑什么辅助生殖技术？其利弊如何?
4. 在此病例的诊断过程中有什么经验教训?

第四次讨论与总结课程（50 分钟）

一、伦理学讨论（40 分钟）

学习重点议题（Learning issues）

1. 中国传统生育观
2. 丁克现代生育观
3. 我国现行生育政策下的生育观
4. 如何对不孕夫妻（尤其是不孕妇女）提供关怀?

提示问题（Guiding questions）

1. 如何以现代两性平等关系及科学证据阐释剧幕中封建思想之不妥?

2. 封建社会为人妻却没生子而备受歧视的现象在现代社会仍然存在吗？如何给予她们人文关怀?

3. 若用辅助生殖技术而造成多胎妊娠的结果，在现行“计划生育”政策下会有什么后果？如何解决这一问题?

4. 中国传统生育观有其合理性吗？如果没有，为什么在现代华人社会仍有广泛市场?

5. 丁克现代生育观正确吗？您会选择丁克者为您伴侣吗？

6. 假若您是一个千万富翁而无子女，您会为家业无继感到遗憾吗？

二、总结课程（10 分钟）

学习资源

一、教材

1. 黄天华 . 第 14 章 生殖医学 // 付松滨 . 医学生物学 . 7 版 . 北京：人民卫生出版社，2008.

2. Botros RMB Rizk，Juan A. Garcia-Velasco，Hassan N. Sallam，et al. Infertility and assisted reproduction. Cambridge：Cambridge University Press，2009.

3. 费孝通．生育制度．北京：北京大学出版社，1998.

4. 邓伟志，徐榕．家庭社会学．北京：中国社会科学出版社，2001.

二、期刊论文

1. 白婷，肖红梅，卢光琇 . 不孕症患者病因调查分析 . 生物科学研究，2008，12(3):267–271.

2. 王益鑫，郑菊芬 . 男性不育研究新进展 . 中华男科学杂志，2006，12(9):771–774.

3. 许珂 . 丁克家庭的成因及社会功能的分析 . 西北农林科技大学学报（社会科学版），2007，7（3）：119–122.

4. 李春霞 . 中国传统生育观念的形成及原因 . 华北水利水电学院学报（社科版），2008，24(3):77–80.

三、网页

1. http://baike.baidu.com/view/870990.htm?fr=ala0_1_1

女性不孕

2. http://baike.baidu.com/view/67958.htm

男性不育

3. http://post.tom.com/s/FD000AB3786.html

80 后丁克女不生育的十大理由

4. http://cache.tianya.cn/publicforum/Content/free/1/457167.shtml

丁克族，希望你们老了的时候不要后悔！

5. http://baby.sina.com.cn/news/2004-08-27/13305.shtml

做丁克不科学　适龄生育好处多

6. http://home.eduu.com/259430/blog/50023

从中美生育观到中美基础教育观对比杂感 (ZT)

致谢

本教案由国际著名 PBL 专家、台湾“中国医药大学”关超然教授，国际著名 PBL 专家、台湾“中山医学大学”李孟智教授审评；在撰写过程中汕头大学医学院杨棉华教授、边军辉教授提出宝贵建议；秦达念教授和第一附属医院徐岚主任医师为本教案咨询专家；边军辉教授提供 PBL 课堂讨论导向表；作者在此一并表示衷心感谢！

附：PBL 课堂讨论导向表

PBL 课堂讨论导向表 -1

天赐石麟梦（第 1 幕）

Problems 涉及问题	Hypothesis 有关假说	Need to Know 要了解的知识	Learning Issues 学习议题
夫妇婚后 3 年未见妊娠 妻子自幼身体孱弱 丈夫的前妻成功妊娠 丈夫体健少病	不孕由女方生理因素所致吗？	1. 引起女性不孕的因素 （1）生殖器官因素 （2）内分泌因素 （3）免疫因素 （4）遗传因素 2. 主要的临床检测手段 3. 各种检测手段在诊断中的作用	不孕确由该女原因所致吗？ 哪些证据支持？哪些证据不支持？ 替该女设计诊断方案
家庭关系 1. 婆媳关系紧张 2. 众亲友怀疑 3. 丈夫十分关爱	前两种因素给女方带来沉重思想压力，丈夫关爱加重女方负疚感，各种因素综合使女方心理失衡以致不孕	心理因素与性生活数量和质量的关系 心理因素对家庭生活的影响	心理失衡是否是该女不孕的原因？ 心理失衡对家庭生活带来何种影响？

PBL 课堂讨论导向表 -2

天赐石麟梦（第 2 幕）

Problems 涉及问题	Hypothesis 有关假说	Need to Know 要了解的知识	Learning Issues 学习议题
夫妇婚后 3 年未见妊娠 丈夫身体肥胖 丈夫过时不餐极感不适并偶冒冷汗	不育由男方生理原因所致吗?	1. 引起男性不育的主要因素 （1）生殖器官因素 （2）内分泌因素 （3）免疫因素 （4）遗传因素 2. 主要的临床检测手段 3. 各种检测手段在诊断中的作用	不育确由该男原因所致吗? 哪些证据支持? 哪些证据不支持? 替该男设计诊断方案
工作重负与生活习惯不良	不育由男方工作重负所致吗? 不育由男方生活习惯不良所致吗?	工作压力与性生活数量和质量的关系 生活习惯与性生活数量和质量的关系 工作重负与生活习惯不良对男性生理和心理的负面影响	工作重负会引起男性不育吗? 生活习惯不良会引起男性不育吗? 如果会，其病理机制是什么?
家庭关系 1. 母子 2. 夫妻 3. 前婚史	失败婚史所带来的心理创伤是男方不育的原因吗?	失败婚史对男方生理和心理的影响 失败婚史对性生活数量和质量的影响	失败婚史是引起该男不育的原因吗? 失败婚史给家庭生活会带来何种影响?

PBL 课堂讨论导向表 –3

天赐石麟梦（第 3 幕）

Problems 涉及问题	Hypothesis 有关假说	Need to Know 要了解的知识	Learning Issues 学习议题
1. 循证医学问题 （1）丈夫多项实验室检测指标异常 （2）恳求治疗方案	（1）夫妇不孕由男方原因引起 （2）辅助生殖的原理	1. 循证医学问题 （1）实验室检测相关指标的解读 （2）糖尿病引起不孕不育的机制 （3）逻辑思维与正确诊断 （4）辅助生殖的手段 （5）各种辅助生殖手段的适应证	对夫妇不孕的原因作出准确的诊断 总结在诊断过程中误诊和确诊的经验教训 选定正确的治疗方案
2. 社会科学问题 贾母语： “不孝有三、无后为大”“后继无男，岂非你过” “天赐石麟，贾门有继，我梦圆矣” 前妻表现： 系丁克一族，“流连歌舞竟使妊娠流产，疏懒理家更少孝敬高堂” 贾生语： “理念不同，家难安宁；强忍数年，终劳燕分飞”	中国传统生育观与丁克现代生育观的博弈	2. 社会科学问题 （1）两种生育观的主要内容 （2）两种生育观产生的社会根源 （3）两种生育观对社会的积极功能 （4）两种生育观对社会的消极功能	生育观的不同对个人、家庭和社会的影响？ 如何以现代两性平等关系及科学证据阐释剧幕中封建思想之不妥？ 封建社会为人妻却没生子而备受歧视的现象在新中国仍然存在吗？如何给她们以人文关怀？ 中国传统生育观有其合理性吗？如果没有，为什么在现代华人社会仍有广泛市场？ 丁克现代生育观正确吗？您会选择丁克者为您的伴侣吗？ 假若您是一个千万富翁而无子女，您会为家业无继感到遗憾吗？

附件四
PBL 案例 2 皮肤变黄的王先生

汕头大学医学院 PBL 案例

教师版

皮肤变黄的王先生

课程名称：临床基本技能（症状学）

使用年级：二年级

撰 写 者：吴丽萍

审 查 者：临床技能中心

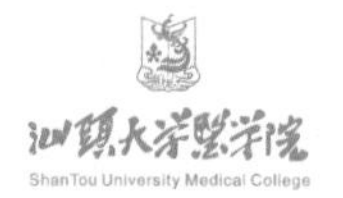

一、案例设计缘由和目的（instructional goals of the case）

（一）涵盖的课程概念

本案例为“临床技能模块”症状学中的内容，虽以“乙型肝炎后肝硬化”设计学习平台，但学习重点不在疾病的诊断和治疗，而是以此病作为载体，从皮肤“变黄”入手，让学生探讨“皮肤黄染”的原因，与食物、药物及“黄疸”症状的联系和区别，从而引起脑力激荡。主要学习黄疸的分类及四种黄疸的发生机制、病因、临床表现、实验室检查的鉴别。在此基础上，结合“标准化病人”（SP）问诊，真实体验对“皮肤巩膜黄染”患者的病史采集技巧，训练如何与患者建立良好关系。随后引入“黑便”，学习“便血”症状的病因、临床表现等，认识慢性病毒性肝炎到肝炎后肝硬化的进程及其常见并发症，引发学生对如何管理病毒性肝炎患者的思考，帮助学生树立起“预防为主、防治结合”的大卫生概念。

（二）涵盖的学科内容

生物化学：胆红素的来源、代谢和排泄途径；酒精在体内的转化和代谢。

诊断学：（1）肝细胞性黄疸、胆汁淤积性黄疸、溶血性黄疸及先天性非溶血性黄疸的病因、发生机制、临床表现及实验室检查的鉴别。

（2）便血的病因及临床表现。

（3）慢性肝炎及肝硬化患者的实验室检查项目及结果判读。

临床沟通：黄疸患者的病史采集内容与提问技巧；医患沟通艺术。

预防医学：病毒性肝炎的传播途径、预防，以及对患者及病毒携带者的科学管理。

生理学：酒精对肝的影响，胆红素代谢异常对肝、肾、脑等重要脏器的影响。

内科学：乙型病毒性肝炎的临床表现、进展，肝硬化的临床表现、实验室检查及并发症。

（三）案例摘要

本案例描述某公司高管，5年前即发现“HBsAg阳性”，但肝功能正常，2年前体检发现“胆管内少量细沙样结石”，不予重视，并且长期饮酒。近期劳累后尿色发黄、全身乏力、食欲不振、恶心、呕吐，且出现1次黑便。问诊得知患者未进食富含大量胡萝卜素的食物及含黄色素的药物。无发热、腹痛、皮肤瘙痒、白陶土样便。考虑为“肝细胞性黄疸”。查体发现皮肤、巩膜黄染，肝脾轻度肿大，无皮肤黏膜出血。实验室检查肝功能异常、乙肝病毒标志物阳性，结合 B 型超声检查，诊断“失代偿期肝硬化并上消化道出血”。

（四）案例关键词

胡萝卜素（carotene）；黄疸（jaundice）；便血（hematochezia）；乙型肝炎（hepatitis B）；肝硬化 （cirrhosis of liver）

二、整体案例教学目标

（一）学生应具备的背景知识

学生已经具备了肝、胆、胰腺等消化器官相关组织结构及生理功能的知识；也学习了诊断学“全身体格检查”“问诊的内容”“病史采集相关技巧”“病历书写”等基础知识；熟悉标准化病人（SP）教学的相关方法和程序；也曾参与过 PBL 案例的学习，了解文献检索基本知识和 PBL 的基本流程。

（二）学习议题或目标

1. 群体－社区－制度（population，P）

（1）描述传染病防治法中乙肝病毒感染者的规范化管理程序。

（2）近年在入职、升学、结婚体检中不再检查乙肝病毒相关指标，描述相关法规依据。

2. 行为－习惯－伦理 （behavior，B）

（1）描述病毒性肝炎的传播途径、预防措施。

（2）积极对乙肝病毒感染者及其家人、朋友等进行健康教育，纠正不良生活习惯（如讳疾忌医、大量饮酒等），呼吁社会能够正确对待病毒携带者及患者。

3. 生命－自然－科学 （life science，L）

（1）区别黄疸与胡萝卜素血症及服用含黄色素的药物引起的皮肤、巩膜黄染。

（2）解释黄疸形成的本质、黄疸与胆红素代谢的关系。

（3）解释不同类型黄疸的病因、发生机制、临床表现、实验室检查结果。

（4）对黄疸患者进行系统问诊和良好沟通。

（5）描述便血的主要病因、临床表现。

（6）解释长期大量饮酒对身体的危害。

（7）关注患者不遵医嘱的情况，提高患者依从性。

三、整体案例的教师指引

本案例学习重点不在肝病的病因、诊断和治疗，而是从皮肤、巩膜黄染入手，让学生学习黄疸的发生机制、病因、临床表现及鉴别，以及如何针对黄疸患者进行系统问诊，训练问诊及沟通的技巧，培养学生获取病史资料及临床沟通交流能力。第二幕通过对疾病发生、发展过程的梳理，引入“黑便”的症状，学习黑便的病因，黑便与便血的关系，便血的病因、临床表现等。

教师应注意以下几点：

1. 学生容易将 PBL 当作病例讨论，如注重案例的诊断结果，忽视问题探究，教师应特别注意。三幕资料按次序分发，不可一次性发放。

2. 鼓励学生从 P（population，群体－社区－制度）、B（behavior，行为－习惯－伦理）及 L（life science，生命－自然－科学）三个层面做出发点提出学习目标。

3. 关注所有学生，每个学生都应各自去探索所有的学习目标，提醒学生不可分包学习目标。

4. 分享学习成果，不应只是照本宣读。应引导学生在白板上以流程图或表格的形式展现。并鼓励学生对他人观点提出质疑、补充等，从不同角度、层次分析问题。

5. SP 问诊应由一个同学主问（与真实接诊患者一致），结束后可由其他学生补充，不可七嘴八舌轮番询问。

6. 问诊应模拟临床真实场景，“医生”穿白大衣，开始要有“问候”和“自我介绍”，问诊内容全面、安排合理、沟通顺畅，最后要有“结束语”。

7. 教师注意关注学生获取学习资料的途径，引导他们尽量获取相对有力的证据，并与同学分享（注意：此方面相对薄弱）。

第一幕

王先生，39 岁，身高 1.83 m，体重 85 kg，喜爱篮球运动，为人豪爽，与母亲和妻子共同生活在美丽的羊城广州，喜欢这里温暖的气候和各种热带水果。王先生现在是某跨国公司的销售经理，收入丰厚，但平时工作忙碌，四处奔波，而且应酬很多，经常喝酒，且颇有酒量。半年来受西方经济下滑的影响，公司业务受挫，工作更加辛苦，加之公司内部风传近期将大量裁员，不免心中焦躁。而此时，王先生感觉自己身体出了状况，2 个月前即发现尿色变黄如茶水，近 1 个月来，自觉疲倦不堪，休息不能缓解，早晨睡醒依然乏力懒动，以至于几次差点迟到，想是缺乏运动所致。遂约朋友一起打篮球，可半场下来，就觉乏力异常，不能坚持。吃饭也觉没有胃口，见到炸鸡、煎蛋等更觉有些恶心，自认为是劳累焦虑所致，并未重视。1 周前，陪客户吃饭，席间豪气的王先生连饮 3 杯啤酒，可酒席未散，一向“海量”的他却感恶心不适，随后大口呕吐，被同事送回家中。此后，王先生自觉四肢沉重，昏昏欲睡，难以维持良好的工作状态，自嘲“未老先衰”，提前出现“中年危机”。昨日回家，太太看他身体状况较差，又发现其眼睛及皮肤颜色发黄，紧张地催促他快去医院检查。王先生联想到之前尿液呈黄色，心中慌乱，今早匆匆来医院检查。

关键词

胡萝卜素；茶色尿；大量饮酒；巩膜黄染

重点议题 / 提示问题

1. 尿色黄、皮肤变黄的原因有什么？（胡萝卜素血症、药物、胆红素代谢异常、其他）
2. 哪些食物富含胡萝卜素？大量进食为什么会引起皮肤黄染？有何特征？
3. 其他情况可使皮肤、巩膜变黄吗？什么药物可引起皮肤、巩膜黄染？有何特征？
4. 黄疸有几种类型？是什么原因造成的？发生机制如何？

5. 王先生如果为黄疸，可能是哪类呢？为什么不是其他类型？其他类型黄疸会怎样？
6. 长期饮酒与尿色黄、皮肤黄、乏力、食欲差有无关系？
7. 成功人士都要有好酒量吗？合同要签在酒桌上吗？对此你怎么看？
8. 针对王先生的情况，该重点询问什么内容？为什么？
9. 如何与王先生顺畅沟通，建立相互信任的良好关系？

教师引导

1. 案例第一幕提供的信息较少（只提到爱饮酒、尿色黄、皮肤及巩膜黄染、食欲差、乏力不适等），目的是给学生一个相对开放的想象空间，便于学生发散思维。可是，学生却常常急于知道后面的剧情，以便对本案例做出诊断，容易忽视案例所包含的问题，教师应加以引导。如"热带水果"，即是让学生联想到食用大量木瓜、芒果、柑橘等食物导致的"胡萝卜素血症"。教师可提出：皮肤黄染是黄疸吗？如何区分？黄疸可能是哪种类型呢？为什么不是其他类型？学生在案例中找不到答案，自然会讨论如何问诊、问诊哪些内容、如何检查，并期待标准化病人（SP）的到来。当所有学习目标列出后，我们再请出SP问诊，水到渠成。

2. 如学生讨论顺畅，按预期探寻学习目标，教师不必太多干预。只需关注学生的学习情况，鼓励每个学生积极参与即可。

第二幕（SP问诊后）

医生了解到王先生自幼身体较好，5年前结婚体检时曾发现HBsAg阳性，但肝功能正常。计划生育部门曾建议他到专科医院咨询，但王先生自觉身体健壮，无任何不适，又忙于生计，更担心公司同事知道自己的病情而影响前途，始终未做任何治疗。2年前单位体检B超发现"胆管内少量细沙样结石"，未加重视。近2个月来发现尿色变黄，近1个月加重，并出现食欲不振、疲倦乏力、厌油腻、恶心、饮酒后呕吐1次，无发热、头痛，无腰痛，无尿急、尿痛，无白陶土样粪便等。为进一步了解王先生的情况，医生做了有针对性的体格检查和相关实验室检查，诊为“黄疸原因待查”，建议王先生住院治疗。王先生考虑到公司诸多事务需要处理，坚持要等两天，待实验室检查有结果后再做决定。医生尊重王先生的意愿，交代注意事项并嘱其口服药物治疗，如有不适随时来诊。

就在王先生要到医院取化验结果的当天，早晨大便时发现粪便颜色发黑，心中疑惑，遂在妻子陪同下赶往医院。

关键词

HBsAg 阳性；胆管内结石；粪便发黑

重点议题 / 提示问题

1. 5 年前 HBsAg 阳性与目前状况有无关系？（肝细胞性黄疸）
2. 胆管内结石是否与目前状况有关？（胆汁淤积性黄疸）
3. 案例提到王先生的一些阴性症状，有何含义？
4. 医生对其进行哪些方面的体格检查？做哪些实验室检查？
5. 粪便颜色发黑是怎么回事？什么食物或者药物造成粪便发黑？
6. 黑便是上消化道出血的表现吗？
7. 为什么出现消化道出血？
8. 黑便与黄疸有何关联？
9. 面对患者不遵医嘱的情况，医生该如何处理？

教师引导

1. SP 问诊后，可发给学生第二幕，通过对患者临床症状及既往病史、家族病史综合分析后，排除大量进食某些食物或药物导致的皮肤黄染，确定为胆红素代谢异常产生的黄疸。接下来会确定是哪种类型的黄疸。HBsAg 阳性？胆管内结石？长期饮酒？连续引发脑力激荡，激起探索兴趣。随后又出现粪便发黑，引发新一轮发散思维。

2. 本节增加了临床医患沟通的一些话题，如患者是否住院、医生的立场、患者的依从性等，也应提醒学生注意。

第三幕

王先生到医院后，医生了解病情如下：王先生今日出现柏油样便 1 次，量约 200 g，无呕血、头晕等其他不适。患病以来无发热、头痛，无皮肤瘀点、瘀斑，无牙龈出血等。查体：皮肤巩膜中度黄染，可见轻度肝掌，前胸部皮肤可见 3 个蜘蛛痣。全身浅表淋巴结未触及肿大，心肺听诊未见异常。腹部平软，无压痛，肝右肋下 1 cm，可触及，中等硬度，触痛征阳性，脾左肋下可触及边缘，无触痛，移动性浊音阴性，肠鸣音 7 次 / 分。未见双下肢水肿，生理反射存在，病理征未引出。查体后，医生分析了王先生的实验室及 B 超等检查结果，就王先生的情况与他们夫妇进行了深入沟通。王先生后悔自己未听医生建议，遂马上办理住院手续，并遵照医生建议让其母亲、妻儿等家属方便时也到医院检查。

王先生的实验室检查结果如下：

姓名：王 ×× 性别：男 年龄：39 岁 标本类型：血
诊断：黑便查因 送检日期 2016/4/23 报告日期 2016/4/23
血常规

项目	结果	参考值
白细胞（WBC）	8.9×10^9/L	（4.0 ~ 10.0）$\times10^9$/L
红细胞（RBC）	3.6×10^{12}/L	男性（4.0 ~ 5.5）$\times10^{12}$/L
血红蛋白（HGB）	120 g/L	男性 120 ~ 160 g/L
血小板（PLT）	110×10^9/L	（100 ~ 300）$\times10^9$/L

姓名：王 ×× 性别：男 年龄：39 岁 标本类型：尿
诊断：黑便查因 送检日期 2016/4/23 报告日期 2016/4/23
尿常规

项目	结果	参考值
颜色（COL）	浓茶色	淡黄色
尿蛋白（PRO）	–	–
葡萄糖（GLU-U）	–	–
尿胆原（URO）	+	–
胆红素（BIL）	+	–

姓名：王 ×× 性别：男 年龄：39 岁 标本类型：大便
诊断：黑便查因 送检日期 2016/4/23 报告日期 2016/4/23
粪便常规

项目	结果	参考值
颜色	柏油色	黄褐色
隐血试验	+++	–
红细胞镜检	满视野	–

姓名：王 ×× 性别：男 年龄：39 岁 标本类型：血

诊断：黑便查因 送检日期 2016/4/23 报告日期 2016/4/23

肝功能

项目	结果	参考值
谷丙转氨酶（ALT）	652 U/L ↑	8 ~ 40 U/L
谷草转氨酶（AST）	237 U/L ↑	5 ~ 40 U/L
总胆红素（TBIL）	85.1 μmol/L ↑	3.4 ~ 17.1 μmol/L
直接胆红素（DBIL）	30.4 μmol/L ↑	0 ~ 6.8 μmol/L
白蛋白（ALB）	39.1 g/L	40 ~ 50 g/L
球蛋白（GLB）	30.5 g/L	20 ~ 30 g/L

肝炎病毒检查

项目	结果	参考值
HBsAg	+	阴性
HBsAb	−	阴性
HBeAg	+	阴性
HBeAb	−	阴性
HBcAb	+	阴性
抗 −HAV IgM	−	阴性
抗 −HEV	−	阴性
抗 −HCV	−	阴性
HBV DNA	6.43×10^{8}copies/ml	$<1\times10^{3}$copies/ml

肿瘤标记物

项目	结果	参考值
甲胎蛋白（AFP）	16 ng/L	0 ~ 25 ng/L

B 型超声诊断：轻度肝硬化

胸部 X 线检查：心肺未见异常

关键词

柏油样便；肝掌；蜘蛛痣；肝功能；乙肝五项；HBV DNA

重点议题 / 提示问题

1. 柏油样便产生的原因是什么？
2. 溶血性、肝细胞性、胆汁淤积性黄疸的实验室检查有何异同？
3. 梳理、补充、归纳前两幕关于三种黄疸的病因、发生机制、临床表现等内容。
4. 体格检查和实验室检查结果提示什么？
5. 便血与慢性肝疾病有何关系？
6. 医生为什么要王先生的家人也去医院检查？乙型病毒性肝炎是否会传染给家人、朋友、同事？如何预防？
7. 传染病防治法中乙肝病毒感染者的规范化管理为何？
8. 王先生在与家人、同事、朋友相处中如何保护他人？

次要议题

1. 王先生诊断为何种疾病？
2. 针对王先生的病情，应采取哪些治疗措施？

教师引导

1. 第三幕包含前两幕剧情的回顾和总结，并给出了体格检查、实验室检查及B超、X线结果（注意：因学生并不具备分析判断实验室等检查结果的能力，也不是我们预定的学习目标，所以检验单给出了正常值范围，甚至直接给出报告结果，并不要求学生去判读），可引导学生用表格的形式列举出临床常见三种黄疸的病因、临床表现，并补充实验室检查（肝功能、胆红素、尿胆原、血清蛋白等）的异同点，完成总体学习目标。

2. 学生有了前面学习的基础，在此幕学习一般比较顺畅。

3. 分享前期学习成果时如果表现活跃，教师可不必太多干涉。最后可告诉学生该案例的最终诊断（因为学生并不具备诊断疾病的能力），满足其好奇心。

四、参考资料

1. 万学红，卢雪峰. 诊断学. 8版. 北京：人民卫生出版社，2013：36-40.

2. 邝贺龄，胡品津. 内科疾病鉴别诊断学. 5版. 北京：人民卫生出版社，2006：426-440.

3. 中华医学会肝病学分会，中华医学会感染病分会. 慢性乙型肝炎防治指南（2015年更新版）. 临床肝胆病杂志，2015，31（12）：1941-1960.

4. 杨绍基. 传染病学. 北京：人民卫生出版社，2005：21-39.

5. 邹多武. 呕血黑便诊治的临床思维. 中国实用内科杂志，2009，29（12）：1080-1082.

6. 赵红，谢雯. 2013胆汁淤积性肝病诊断治疗专家共识解读. 中国医学前沿杂志（电子版），2013，5（7）：29-32.

7. 吕洋. 假性黄疸——胡萝卜素血症36例临床检验与观察. 中国药物经济学，2014，（2）：122-123.

附件五
PBL 教师手册（2018 版）

汕头大学医学院 PBL 教师手册

2018 版

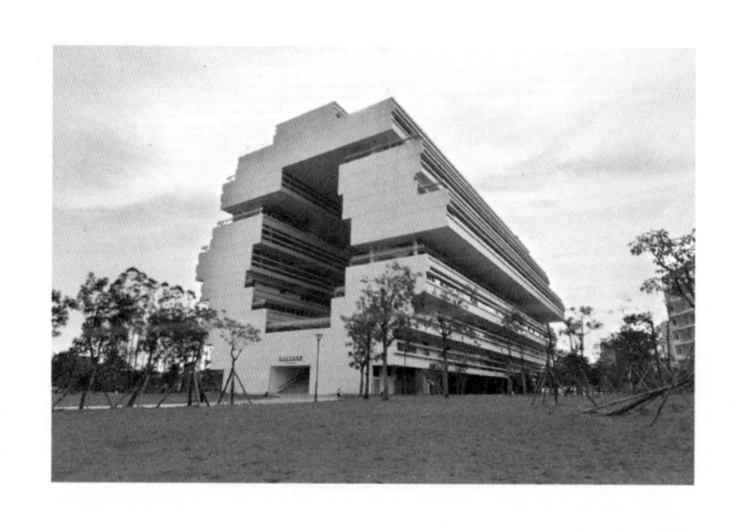

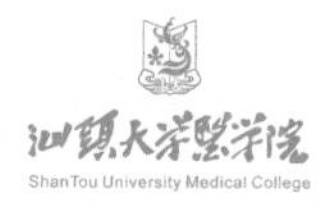

目 录

前言

2005 年的一天，温家宝总理看望了著名物理学家钱学森，与他谈到教育问题时，钱先生说："这么多年培养的学生，还没有哪一个的学术成就能够跟民国时期培养的大师相比。为什么我们的学校总是培养不出杰出的人才？"这就是广为人知的"钱学森之问"。这一问题本身就十分重要，因为在日益全球化的今天，国家之间的竞争是杰出人才之间的竞争，说到底就是各国教育质量之间的竞争。因此，找到解决这一问题的有效方法更为关键，这关系到民族的前途和命运。

从 2002 年起，汕头大学医学院就开始实行医学教育的大胆改革，率先打破传统医学学科间的界限，建立了以人体器官系统为基础的整合课程体系。经过多年的实践，这一代表"以学生为中心"现代教育理念的措施和成效在 2009 年获得了教育部临床医学专业认证专家的认可。学院师生更是再接再厉，在全英文授课的医学教育在国内普遍前途惨淡的背景下，创建全英文授课班，引入美国执业医师资格考试（United States Medical Licensing Examination，USMLE），有效地扩大教育国际化的规模，在病理、临床技能、教师培训等领域创新，于 2014 年获得国家级教育成果一等奖。

中国的教育必须通过改革才能摆脱"钱学森之问"的局面。随着科技日渐进步和知识更新步伐的加快，学生了解和记忆知识已经不再是教育所追求的目标。培养具有深度学习、提出和解决问题能力，兼具岗位胜任力和创新能力的学生才是现代教育的宗旨。学校必须放弃将毕业生的知识水平、考试成绩作为衡量教育产出的一贯做法，而要将教育的长远效果——毕业生的潜力、职业素质和终身学习能力——作为最准确的衡量标准。因为前者是技术学校的目标，而后者才是能培养出大师的高水平大学的目标。

汕头大学医学院决心举办"主动学习班"，吸取国外先进医学院校（如加拿大 McMaster 大学）的成功经验，让医学生能有机会选择问题导向学习（problem-based learning，PBL）方式，在教师的辅导下，利用生活及临床的情景作为案例进行深度学习，培养学生自主学习、独立分析、有效沟通能力和团队精神。新教学大楼配备的符合 PBL 理念的优质设施也为这一教育改革措施的成功奠定了基础。

据我所知，在中国的医学院校中这是个创举。首先我必须感谢拥有“国家教育兴亡，你我匹夫有责”勇气和专业精神的各位同事，也特别感谢在亚太地区推广 PBL 理念和实践多年、获得同行尊重的关超然教授为我们把脉和指导。我更要感谢那些愿意加入“主动学习班”的同学，因为他们将为中国医学教育的发展提供最直接的数据和宝贵的经验。

“钱学森之问”是个重要问题。令人振奋的是，汕医师生将通过“问题导向学习”，为破解这一问题找到有效的解决办法。

原执行院长　边军辉

第一部分　PBL 的理念

一、PBL 的必要性：教育危机感

老师及学生们大概都很熟悉以下的说法：“知识就是力量。教育是为了奠定学生知识的基础，学校是学生汲取知识的场所，老师就是学生获取知识的源泉”。这就是近代“以知识为本，以教师为中心”的传统教育思维。在中国，很多的大学生，甚至于大学的老师，至今还对此深信不疑。为了印证这一教育理念，有人甚至引出了韩愈的《师说》。唐代被流放到潮汕的文人主张学院的老师就是应当“传道，授业，解惑”（《师说》：古之学者必有师，师者，所以传道授业解惑也……）。乍看，韩愈似乎也是推崇这种“以师为本，传道解惑”的师徒传授教育模式，但研读文章不应断章取义。“传道授业解惑也”这句后紧接着写道：“授之书而习其句读者，非吾所谓传其道解其惑者也。句读之不知，惑之不解，或师焉，或不焉，小学而大遣，吾未见其明也。巫医乐师百工之人，不耻相师；士大夫之族，曰师曰弟子云者，则群聚而笑之……古之圣人，其出人也远矣，犹且从师而问焉……”可见，韩愈其实并不主张这种教育理念，而是认为学习不应是“读死书，表面理解”（句读）；表象化的阅读很容易造成断章取义（小学）；太专注在繁文细节的内容又会失去大方面具体概念的掌握（大遣）。所谓“惑不解则道不知”，学习/读书应深入思考，句句咀嚼，主动剖析，方能有所进益。与有领导阶级地位的人士不同，学医学工艺的人士都不以互动学习、求教发问为耻（不耻相师；从师而问）。韩愈在《师说》中还引入了孔子的教育观，“圣人无常师。孔子师郯子、苌弘、师襄、老聃。郯子之徒，其贤不及孔子。孔子曰：三人行，则必有我师。是故弟子不必不如师，师不必贤于弟子，闻道有先后，术业有专攻，如是而已”。韩愈清楚地表明任何人都可以做自己的老师，不会因为对方的地位贵贱或年龄影响自身学习的心志。这与孔子所说“古之学者为己，今之学者为人”不谋而合，形成了今天“自主学习”教育理念的雏形。

传统教育思维风行百年，却逐渐偏离了古人的初衷，甚至步入歧途，最终落伍到跟不上现代生活的节奏，也不符合现代生活的需求。知识（knowledge）已经不再是力量，仅是辅助能力养成的一种载体，能力（competency）才是最核心的力量。教育不仅仅是为了教授和汲取知识，更是为了品德素养的孕育以及典范人才的培植。现代的科技（互联网、平板电脑、手机等）已将学校课堂大众化、平淡化（MOOC），缩小化（小组、团队、微课学习等），翻转化（翻转教室）及灵活化（不受时、地、空的限制）。资源的普及和学生知识需求的多元化使得学校课堂不再是求知的唯一平台，老师也不再是学生求知的源泉。对老师及学生而言，现今科技的飞速进程已经使得知识的非线性的生产超越了大脑本质对知识直线性的吸收，在这一现象必定会与时俱增的背景下，教育避免不了会有天翻地覆的改变。问题导向学习（PBL）不是唯一但却是目前最有效的学生自主学习理念平台。当然，PBL 必定要做到以学生为中心，才能够让学生发展自主；PBL 强调的是学生的学习，而非依靠老师的教授；PBL 注重的是对生活中的问题进行探索与解决，而非死记与生活脱节的枯燥知识；PBL 依靠的是小组团队多元化的动力，建立合作沟通的互动学习。一味盲目庸附于传统的知识传承不再是积蓄力量的宝典，而是一种造成教育危机的落伍理念。PBL 经验流程所赋予的能力才是生活里永续的力量，更是终身学习的机会。

二、PBL 的正其名：名正则言顺

PBL 在字面上的定义是 problem-based learning（问题导向学习），其命名来自首创 PBL 的加拿大 McMaster 大学医学院（下文简称麦大）。但在教育上的定义却具有更深奥多元化的内涵，麦大把 PBL 定义为一种教育哲学并称之为“McMaster philosophy”。PBL 在美欧经过了三十多年岁月才登陆亚洲，对 PBL 的诠译，在欧美日似乎更能得到大众的认同，而在华人世界里，由于翻译不当和自圆其说的扭曲，造成一些人对 PBL 产生误解。PBL 曾经很不恰当地被翻译为“以提问为本学习”及“以难题主导学习”。其实，PBL 在教育学中正式的英文就有两种：problem-based learning 及 project-based learning。前者多用在高等教育以老师协导、学生自主为导向，而后者多用在中、小学教育或技术职业高校比较偏向老师主导内容的教学。若没有对 PBL 先做深入的研读，problem-based learning 中的“problem”的中文翻译本身就成了问题。虽然在进行 PBL 的过程中老师会鼓励学生提出问题从而进行主动学习，或者，老师会直接提出问题推动学生进行主动学习，再或者，老师利用有难度的问题激发学生进行主动学习，但这些对问题的把控方式都仅是 PBL 中管控团队动力的多种策略之一，绝非 PBL 中“problem”的本质。目前已经得到共识的 PBL 狭义解译是“问题导向学习”，这种学习模式更侧重于提高学生应对生活中各种问题的能力；包括了，但不仅是知识和技巧的灌输。PBL 中的“问题”就是将生活情境组成的案例作为学习的载体平台，可见，有效的教育策略应该与生活建立联系，所以将 PBL 翻译成“案例导

向学习”也许更为妥切。事实上，“案例导向学习”在临床医学又很可能（事实上经常）被误解为对临床教学的病历的教学 / 分析 / 简报的学习（case-based learning）。更令人诧异的是，有人把PBL翻译为“问题导向教学法”，将learning诠译为teaching（教学）。这些过于粗浅、狭义、缺乏深思的翻译，加上因为理念的偏差而产生的带有复杂后续性困扰的多种混杂式 PBL（hybrid-PBL）造成 PBL 理念的混淆与误解现象，像病毒般严重扩散。综上所述，要了解并真正做好 PBL，第一步必先正其名，然后才能思其义。

三、PBL 的叛逆性：反传统行为

PBL是以学生为中心（学生对自己的学习规划负责），异于传统的以教师为中心（教师是学生汲取知识的源泉）。在学习的领域里，PBL注重学习的过程（如何学及为什么学），而传统注重学习的内容（学什么及学多寡）。因此，PBL 的精神在于自主学习，而传统专注于促使被动学习。PBL 以小组讨论为学习形式，而传统则以大堂授课为基磐。PBL 以反馈为改善学习过程的评量理念打破了传统的科举考试制度遗留下来的弊端。在课程的规划上，传统式的教育理念只能组合（拼凑）科系和内容，而不能像 PBL 能统整（融合）多元化的观念与知识。不同于传统形式的推广教育或在职教育那种“终身受教”的被动学习，深入贯彻 PBL 的自主学习，不仅能达到终身学习的目的，还能升华至全人教育的境界。传统被动教授方法已属落伍，不能与现代的社会形态意识接轨，罔论在国际学术人才培育市场上激烈的竞争。PBL 的精神主轴在于“以学生为中心”的自主学习，教育若以“学生为中心”作为风向标，其实施才有可能达到学习自主化、生活化、全人化与整合化的成效。在这个信息爆炸、知识日新月异、学海无涯的时代，传统式的大堂课教学局限于教授古今知识作为学生知识的来源，以此来应对未来的概念已全然落伍并与现今的社会意识形态脱节。若未经过正规的 PBL 洗礼，有可能出现尽管老师明白在 PBL 的环境里应秉持“以学生为中心”并让学生“自主学习”的原则，不应授课教书，但一些欠缺经验的老师却会完全不言不语，让学生“天马行空”或“放牛吃草”，漫无目的地高谈阔论；或者有些老师让学生在固定的自修课（self-study）上阅读指定或分配到的教材或学习目标（这是老师主导的 directed self-study/learning），这也扭曲了 self-directed learning（学生团队自行主导学习，简称为自主学习）的真正意义。总而言之，在整体的近代教育理念中，PBL 是一个典型的反传统教育理念。

四、PBL 的发展史：跨越时与空

毫无疑问，在百年传统教育文化的笼罩下，PBL 反传统的教育理念需要经过千锤百炼的考验，才有出头的一天，这也反映出 McMaster 大学在医学教育创新过程中所经历的困难与辛酸。但是这一切也印证了一条不变的真理——只有懂得前瞻、勇于挑战、无惧失败的人或机构才能不断地创新、坚定地领导并推动一个新的纪元。McMaster 大学继 1965 开始策划 PBL 医学教育课程并于 1969 年正式实施后，经过不断地反思、修正及改善，于 1992 年又创建了举世皆知的循证医学（evidence-based medicine，EBM）。2004 年，在评价领域建立了以 OSCE 为架构的微站面试（multiple mini-interview，MMI）进行医学入学录取考试，以及测试个人医学知识进展的评价法（personal progress index，PPI），且均得到医学界的广泛采用。不难看出，PBL 的发展是不进则退的，也是与时俱进的。

McMaster 大学创立 PBL 以后，在十年孤独漫长的岁月中没有一所加拿大的医学院跟随 McMaster 大学的步伐，即使在美国，愿意试行 PBL 的大学也仅有 New Mexico 大学，在欧洲则以 Maastricht 大学为首，在澳大利亚则是 New Castle 大学尝试实施 PBL 课程。直到 1980 年医学教育改革之风才开始横扫欧美各国；20 世纪 80 年代，随着 PBL 研究文献的增多，PBL 逐渐受到关注并且快速席卷欧美，甚至冲击了当时世界级的大学龙头——哈佛大学。1985 年，哈佛大学医学院在 PBL 的理念基础上创建了“新途径课程”（New Pathway Curriculum），成为混杂式 PBL 课程的典范[即在传统以教师为中心的课程（lecture）中注入 PBL 的理念及小组讨论的方法]。

夏威夷大学医学院继哈佛大学后，在 15 个月之内由传统的医学课程改革成 hybrid-PBL 课程（请注意：与 McMaster 大学始创的 PBL 课程理念不同，大部分现行的 PBL 课程均是混杂式的 PBL 模式，这种模式中对学生自主学习的分量、方式、流程、评价及 tutor 师资的规定都参差不齐。由于在教育文献中对 PBL 没有一个中肯的定义，因此也形成了分析 PBL 实施成效研究的一片灰色地带）。值得注意的是，夏威夷是东西方文化的重要融合点，很多 PBL 的理念与实务是从这里传入亚洲的。

英国医学总会于 1993 年发布了一本称之为“*Tomorrow's Doctor*”（明日医生）的教育白皮书，其中述及传统医学教育的种种弊病并提出具有针对性的改善方案，包括了 PBL 的学习态度（自主、自动、自律）及情境化的学习平台。这份白皮书在 1998 年被重申其重要性并回顾其影响力。它不仅刺激了英国高等教育界，也影响了一些过去以华人为主的英国殖民地（如香港、马来西亚及新加坡）的医学教育界。

两岸学术界对 PBL 的接受始于千禧年后，间接反映出中华教育文化存在墨守成规的保守特质。

五、PBL 的心头结：束缚下求变

PBL 理念突显了传统教育弊病的思维表现，而墨守成规的传统教育思维却又成了 PBL 理念的绊脚石，两者相互纠缠，最终形成了“心结”。由于 PBL 引发了对近代高等教育在根本理念上的反思，才会给全球的高等教育界带来无比巨大的冲击，让传统教育的盲目卫道者产生失去立脚点的恐慌。毫无疑问，要能够接纳 PBL 的理念必须舍弃一大部分近代传统教育的弊病，否则，PBL 的实施就会潜藏“挂羊头卖狗肉”的危机，成为一个带着“PBL 方法”面具而骨子里却流淌着“传统思维”血液的教学模式。混杂式 PBL 受国内外不少大学和医学院的青睐，因为一些 hybrid-PBL 仅是在依然庞大的传统制度下的一小撮课程 / 科目，是一种比较容易被接纳、能顾及两端的模式，但也很容易受根深蒂固的传统教育思维的牵制而无法推陈出新。这种“变”较容易被看到，却经受不住时间的考验，因为这种 hybrid-PBL 显示的“变”只是表面形式上的变，而不是内在实质上的变。近十年来，亚洲各国高等教育改革犹如雨后春笋，大学评估认证亦推展得如火如荼，因此很多大学在这近十年间不约而同地试行 PBL 也许并不是巧合。若大学或医学教育认证促使了对 PBL 的认同，这种认同就代表了酶促反应的“外源动机”（extrinsic motivation），即使是因为外源动机驱使而实施 PBL，也还是很有可能通过尝过了 PBL 的“清泉甘露”而激发了“内源动机”，所以采用混杂式 PBL 作为衔接过渡手段也未尝不可。这种转型（transformation）往往会在 3~5 年内发生，而且政策上也会跟着有震撼性的正面改变。倘若是仅流于形式的表面功夫，即使实施十年 hybrid-PBL 也不会使学生的学习态度或成效产生显见的成果。

传统教育之所以被称为传统，就是因为它不愿改变创新。历史很清楚地告诉我们，我们终其一生都在学习应变；我们的生死成败都与“变”息息相关。中华民族的传统中不乏优良的文化，但也隐藏着不少顽固的封建迷信和老旧思想。这些“旧”文化犹如沉甸甸的石头，在漫长的岁月中为传统筑成了难以穿透的铜墙铁壁。所以，突破传统是一条铺满荆棘的路，那些倒在这条路上的传授者们往往把自己教化学生之无能与无奈怪诸学生本质及中华文化，见怪不怪但也令人唏嘘。大部分的大学老师需要被重新打造或培训，因为大学老师从来没有受过教育专业的培训，仅知传承过去“被教”的传统方法去“授教”。近几年来，各所大学都设置了教师成长中心（center for faculty development，CFD）或类似的机构，虽未臻完善但日渐成熟。

教育的工作是要由人性化的互动去催化智能的汲取与建立，电子计算机的惯性操作无法取代人脑心智的判断。例如，近年来盛行的一些e-PBL应用过分专注于e-化的手段，忽略了人与人的互动与沟通；就像是医疗行为应当结合患者的身心生活与感受去“医人”，而非动辄依靠科技仪器来“医病”。科技是达成教育目的（基础与临床）的种种工具之一，若不善于运用，以机械式的科技逻辑去作为教育与医疗的主流策略，则可能会影响学习者的自主性的思维及人性化的判断。

教育的成果，不能腐朽庸俗化、无意义地数量化与虚表地时尚化。

六、PBL 的前瞻语：为卓越奋斗

普及教育是为了造福群众，精致教育是为了培养精英，前瞻教育是为了迈向卓越。达到 PBL 的普及性，精致性及前瞻性尚有一段漫长崎岖的路要走。PBL 的沿革已经迈入了一个缓慢的历史流程。采纳、坚持及永续 PBL 教育主要的绊脚石是源自传统教育根深蒂固的弊病。若对 PBL 理念一知半解，自以为是，又会陷入传统教育思维的泥沼，甚至无法自拔。教育的目的若没有清晰的理念来指引流程，目标靶向就不够明确，教与学很可能变成无的放矢，建立不了预期的成效。PBL 的理念有很明确的发源地及产生的历史背景缘由去支撑，其教育成效亦有多元化教育研究的实证及时间的考验。PBL 可以说是当今高等教育黑暗路途中的明灯。

以下各部分代表本医学院老师在黑暗的 PBL 探索旅程中所点燃的明灯。

关超然

第二部分　PBL 的前期准备

PBL 实施五要素包括案例、学生、小组老师、场地、评价。要顺利实施 PBL，就要做好以下五方面准备：案例撰写、学生培训、小组老师培训及会议、小组讨论教室的确定、评价方法的建立。

一、案例撰写

案例撰写是实施 PBL 的基础，即“问题导向学习”中的“问题”。好的案例，要包含 P（群体－社区－制度）、B（行为－习惯－伦理）、L（生命－自然－科学）三个层面的内容，能涵盖不同学科（横向）和基础与临床（纵向）的整合思维，同时可以激发学生的学习热情。撰写案例主要包括以下三个步骤：

1. 确立学习目标

撰写案例前，首先要确立课程的学习目标，确定其涵盖的层面，然后再寻找合适的案例，撰写成合适的 PBL 案例。

2. 撰写案例

PBL 的案例是一种情境的表现，而非平铺直叙的记录性的病例。案例中语言应有目的性，精练而生动。撰写时，要根据学习目标，针对学生的程度撰写。所写的每句话都有其目的性，尽量不要纳入细枝末节（除非有特定的学习目的），以免学生纠结于细枝末节，在讨论问题时牵涉过广或钻牛角尖。

3. 编写教师指引

教师指引的撰写，可以使不同小组老师所带的小组最终都达到一定的学习目标。一些教师指引为了补充教师专业知识的不足，涵盖了犹如讲义的知识，这是错误的做法。教师指引的目的在于为帮助学生学习态度及方向的确立提供提示。每个案例最好不超过 12 页。

二、学生培训

PBL 成功实施的关键因素是学生。PBL 与传统的学习方法之间有很大的差异，因此在 PBL 实施前，要对学生进行培训。让所有的参与者都充分了解 PBL 的理念和实施方法，让学生明白自己应该如何学习，同时还要进行提问技巧、文献检索等方面的培训。

可以用讲座、示范、视频及实际演练的方式进行。

三、小组老师培训及会议

PBL 小组老师要经过培训，不仅了解 PBL 的理念，更要对讨论过程中的管控技巧进行培训。小组老师要转变观念，明白自己的角色不再是“教”，而是帮助学生“学”。

PBL 讨论是由各个小组的同学在不同的小组老师引导下进行的学习，小组和小组之间相对独立。但是小组老师之间，在 PBL 讨论的前后通常要有小组老师会议。PBL 讨论前通常由撰写案例的教师描述案例撰写目的、要求达到的学习目标等；课程实施后小组老师可以讨论带教过程中遇到的问题，讨论解决办法。

四、小组讨论教室的确定

PBL 讨论时一般为 6~10 个学生一个小组，所需教室空间可以较小。讨论进行时要求学生能够有目光接触，因此教室里要有一张能够使学生围坐成一圈的长桌，同时要有一块可供记录的白板。讨论过程中并不提倡学生一边讨论一边上网查阅资料或者翻阅教科书，这样会干扰讨论的进程。学生自主学习放在课堂讨论完毕后，因此并不需要教室中配备计算机和网络。小组老师应与学生坐在一起，让学生感觉到老师也是小组的一份子，增加学生对老师的认同与接受。

五、评价方法的建立

PBL 学习的过程不同于传统大课，学生要自己发现问题、解决问题。而传统大课的评价方法只能考核学生知识的掌握程度，并不能评价其他方面的能力。因此要建立合适 PBL 的评价方式，才能了解学生是否达到了预定的学习目标和能力。小组老师不仅给成绩，还要详细描述每位学生学习的情况并给予具有针对性的反馈与建议。

评价包括学生自我评价、学生和学生之间互评及学生对小组老师的评价。评价的方式应在第一堂 PBL 课就让学生明确地知道。

辛　岗

第三部分　PBL 的流程与步骤

经典单一案例 PBL 课（两幕）在 2 周内分次实施：每周安排 2 次讨论，分别安排在周一和周四（或周二和周五），每次时长 2~3 小时。

PBL 基本流程与步骤简介如下：

1. 参与小组老师和学生轮流自我介绍（1 名小组老师，6~10 名学生）。

2. 小组老师简单讲解 / 复习 PBL 基本程序、规则和方法。

3. 由学生选出 1 名记录员（原则上由组员轮流担任），记录的同时参与讨论，在白板上呈现并初步整理讨论内容。

4. 小组 PBL 步骤：详见下表。

5. 评价与反馈：包括学生对自我、其他学生、带教小组老师和 PBL 过程的评价与反馈，以及小组老师对学生和 PBL 过程的评价与反馈。

评价与反馈环节至关重要，无论时间是否超时，这个过程都不可省略，在 PBL 课程结束之前一定要执行此环节的活动。

6. 如时间充裕，由小组自行决定是否进行总结环节，即简要总结学习成果，回归并审视案例问题，明确问题解决成效。

进程	目的	步骤
第 1 次讨论	发现问题，设定目标，制订时间管控方案	1. 研读案例，归纳事实，澄清概念，找出线索 2. 列出并明确要探讨的问题（需达成共识） 3. 就问题进行头脑风暴（基于现有知识和认知进行讨论） 4. 分析问题，提出并最终整合形成用于解释问题的假说 5. 围绕假说，明确学习议题 6. 讨论已有知识是否足以解决所列问题，以此确定尚待学习的范围 7. 回顾步骤 4~6，共同制订出明确、具体、相关、预期能够实现的学习目标，并按重要性依次排列

（续表）

第 1 和第 2 次讨论之间	查证，研读，分析，求解	8. 小组成员各人自行搜集资料和信息，每个成员的学习任务应覆盖与学习目标相关的全部议题，避免以省事省时为动机的任何形式的任务分配和包干行为
第 2 次讨论	分享，求证，讨论，批判，总结	9. 将个人学习成果（信息来源和内容）在小组内以口头讲解配合白板书写的形式呈现，并进行互动性讨论，包括分享困难、寻求解决 10. 小组通过团队合作，尝试应用所学新知识共同解决或分享第 1 次讨论所设定的问题及相关探讨

龙 廷

第四部分 PBL 小组老师的角色与职能

一、PBL 小组老师的角色定位

PBL 小组老师以引导小组学习为唯一工作目标。其作用是帮助成员学习，达到课程设计所要求的由学生自己领悟体会并提出、整理预期学习目标。PBL 小组老师的责任与传统大课老师以知识传授为主要任务的特点大不相同。在整个 PBL 讨论过程中，除非必要，老师无需主动提供知识咨询，而是作为一名旁观者，协助引导并评价、反馈小组学习，在激发小组学习讨论动力及引导讨论方向上发挥作用。

二、PBL 小组老师的角色内涵

一名 PBL 小组老师要具备以下特点：

1. 充分准备，了解 PBL 课程学习目标、课程相关架构及各种学习资源。

2. 激发友好开放的 PBL 讨论气氛，鼓励提高讨论效率的行为。

3. 识别 PBL 小组成员中每个学生的特质和成长背景。

4. PBL 过程中要适时干预，但避免发号施令。

5. PBL 过程中机智敏捷地处理难题（非知识层面难题）。

6. PBL 讨论结束时，要鼓励小组成员勇敢回顾自己的表现，同时小组老师也要随堂进行自我反思。

经过培训，各种专业及职级水平的教师都可以成为 PBL 小组老师，当然，案例在自己专业范围内时，小组老师会有“安全感”。按照 PBL 规范要求，小组老师的职责是提供学习帮助，他们的背景知识和经验，无论是来自于一线教学、基础研究还是临床实践，都有助于促进 PBL 小组的学习。尽管如此，各学科专家们在执行 PBL 小组老师职责时，要注意角色转换，充分扮演促进性角色而非发号施令者。

三、PBL 小组老师的必备技巧

1. 保持开放与信任的氛围，鼓励 PBL 小组成员间互动。有效的互动技巧，如眼神交流，友好、礼貌的态度和尊重等方法，是营造和谐学习氛围的基本功。

2. 引导学生建立健康的学习态度、运用有效的学习方法、遵循正确的学习方向。避免过分浸淫在知识层面不可自拔，使得 PBL 演变成小组教学或单纯的知识传授。小组老师应注意引导小组讨论的内容不要偏移主题，要提醒学生时刻围绕着预先确定的学习目标进行。

3. PBL 强调学生主动学习、自我引导并寻求所需知识，勿将“PBL 案例教师版”中既有的文献或参考数据和盘托出。鼓励学生探究如何根据预先确定的学习目标和问题去获得相应知识、解答问题，以达到既定学习目标。鼓励学生尽可能从专业网站及医学学术期刊上去寻找适用的数据和证据，以补充现有医学教材的不足。

4. 提高小组讨论效率，保持小组学习过程畅通无阻。

（1）讨论之初，可提示小组先行设立讨论计划。

（2）讨论进行过程中，如发现有影响小组讨论流程通畅的问题，要提醒（或暗示）小组成员给予注意，要立即处理 / 改善这些问题。

（3）督促学生随时监控小组学习情况。每个问题讨论结束时，鼓励小组成员对讨论全过程进行回顾，及时进行自我反思，以提高整体表现。

（讨论过程中常见问题及来源和解决方法，请参考第六章。）

5. 综合评价学生表现。小组老师应当熟悉本校评价策略，并及时对每位学生和（或）整个小组表现进行形成性评价（用于反馈）或终结性评价（确定进展）（详细资料见第六章。）

四、PBL 小组老师的观察项目

在小组讨论过程中，小组老师要同时观察 / 注意什么样的讨论内容和流程呢？要随时保持与学生间的眼神交流，注意学生肢体语言，营造安全有效的学习环境。要时刻注意团队学习动力，如有问题要及时提醒并做处理。详见下表。

观察项目	不同表现形式
参与度	● 参与度高者，参与度低者，沉默者 ● 参与度“转移现象”：参与度高者突然默不作声，或参与度低者突然滔滔不绝
影响力	● 霸道型：试图用个人意志或价值观影响其他组员；或促使其他组员接受自己的决定 ● 和事佬型：持续避免在小组中发生冲突或不愉快；或在给予其他组员反馈时，只说动听的好话而避免指出缺点和错误 ● 放任型：退缩，漠视、不关心小组的活动 ● 民主型：试图让所有小组成员参与讨论或决定过程；可以开放地接受别人的批评和反馈；当小组张力紧绷时，试图以正性解决问题的方式处理冲突
小组氛围	● 友善和谐 ● 以学习任务为导向，令人满意 ● 小组成员很投入 ● 个别组员引发冲突并造成不和谐
组员情绪	● 正面情绪：稳定、兴奋等 ● 负面情绪：愤怒、受挫、防御、竞争等
小组认同感	● 小组之中存在“次小组”现象，个别成员置身于讨论之外 ● 成员时而“进入”、时而“退出”小组讨论
做决定过程	● 所有成员共同参与决定过程，达成共识 ● 少数组员做出决定意见并径自付诸执行（未征求其他成员意见） ● 做决定过程中，有个别成员贡献未得到响应或认识

（续表）

规范	● 存在讨论禁忌 ● 只能接受正面情绪表达 ● 成员间过于谦让，轻易接受彼此意见
讨论点	● 是否聚焦在问题上，是否跑题 ● 小组讨论主题跳跃

吴　凡

第五部分　PBL 实施中的评价与反馈

PBL 强调以学生为中心，注重学生学习过程，目标是培养学生主动学习、终身学习能力。学生要对自己的学习过程及结果负责。因此，PBL 评价方式也必然异于传统以知识考核为主的终结性评价模式。PBL 更注重小组讨论课结束后的即时反馈，为学生提供改进其个人行为和态度最有效的意见和建议。

一、形成性评价和终结性评价

形成性评价和终结性评价是两个重要的概念。传统教育常用以笔试为主的考试形式，以此将学生学习成果优劣进行分类，便于施教者判断或奖惩，此种评价形式称为终结性评价。终结性评价的目的是对学生学习成果进行判断。PBL 采用多元化形成性评价模式，其目的是帮助学生改进学习过程。诚如每次 PBL 小组讨论后学生自我以及对组内同学口头评价、小组老师给学生即时口头反馈等，都可以帮助学生认识和保持自己学习过程中的优点，发现不足，并利用小组老师在即时反馈中提供的建议改进学习方法，调整学习方向。

二、PBL 中常用的面对面即时反馈、评价表的应用

1. 形成性评价之一：即时口头反馈

（1）目的：帮助学生、小组老师发现自己的长处和短板，指向性地扬长避短，积极地优势互补。

（2）形式：每次 PBL 小组讨论结束前，都需要利用 10~15 分钟时间进行学生对自我、组员、小组老师及小组老师对组员的面对面反馈。

该反馈也可以利用评价表进行（自我评价、同伴评价、小组老师评价学生、学生评价小组老师）。不过常因为时间紧迫，在讨论结束后行即时口头面对面反馈。

（3）反馈技巧

1）口头评价注重客观性观察，而非基于主观性推论，注重使用描述性语言而非判别性词句。无论正面还是负面评价，都要根据评价者（小组老师或其他指定人）观察到的场景，引用被评价者的语言，有针对性地进行评价。

2）多使用正性语言进行评价。

3）分享经验，避免说教。

4）尽量以各种数据 / 证据示人，不宜用解答或解决方式。

5）反馈内容要对被评价者有所裨益，而非反馈者的个人情绪发泄。

6）给予对方的建议应充分考虑对方能够接受的程度。

7）应适时适地提出反馈，以减少个人伤害。

8）反馈时宜着眼于“对方所说”，而非“为何而说”。

小组老师应特别留意学生间相互评价与反馈时所持的态度，及时善意地纠正不适当的行为、语言及态度。

2. 形成性评价之二：PBL 评价表（表 1~ 表 3）

（1）目的：在即时反馈前形成系统评价，保留资料以形成学生学习档案，也可形成量化测量参数，用于未来终结性评价。

（2）形式：可以在每次 PBL 结束前进行；也可在课后填写网络评价表（非即时反馈，效果略逊）。

（3）注意事项

1）如果需要为终结性评价提供参数，学生应该提前知道评价方法。

2）应进行阶段性总结并为学生提供相应阶段性反馈，帮助学生认识自己的优点，知晓急需改进的方面。

3）基于不同目的和使用便利，形成性评价和终结性评价两者可结合使用。

4）评价表填写比较费时，学生若无耐性或不负责任填写，会影响评价信度和效度。因此，评价表需谨慎设计。

5）评价分数要赋予整数值。

表 1　PBL 学生评价表（教师版）

班级＿＿＿＿　小组＿＿＿＿　小组老师＿＿＿＿　日期＿＿＿＿

评价项目	学生姓名									备注
1. 参与程度										
2. 发言有效性										
3. 团队合作及沟通能力										
4. 资料准备										
5. 领导力 / 同理心										
总分										

总体反思

优点：

缺点：

建议：

附：评价项目细则（计分均为整数）

项目	0 分	1 分	2~3 分	4~5 分
1. 参与程度	缺席	无：出席但完全/几乎没有参与讨论	参与：但非主动，在同学或小组老师的暗示或督促下参与	积极参与：主动分享自己的观点，积极补充同学发言，观察组员行为并提出反馈
2. 发言有效性	缺席	无：附和其他同学，没有个人观点，发言少	一般：发言简洁度、完成讨论目标能力不足； 或仅复述资料，缺乏个人观点陈述； 对他人发言无法提出意见和建议； 对推动小组讨论进程缺乏帮助	有效：发言简洁，目标明确； 对其他组员发言能提出个人意见或补充，提出的观点可以积极推动小组讨论进程； 能够对组员提供有效反馈
3. 团队合作及沟通能力	缺席且没有参与课前小组准备活动，由小组同学界定	差：参与课前的小组准备活动，课上没有有效互动、合作	一般：课前、课上比较积极地参与小组讨论和活动； 组员与其相处比较愉快	好：在讨论陷入困境时能够协调组员找到目标、摆脱困境； 有明确的小组目标并为之服务； 组员对其合作能力评价高
4. 资料准备		简单：复制和复述； 资料来源缺乏可靠性	归纳总结：进行了资料整理，分析了各类资料的可靠性并有所选择	内化：资料来源可靠，发言时可以脱稿、画图演示
5. 领导力/同理心		无：出席但没有表现出领导力或同理心	有：时间控制好； 明确小组目标，并提示组员注意讨论进程； 主动提出与“社会”“行为”相关的学习目标； 对案例所描述情境可以“将心比心”地进行分析	优秀：有明确的团队目标，在关键时刻引领任务进程； 组员对其领导力评价高； 对案例中患者所处境地进行换位分析，并积极寻找资料、提出有效解决方案

表 2　PBL 小组老师评价表（学生版）

班级 ________　小组 ________　小组老师 ________　日期 ________

序号	项目	（1）非常同意	（2）同意	（3）无意见	（4）不同意	（5）非常不同意
1	小组老师清楚本案例学习目标并有意识地引导学生完成					
2	小组老师通过问题引导学生进行逻辑性、批判性思考					
3	小组老师常用鼓励性话语激发学生探索知识的兴趣					
4	小组老师表现出良好的职业素养，包括着装、言谈、伦理等					
5	小组老师能够给予学生有效、具体的反馈，帮助学生认识自身优点和改进点，并指出改进学习的方向					

请提供您对小组老师其他的建议事项或意见：

1. 主要优点有哪些？

2. 主要缺点有哪些？

3. 下次小组讨论您认为小组老师应该做些什么或不做些什么，以便加以改进？

表3 PBL讨论学习评价表（团队及自主学习的反思与互评）

班级＿＿＿＿ 小组＿＿＿＿ 小组老师＿＿＿＿ 日期＿＿＿＿

序号	项目	（1）非常同意	（2）同意	（3）无意见	（4）不同意	（5）非常不同意
1	本组同学参与度良好					
2	同学之间互动良好					
3	本组讨论之进行流程顺利					
4	讨论内容有系统性、组织性并充实					
5	本组同学均认真搜集资料					
6	同学们的学习兴趣高昂					
7	本组同学大多能达到预定学习目标					
8	对学习方法、思维能力培养有帮助					

1. 您认为自己在本案例讨论中：

（1）最突出优点和能力各是什么？

（2）与上个案例比较哪些方面已有实质性改进？哪些还需改进？

2. 您认为哪位/几位组员最值得钦佩？最值得钦佩的地方是什么？

3. 您认为哪位/几位组员还需要帮助？需要帮助的地方是什么？

林常敏

第六部分 PBL 实施中的常见问题与解决建议

问题 1. 小组不知从何开始，不知道该做什么，可能呈现些许焦虑和寂静，却看不出任何预备进行讨论的热诚，您怎么办?

建议 1：在给小组发资料前，指定两名同学分别作为组长和记录员（每次指定同学时，本着公平原则，轮流担任），而组长必须提前准备这次讨论，默认每次讨论可以由组长开始，这避免了开场时冷场。讨论可以以组员快速朗读资料形式开始，既熟悉了讨论内容，又带动了积极性。

建议 2：可以在冷场时抛出问题引导学生，或者学生出现冷场时，可以针对那个冷场问题进行评价或解答或留予某位同学课后查找等方式以越过该冷场点。同时也可以从讨论过程中了解哪位同学积极性较高，可以指定该同学发表其看法。

建议 3：带动每位同学，让每位同学都开口说话，无论对与不对，都应该先肯定其发言，针对其观点，再进行评价。组长在讨论过程中必须带动发言比较少的同学，避免发言两极分化现象。（孟勇）

问题 2. 小组中有两位学生质疑问题导向学习的价值，他们认为参加小组讨论并预备讨论资料是浪费他们时间，尤其是在考试期间。您怎么办?

建议 1：合理分配课后任务，以减少学生学习压力及 PBL 花费的时间。

建议 2：通过成功的 PBL 演示，体现出 PBL 的价值，让学生感受 PBL 的优势。

建议 3：进行讨论内容的有效记录及资料规范整理，可以作为学生考试复习要点，贴近学生考试内容。（孟勇）

问题 3. 虽然您很努力，小组还是无法发挥功能，小组学生们表现沉默，不专心听别人意见，整个讨论没有清晰的思路，没有热情，您怎么办?

建议 1：讨论前告知学生，完整聆听其他同学意见，不打岔，不一棒打死，先肯定后评价并发表自己观点。

建议 2：及时发现小组讨论方向是否偏离主题，及时导回。

建议 3：讨论期间，可以提示组长或者记录员及时对已讨论问题及记录资料进行整理，以突出讨论主线，理清思路。（孟勇）

问题 4. 在小组讨论中有一位学生针对讨论问题提出了一个显然不合逻辑的假设，您怎么办？

建议 1：相信学生们的自我修正能力，暂不干预，给学生们适当时间让他们自我发现问题。通常情况下，对于某位同学提出的显然不合逻辑的问题，其他同学会很快给予否定或经过简短讨论后予以否定。

建议 2：如果较长时间（超过 5 min），这个显然不合逻辑的假设没有被否定，甚至错误引导了讨论方向，可以参照教师版案例（tutor guide）建议的“提示问题”对学生进行提示，以纠正讨论方向。

建议 3: 如教师版案例未列出相应学习目标的“提示问题”，小组老师根据现场情况，按照能够引导学生讨论达成学习目标所给予最小干预原则，对学生进行适当提示。同时，记录和标注有关提示问题，反馈给教师版案例撰写者及有关人员，以便进一步完善教师版案例。（王革非）

问题 5. 小组读完学生版案例第一部分，在简短讨论后，有部分学生反映他们找不出重要问题，除非有更多资料，您怎么办？

建议 1：对照教师版案例，按照建议的“提示问题”，对学生进行适当提示。

建议 2：小组老师根据现场情况，按照能够引导学生讨论达成学习目标所给予最小干预原则，对学生进行适当提示。例如，提出少量关键词，或者用提问方式让学生们关注有关线索等。同时，记录和标注有关提示问题，反馈给教师版案例撰写者及有关人员，以便进一步完善教师版案例。（王革非）

问题 6. 小组读完学生版案例第一部分，学生们认为他们已经抓到重点且有合理解释，因而觉得这个案例没有必要再讨论下去，您怎么办？

建议 1：小组老师在确认知晓学生讨论进度情况下，对照教师版案例，评估学生是否已经完成第一部分学习目标。如果是，则继续进行学生版案例第二部分。

建议 2：对照教师版案例，对学生未达到或讨论的学习目标，按照建议的“提示问题”，对学生进行适当提示。

建议 3：如教师版案例未列出相应学习目标的“提示问题”，小组老师根据现场情况，按照能够引导学生讨论达成学习目标所给予最小干预原则，对学生进行适当提示。同时，记录和标注有关提示问题，反馈给教师版案例撰写者及有关人员，以便进一步完善教师版案例。（王革非）

问题 7. 在小组讨论中学生们列出一些和案例相关的重要问题，但学生们并未就这些问题做进一步讨论，也没有记录在学习目标中。学生们直接决定提早下课去图书馆查数据，您怎么办?

建议 1：称赞学生很有效地列出了问题，节省出很多额外的时间。

建议 2：建议学生应该将列出的问题做分类，方便课后研究。

建议 3：建议学生应用他们已有知识来试行讨论已归类问题，找出不足之处，进而按照不足，安排与落实研究。（张国红）

问题 8. 小组中如有学生选择一个不契合案例的问题作为讨论后的研究功课，您怎么办？

建议 1：建议学生从“不契合案例的问题”讨论中可学习到东西。

建议 2：告知学生对不在预定学习目标的问题进行讨论可能干扰整体学习流程。

建议 3：咨询学生意见，以学生自主方式判断已设立的问题与案例学习目标的关联性，并重新梳理案例内容，达成共识。（张国红）

问题 9. 小组正在热烈地进行切题且具启发性的讨论，但其中有两位学生因为不认同讨论方向而觉得被孤立，您怎么办?

建议 1：邀请这两位不同观点同学阐明自己的观点，减小其心理包袱；邀请组员对这两位学生所提观点做一定的阐述与反馈，分析其对切题讨论所带来的贡献。

建议 2：继续利用小组团队力量去正面影响他们，使其积极参与讨论。（张国红）

问题 10. 小组中因为学生对重要问题看法有不同意见而发生冲突，您怎么办？

建议 1：小组老师先将发生冲突学生的情绪稳定下来，再询问引发冲突的原因。

建议 2：在顾及双方情绪和感受情况下，提出自己的意见以解决引起冲突的问题。（陆军）

问题 11. 小组于讨论结束后进行评价时，有一位学生认为在小组讨论中学生们轮流发表所学的方式很无聊，另一位同学也附议，您怎么办？

建议 1：可以征求全部学生意见，认为以什么样的方式来发表所学才会觉得不无聊。

建议 2：可以采取抽签等更有兴趣性的方式。如果其他大部分同学认为这样还好，可以引导他们遵循少数服从多数的处事原则。（陆军）

问题 12. 在小组中有一位学生明显地主导整个讨论进程，然而他和其他学生共同分担责任，每次参加小组讨论前也都充分准备，您怎么办？

建议：表扬该同学的学习态度，并倡导向他学习。把主导讨论学生引导到自己意见中来，再把问题丢给另一个学生来讨论。（陆军）

问题 13. 小组中一位学生一直不太参与讨论，表现“安静”，您怎么办？

建议：其实大多数看似不参与讨论的同学，也并非真正“置身事外”，一般他还是能倾听其他同学发言。之所以表现“安静”，一是性格内向，不善于表达；二是没有充分准备，害怕自己讲错，不敢表达。无论怎样，这正是 PBL 让他成长的地方，小组讨论正是给他提供一个表现自我、阐述观点的环境和机会，一般在 PBL 开始时，小组老师就先阐明 PBL 的特点，鼓励同学积极发言。如果该同学依然“安静沉默”，教师可就某个问题直接提醒，如“关于 ×× 问题，刚才张 ××、刘 ×× 等讲了自己的观点，李 ××，你有什么看法？”大多数情况下，他会讲出自己的观点，但注意他一旦开口，老师一定要给予肯定，多说一句“还有吗？”鼓励他继续讲下去。如果他依然不开口，我认为不要逼他，暂时忽略过去，以免他太尴尬。还可以利用最后“总结反馈”环节，了解他个人的想法和困难，不论是什么原因，小组老师都要帮助他解决困难，给他鼓励，即使他在本次讨论中一言未发，也要肯定他认真听取他人发言，为他加油，让他下次努力！（吴丽萍）

问题 14. 在某一次小组讨论中有一位学生缺席，事先并未告知任何同学，也没向您报备，在下一次小组讨论中他出席了，但同学们并未提及上回缺席的事，您怎么办？

建议：一般小组成员不超过 10 人，如有缺席，讨论前小组老师应该能够了解，可向学生简单询问，至少让学生知道您了解情况，但不可花费很多时间。下次讨论时小组老师可私下向缺席者询问情况，如果对 PBL 有看法，可沟通；如确有急事，可谅解；但告诉他应告知同学或老师，并询问他对错过的学习目标是否了解。（吴丽萍）

问题 15. 小组讨论问题正巧是您的专长，您怎么办？

建议：所讨论的问题是自己专长，并没什么不好。但要注意，一定要按教师指引要求，引导学生完成各项学习目标，切不可发挥专长，信马由缰；更不能按自己意愿进行“演讲”，让学生变成“听众”；也不能在讨论中总说“错了，应该这样、那样……”这就背离了 PBL 的要求。（吴丽萍）

问题 16. 小组中有学生向您反映您过度掌控小组讨论，而不让学生自己做决定，您怎么办？

建议 1：感谢学生提出意见，承诺在以后讨论中充分注意掌控度，同时，也会在小组讨论偏离主题时适当提醒。

建议 2：建议学生监督小组老师，当掌控过度时，给予提醒。（李伟中）

问题 17. 在学期第一次讨论中，学生向您提问课程将如何打分，您怎么办？

建议：告知学生，有统一的评分标准对学生 PBL 课前准备、讨论中表现进行评分。（李伟中）

问题 18. 学生不愿在公开场合给予小组老师表现以反馈，您怎么办？

建议 1：首先向他解释他的反馈不会影响小组老师对他的评分，并且还可以帮助小组老师在接下来讨论中做得更好。

建议 2：如果他仍然不愿意，也可以选择私下或者 E-mail 进行反馈。（李伟中）

第七部分　PBL 常用资源

一、中文参考书

1. 关超然，李孟智 . 问题导向学习之理念、方法、实务与经验：医护教育之新潮流 . 北京：北京大学医学出版社，2015.

2. 黄钢，关超然 . 基于问题的学习 (PBL) 导论：医学教育中的问题发现，探索，处理与解决 . 北京：人民卫生出版社，2014.

3. 徐平 . PBL 我们的思考与实践 . 北京：人民卫生出版社，2015.

二、英文参考书

1. Amador JA, Miles L., Peters CB. The practice of problem-based learning: a guide to implementing PBL on the college classroom. Bolton, MA: Anker Publishing Company, 2006.

2. Barrows HS, Tamblyn RM. Problem-based learning: An approach to medical education. New York: Springer, 1980.

3. Barrows HS. How to design a problem-bases curriculum for preclinical years. New York: Springer, 1985.

4. Davidson JE, Sternberg RJ. The psychology of problem solving. Cambridge: Cambridge University Press, 2003.

5. Lambros A. Problem-based learning in middle and high school classrooms: At teacher's guide to implementation. Thousand Oaks: Corwin Press, 2004.

6. Ronis DL. Problem-based learning for math & science: Integrating inquiry and the internet. 2nd ed. Thousand Oaks: Corwin Press, 2008.

7. Savin-Baden M. Problem-based learning in higher education: Untold stories. Philadelphia: SRHE and Open University Press, 2000.

8. Savin-Baden M., Wilkie K. Challenging research in problem-based learning. Berkshire: Open University Press, 2004.

9. Savin-Baden M., Howell Major C. Foundations of problem-based

learning. New York: Open University Press, 2004.

10. Savin-Baden M., Wilkie K. Problem-based learning online. New York: Open University Press, 2006.

三、网站

1. http://cll.mcmaster.ca/resources/pbl.html
2. http://cmucfd.cmu.edu.tw/pbl_01.html
3. http://www.studygs.net/pbl.htm

附件六
PBL 学生手册（2018 版）

汕头大学医学院 PBL 学生手册

2018 版

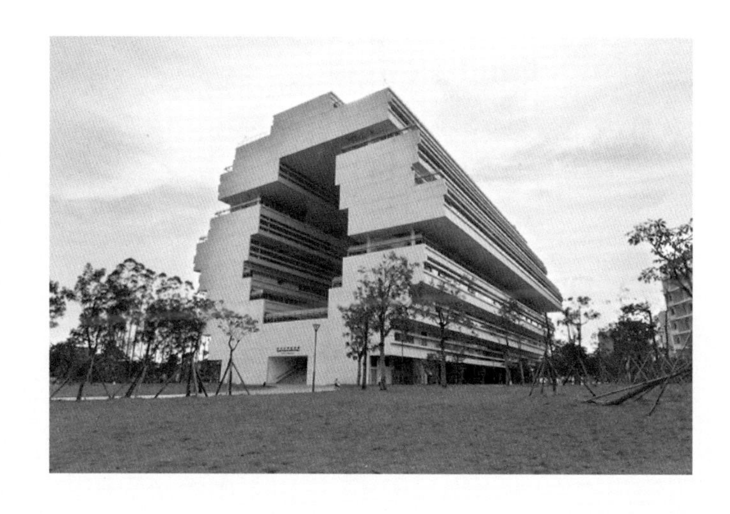

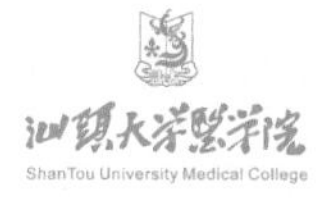

目 录

前言

2005 年的一天，温家宝总理看望了著名物理学家钱学森，与他谈到教育问题时，钱先生说：“这么多年培养的学生，还没有哪一个的学术成就能够跟民国时期培养的大师相比。为什么我们的学校总是培养不出杰出的人才？”这就是广为人知的“钱学森之问”。这一问题本身就十分重要，因为在日益全球化的今天，国家之间的竞争是杰出人才之间的竞争，说到底就是各国教育质量之间的竞争。因此，找到解决这一问题的有效方法更为关键，这关系到民族的前途和命运。

从 2002 年起，汕头大学医学院就开始实行医学教育的大胆改革，率先打破传统医学学科间的界限，建立了以人体器官系统为基础的整合课程体系。经过多年的实践，这一代表“以学生为中心”现代教育理念的措施和成效在 2009 年获得了教育部临床医学专业认证专家的认可。学院师生更是再接再厉，在全英文授课的医学教育在国内普遍前途惨淡的背景下，创建全英文授课班，引入美国执业医师资格考试（United States Medical Licensing Examination，USMLE），有效地扩大教育国际化的规模，在病理、临床技能、教师培训等领域创新，于 2014 年获得国家级教育成果一等奖。

中国的教育必须通过改革才能摆脱“钱学森之问”的局面。随着科技日渐进步和知识更新步伐的加快，学生了解和记忆知识已经不再是教育所追求的目标。培养具有深度学习、提出和解决问题能力，兼具岗位胜任力和创新能力的学生才是现代教育的宗旨。学校必须放弃将毕业生的知识水平、考试成绩作为衡量教育产出的一贯做法，而要将教育的长远效果——毕业生的潜力、职业素质和终身学习能力——作为最准确的衡量标准。因为前者是技术学校的目标，而后者才是能培养出大师的高水平大学的目标。

汕头大学医学院决心举办“主动学习班”，吸取国外先进医学院校（如加拿大 McMaster 大学）的成功经验，让医学生能有机会选择问题导向学习（problem-based learning，PBL）方式，在教师的辅导下，利用生活及临床的情景作为案例进行深度学习，培养学生自主学习、独立分析、有效沟通能力和团队精神。新教学大楼配备的符合 PBL 理念的优质设施也为这一教育改革措施的成功奠定了基础。

据我所知，在中国的医学院校中这是个创举。首先我必须感谢拥有“国家教育兴亡，你我匹夫有责”勇气和专业精神的各位同事，也特别感谢在亚太地区推广 PBL 理念和实践多年、获得同行尊重的关超然教授为我们把脉和指导。我更要感谢那些愿意加入“主动学习班”的同学，因为他们将为中国医学教育的发展提供最直接的数据和宝贵的经验。

“钱学森之问”是个重要问题。令人振奋的是，汕医师生将通过“问题导向学习”，为破解这一问题找到有效的解决办法。

原执行院长　边军辉

第一部分　PBL 的理念

一、PBL 的必要性：教育危机感

老师及学生们大概都很熟悉以下的说法：“知识就是力量。教育是为了奠定学生知识的基础，学校是学生汲取知识的场所，老师就是学生获取知识的源泉”。这就是近代“以知识为本，以教师为中心”的传统教育思维。在中国，很多的大学生，甚至于大学的老师，至今还对此深信不疑。为了印证这一教育理念，有人甚至引出了韩愈的《师说》。唐代被流放到潮汕的文人主张学院的老师就是应当“传道，授业，解惑”（《师说》：古之学者必有师，师者，所以传道授业解惑也……）。乍看，韩愈似乎也是推崇这种“以师为本，传道解惑”的师徒传授教育模式，但研读文章不应断章取义。“传道授业解惑也”这句后紧接着写道：“授之书而习其句读者，非吾所谓传其道解其惑者也。句读之不知，惑之不解，或师焉，或不焉，小学而大遗，吾未见其明也。巫医乐师百工之人，不耻相师；士大夫之族，曰师曰弟子云者，则群聚而笑之……古之圣人，其出人也远矣，犹且从师而问焉……”可见，韩愈其实并不主张这种教育理念，而是认为学习不应是“读死书，表面理解”（句读）；表象化的阅读很容易造成断章取义（小学）；太专注在繁文细节的内容又会失去大方面具体概念的掌握（大遗）。所谓“惑不解则道不知”，学习 / 读书应深入思考，句句咀嚼，主动剖析，方能有所进益。与有领导阶级地位的人士不同，学医学工艺的人士都不以互动学习、求教发问为耻（不耻相师；从师而问）。韩愈在《师说》中还引入了孔子的教育观，“圣人无常师。孔子师郯子、苌弘、师襄、老聃。郯子之徒，其贤不及孔子。孔子曰：三人行，则必有我师。是故弟子不必不如师，师不必贤于弟子，闻道有先后，术业有专攻，如是而已”。韩愈清楚地表明任何人都可以做自己的老师，不会因为对方的地位贵贱或年龄影响自身学习的心志。这与孔子所说“古之学者为己，今之学者为人”不谋而合，形成了今天“自主学习”教育理念的雏形。

传统教育思维风行百年，却逐渐偏离了古人的初衷，甚至步入歧途，最终落伍到跟不上现代生活的节奏，也不符合现代生活的需求。知识（knowledge）已经不再是力量，仅是辅助能力养成的一种载体，能力（competency）才是最核心的力量。教育不仅仅是为了教授和汲取知识，更是为了品德素养的孕育以及典范人才的培植。现代的科技（互联网、平板电脑、手机等）已将学校课堂大众化、平淡化（MOOC），缩小化（小组、团队、微课学习等），翻转化（翻转教室）及灵活化（不受时、地、空的限制）。资源

的普及和学生知识需求的多元化使得学校课堂不再是求知的唯一平台，老师也不再是学生求知的源泉。对老师及学生而言，现今科技的飞速进程已经使得知识的非线性的生产超越了大脑本质对知识直线性的吸收，在这一现象必定会与时俱增的背景下，教育避免不了会有天翻地覆的改变。问题导向学习（PBL）不是唯一但却是目前最有效的学生自主学习理念平台。当然，PBL 必定要做到以学生为中心，才能够让学生发展自主；PBL 强调的是学生的学习，而非依靠老师的教授；PBL 注重的是对生活中的问题进行探索与解决，而非死记与生活脱节的枯燥知识；PBL 依靠的是小组团队多元化的动力，建立合作沟通的互动学习。一味盲目庸附于传统的知识传承不再是积蓄力量的宝典，而是一种造成教育危机的落伍理念。PBL 经验流程所赋予的能力才是生活里永续的力量，更是终身学习的机会。

二、PBL 的正其名：名正则言顺

PBL 在字面上的定义是 problem-based learning（问题导向学习），其命名来自首创 PBL 的加拿大 McMaster 大学医学院（下文简称麦大）。但在教育上的定义却具有更深奥多元化的内涵，麦大把 PBL 定义为一种教育哲学并称之为“McMaster philosophy”。PBL 在美欧经过了三十多年岁月才登陆亚洲，对 PBL 的诠译，在欧美日似乎更能得到大众的认同，而在华人世界里，由于翻译不当和自圆其说的扭曲，造成一些人对 PBL 产生误解。PBL 曾经很不恰当地被翻译为“以提问为本学习”及“以难题主导学习”。 其实，PBL 在教育学中正式的英文就有两种：problem-based learning 及 project-based learning。前者多用在高等教育以老师协导、学生自主为导向，而后者多用在中、小学教育或技术职业高校比较偏向老师主导内容的教学。若没有对 PBL 先做深入的研读，problem-based learning 中的“problem”的中文翻译本身就成了问题。虽然在进行 PBL 的过程中老师会鼓励学生提出问题从而进行主动学习，或者，老师会直接提出问题推动学生进行主动学习，再或者，老师利用有难度的问题激发学生进行主动学习，但这些对问题的把控方式都仅是 PBL 中管控团队动力的多种策略之一，绝非 PBL 中“problem”的本质。目前已经得到共识的 PBL 狭义解译是“问题导向学习”，这种学习模式更侧重于提高学生应对生活中各种问题的能力；包括了，但不仅是知识和技巧的灌输。PBL 中的“问题”就是将生活情境组成的案例作为学习的载体平台，可见，有效的教育策略应该与生活建立联系，所以将 PBL 翻译成“案例导向学习”也许更为妥切。事实上，“案例导向学习”在临床医学又很可能（事实上经常）被误解为对临床教学的病历的教学 / 分析 / 简报的学习（case-based learning）。更令人诧异的是，有人把 PBL 翻译为“问题导向教学法”，将 learning 诠译为 teaching（教学）。这些过于粗浅、狭义、缺乏深思的翻译，加上因为理念的偏差而产生的带有复杂后续性困扰的多种混杂式 PBL（hybrid-PBL）造成 PBL 理念的混淆与误解现象，像病毒般严重扩散。综上所述，要了解并真正做好 PBL，第一步必先正其名，然后才能思其义。

三、PBL 的叛逆性：反传统行为

PBL 是以学生为中心（学生对自己的学习规划负责），异于传统的以教师为中心（教师是学生汲取知识的源泉）。在学习的领域里，PBL 注重学习的过程（如何学及为什么学），而传统注重学习的内容（学什么及学多寡）。因此，PBL 的精神在于自主学习，而传统专注于促使被动学习。PBL 以小组讨论为学习形式，而传统则以大堂授课为基磐。PBL 以反馈为改善学习过程的评量理念打破了传统的科举考试制度遗留下来的弊端。在课程的规划上，传统式的教育理念只能组合（拼凑）科系和内容，而不能像 PBL 能统整（融合）多元化的观念与知识。不同于传统形式的推广教育或在职教育那种“终身受教”的被动学习，深入贯彻 PBL 的自主学习，不仅能达到终身学习的目的，还能升华至全人教育的境界。传统被动教授方法已属落伍，不能与现代的社会形态意识接轨，罔论在国际学术人才培育市场上激烈的竞争。PBL 的精神主轴在于“以学生为中心”的自主学习，教育若以“学生为中心”作为风向标，其实施才有可能达到学习自主化、生活化、全人化与整合化的成效。在这个信息爆炸、知识日新月异、学海无涯的时代，传统式的大堂课教学局限于教授古今知识作为学生知识的来源，以此来应对未来的概念已全然落伍并与现今的社会意识形态脱节。若未经过正规的 PBL 洗礼，有可能出现尽管老师明白在 PBL 的环境里应秉持“以学生为中心”并让学生“自主学习”的原则，不应授课教书，但一些欠缺经验的老师却会完全不言不语，让学生“天马行空”或“放牛吃草”，漫无目的地高谈阔论；或者有些老师让学生在固定的自修课（self-study）上阅读指定或分配到的教材或学习目标（这是老师主导的 directed self-study/learning），这也扭曲了 self-directed learning（学生团队自行主导学习，简称为自主学习）的真正意义。总而言之，在整体的近代教育理念中，PBL 是一个典型的反传统教育理念。

四、PBL 的发展史：跨越时与空

毫无疑问，在百年传统教育文化的笼罩下，PBL 反传统的教育理念需要经过千锤百炼的考验，才有出头的一天，这也反映出 McMaster 大学在医学教育创新过程中所经历的困难与辛酸。但是这一切也印证了一条不变的真理——只有懂得前瞻、勇于挑战、无惧失败的人或机构才能不断地创新、坚定地领导并推动一个新的纪元。McMaster 大学继 1965 开始策划 PBL 医学教育课程并于 1969 年正式实施后，经过不断地反思、修正及改善，于 1992 年又创建了举世皆知的循证医学（evidence-based medicine，EBM）。2004 年，在评价领域建立了以 OSCE 为架构的微站面试（multiple mini-interview，MMI）进行医学入学录取考试，以及测试个人医学知识进展的评价法（personal progress index，PPI），且均得到医学界的广泛采用。不难看出，PBL 的发展是不进则退的，也是与时俱进的。

McMaster 大学创立 PBL 以后，在十年孤独漫长的岁月中没有一所加拿大的医学院跟随 McMaster 大学的步伐，即使在美国，愿意试行 PBL 的大学也仅有 New Mexico 大学，在欧洲则以 Maastricht 大学为首，在澳大利亚则是 New Castle 大学尝试实施 PBL 课程。直到 1980 年医学教育改革之风才开始横扫欧美各国；20 世纪 80 年代，随着 PBL 研究文献的增多，PBL 逐渐受到关注并且快速席卷欧美，甚至冲击了当时世界级的大学龙头——哈佛大学。1985 年，哈佛大学医学院在 PBL 的理念基础上创建了“新途径课程”（New Pathway Curriculum），成为混杂式 PBL 课程的典范［即在传统以教师为中心的课程（lecture）中注入 PBL 的理念及小组讨论的方法］。

夏威夷大学医学院继哈佛大学后，在 15 个月之内由传统的医学课程改革成 hybrid-PBL 课程（请注意：与 McMaster 大学始创的 PBL 课程理念不同，大部分现行的 PBL 课程均是混杂式的 PBL 模式，这种模式中对学生自主学习的分量、方式、流程、评价及 tutor 师资的规定都参差不齐。由于在教育文献中对 PBL 没有一个中肯的定义，因此也形成了分析 PBL 实施成效研究的一片灰色地带）。值得注意的是，夏威夷是东西方文化的重要融合点，很多 PBL 的理念与实务是从这里传入亚洲的。

英国医学总会于 1993 年发布了一本称之为“*Tomorrow’s Doctor*”（明日医生）的教育白皮书，其中述及传统医学教育的种种弊病并提出具有针对性的改善方案，包括了 PBL 的学习态度（自主、自动、自律）及情境化的学习平台。这份白皮书在 1998 年被重申其重要性并回顾其影响力。它不仅刺激了英国高等教育界，也影响了一些过去以华人为主的英国殖民地（如香港、马来西亚及新加坡）的医学教育界。

两岸学术界对 PBL 的接受始于千禧年后，间接反映出中华教育文化存在墨守成规的保守特质。

五、PBL 的心头结：束缚下求变

PBL 理念突显了传统教育弊病的思维表现，而墨守成规的传统教育思维却又成了 PBL 理念的绊脚石，两者相互纠缠，最终形成了“心结”。由于 PBL 引发了对近代高等教育在根本理念上的反思，才会给全球的高等教育界带来无比巨大的冲击，让传统教育的盲目卫道者产生失去立脚点的恐慌。毫无疑问，要能够接纳 PBL 的理念必须舍弃一大部分近代传统教育的弊病，否则，PBL 的实施就会潜藏“挂羊头卖狗肉”的危机，成为一个带着“PBL 方法”面具而骨子里却流淌着“传统思维”血液的教学模式。混杂式 PBL 受国内外不少大学和医学院的青睐，因为一些 hybrid-PBL 仅是在依然庞大的传统制度下的一小撮课程 / 科目，是一种比较容易被接纳、能顾及两端的模式，但也很容易受根深蒂固的传统教育思维的牵制而无法推陈出新。这种“变”较容易被看到，却经受不住时间的考验，因为这种 hybrid-PBL 显示的“变”只是表面形式上的变，而不是内在实质上的变。近十年来，亚洲各国高等教育改革犹如雨后春笋，大学评估认证亦推展得如火如荼，因此很多大学在这近十年间不约而同地试行 PBL 也许并不是巧合。若大学或医学教育认证促使了对 PBL 的认同，这种认同就代表了酶促反应的“外源动机”（extrinsic motivation），即使是因为外源动机驱使而实施 PBL，也还是很有可能通过尝过了 PBL 的“清泉甘露”而激发了“内源动机”，所以采用混杂式 PBL 作为衔接过渡手段也未尝不可。这种转型（transformation）往往会在 3~5 年内发生，而且政策上也会跟着有震撼性的正面改变。倘若是仅流于形式的表面功夫，即使实施十年 hybrid-PBL 也不会使学生的学习态度或成效产生显见的成果。

传统教育之所以被称为传统，就是因为它不愿改变创新。历史很清楚地告诉我们，我们终其一生都在学习应变；我们的生死成败都与“变”息息相关。中华民族的传统中不乏优良的文化，但也隐藏着不少顽固的封建迷信和老旧思想。这些“旧”文化犹如沉甸甸的石头，在漫长的岁月中为传统筑成了难以穿透的铜墙铁壁。所以，突破传统是一条铺满荆棘的路，那些倒在这条路上的传授者们往往把自己教化学生之无能与无奈怪诸学生本质及中华文化，见怪不怪但也令人唏嘘。大部分的大学老师需要被重新打造或培训，因为大学老师从来没有受过教育专业的培训，仅知传承过去“被教”的传统方法去“授教”。近几年来，各所大学都设置了教师成长中心（center for faculty development，CFD）或类似的机构，虽未臻完善但日渐成熟。

教育的工作是要由人性化的互动去催化智能的汲取与建立，电子计算机的惯性操作无法取代人脑心智的判断。例如，近年来盛行的一些e-PBL应用过分专注于e-化的手段，忽略了人与人的互动与沟通；就像是医疗行为应当结合患者的身心生活与感受去“医人”，而非动辄依靠科技仪器来“医病”。科技是达成教育目的（基础与临床）的种种工具之一，若不善于运用，以机械式的科技逻辑去作为教育与医疗的主流策略，则可能会影响学习者的自主性的思维及人性化的判断。

教育的成果，不能腐朽庸俗化、无意义地数量化与虚表地时尚化。

六、PBL 的前瞻语：为卓越奋斗

普及教育是为了造福群众，精致教育是为了培养精英，前瞻教育是为了迈向卓越。达到 PBL 的普及性，精致性及前瞻性尚有一段漫长崎岖的路要走。PBL 的沿革已经迈入了一个缓慢的历史流程。采纳、坚持及永续 PBL 教育主要的绊脚石是源自传统教育根深蒂固的弊病。若对 PBL 理念一知半解，自以为是，又会陷入传统教育思维的泥沼，甚至无法自拔。教育的目的若没有清晰的理念来指引流程，目标靶向就不够明确，教与学很可能变成无的放矢，建立不了预期的成效。PBL 的理念有很明确的发源地及产生的历史背景缘由去支撑，其教育成效亦有多元化教育研究的实证及时间的考验。PBL 可以说是当今高等教育黑暗路途中的明灯。

以下各部分代表本医学院老师在黑暗的 PBL 探索旅程中所点燃的明灯。

关超然

第二部分　学生学习策略

一、理念与心理建设

1. 必须明确知道自己才是学习主体，必须对自己的学习负责，转变被动学习习惯和观念。

2. 明确 PBL 是一种主动和自我引导学习，从中养成愿意学习与终身学习的态度和能力。

3. 建立自信，相信自己能胜任主动获取知识并自我建构知识，明确小组老师不再是唯一资料库和知识库，也不必非听从小组老师指示和解答不可。

4. 接受并包容他人的批评。

二、明确责任与态度

1. 清楚自己的责任与任务，完成指定作业。

2. 不干扰教学过程。

3. 清楚、平实地陈述自己观点，避免表达方式粗暴、傲慢无礼和盛气凌人。

4. 主动参与并鼓励他人参与讨论。

5. 聆听他人意见，不随意打断他人。

6. 不断自我反思，质疑知识，求证知识。

7. 促进他人学习。

8. 持续付出努力，整个学习活动过程中要充分发挥主动性、自主性和创造性。

三、问题发掘与提出

1. 养成思辨习惯，确认已知知识，所有“未知”都可能是值得探讨的问题。

2. 提出的问题应围绕和聚焦主题，亦可适当提出其他更多衍生与相关问题。

3. 分析问题，并归纳出相关的观念、原理和可能机制。

4. 确定解决问题所需的知识。

5. 通过相互讨论，遵照知识与能力构建重要性对欲探索的问题进行排序，列出学习目标。

6. 合理安排和控制时间。

四、资料收集和整理

1. 须知并无提供给所有要解决问题的详细参考资料，PBL 的重要部分是必须发挥自己的技能去有效获取学习资源。

2. 选择适当的学习资源（包括数据库、书籍、期刊、光盘、视频与音频资料、网络、专家的指教），合理、有效地利用学习资源。

3. 有目的地查询资料、整理资料和仔细分析资料。

4. 整合新旧知识，并应用于解决问题上，看有多少问题能得到合理解释，看还有什么没有学到，所学能否应用到其他问题上，尽可能把所学做一总结。

附 1. 循证医学（evidence-based medicine, EBM）证据的分级

证据	等级	可靠性
专家意见、描述性研究、病例报告	V	可靠性最差，仅供参考
无对照系列病例观察	IV	可靠性较差，可供参考
有对照但未用随机方法分组的研究；病例对照研究和队列研究	III	有一定可靠性，可以采用
单个大样本随机对照试验结果	II	有较高可靠性，建议采用
收集所有高质量随机对照试验后作出系统评价或 Meta 分析结果	I	可靠性最高

附 2. 检索循证医学证据时选择数据库的步骤

1. 循证医学证据检索重点是各种数据库。

2. 根据临床问题选择相关最佳数据库，如评价干预措施疗效首选 Cochrane 图书馆（Cochrane Library）。

3. 检索二次研究资源（secondary sources，secondary journals）数据库，如 Evidence-Based Medicine、ACP Journal Club、Bandolier 等。

4. 检索经筛选或评价、收集随机对照试验或对照临床试验记录数据库，如 Cochrane 临床对照试验中心注册库（简称 CENTRAL 或 CCTR）。

5. 检索书目数据库，如 MEDLINE、EMBASE、中国生物医学文献数据库（CBMdisc）等大型、检索途径丰富的生物医学数据库。

6. 检索高质量原始研究文献期刊，如 *Lancet*、*BMJ* 和 *JAMA* 等综合性医学期刊和临床问题所涉及的相关专科期刊。

7. 检索临床实践指南，如 National Guideline Clearinghouse（NGC）等。

8. 检索高质量证据资源网站，如 SumSearch、TRIP 等；通过高质量搜索引擎检索相关数据库，如对 OMNI 进行检索等。

五、资源共享

1. 确认所提供资料的科学性和客观性，共同讨论及评估资料的来源及正确性，避免无效资讯干扰。

2. 简洁精准地提供个人所获得的知识，与同学分享，避免出现系列小型讲座。

3. 客观聆听同学所提供的资源信息，接受和肯定他人贡献，并思辨、质疑和求证。

4. 应针对不同论点，利用合适的参考资料，表达个人意见，以促进对某一问题的深入了解。

5. 积极提问以推动学习进程，体现 PBL 的团队合作型扩展性学习精髓。

黄展勤

第三部分　团队中不同角色的作用

采用小组讨论形式进行 PBL，并不是少数人凑在一起进行普通集体学习，而是一种问题导向式学习形式。这一学习形式的核心精神是各小组成员要团队互助，形成共同学习、共同进步的团队意识。团队中不同成员，包括小组老师、组长（可不选）、记录员和各普通组员，只有尽力发挥好自己的角色，并相互配合，PBL 才能有效地进行。下面是小组各角色的基本作用。

一、小组老师

每位小组老师会以尊重学生的态度，以帮助学生在团队中建立自信与积极发言，推动 PBL 讨论有效进行为宗旨。在整个过程当中，小组老师并不主动提供给你们或被动回答你们有关的知识或观点分析，也不会对同学的观点进行点评，更不会参与到学生 PBL 讨论当中。他只是作为一位 PBL 讨论旁观者、监督者和评估者。学生对于问题疑惑，对于未知知识，不应期待小组老师给予回答。学生必须通过自行搜集数据、相互研讨而达成共识、提出学习目标，并通过团队协作来解决问题。

二、小组组员

（一）PBL 课堂讨论

1. 提前到达小组讨论教室，准备教具，安排座位（通常可以按名单先后顺序安排座位，有利于小组老师认识和评价学生）。

2. 清点组员，自我介绍，在小组老师安排下，推选记录员和进程监督员，并参加讨论。

3. 各组员有义务逐段朗读并熟悉本次主题及内容。

4. 各组员需要就案例内容进行独立思考、分析，并积极参与讨论（包括积极提出问题、回答问题等）。

5. 组员有责任对其他同学的汇报进行点评、讨论，并引导较少发言者发言。

6. 讨论方向掌握：各组员有责任相互纠正偏离主题的讨论。

7. 各组员需要诚恳地接受他人的建议和批评，如果出现分歧，要注意态度，注重有效讨论，避免争执。

8. 课上互相观察，学习他人，给他人一些反馈和行为交流。

9. 控制讨论流程与时间（可以安排一位同学掌控时间和讨论进程），掌控进程的同学需要有一个讨论流程来监督整个讨论的进行，必要时给予提醒。

10. 由于缺乏组长，因此各组员本身要积极主动地、适时地归纳各组员观点并导出学习目标与结论。

11. 各组员均应自行分配及协调资料收集及报告。

12. 各组员有责任汇报个人资料搜集情况并发表观点。

13. 组员主动从小组老师处获得、发放和收回学生自我评价表、相互评价表以及小组老师评价表。

14. 各组员总结本次讨论结论、各位组员表现。

（二）记录员

记录并汇总大家所提出的问题，记录员本人也要参与到 PBL 讨论、资料搜集等中，发挥普通组员的作用。由于记录员可以有机会面对各组员，同各组员交流会更多，因此，讨论过程中，可以提醒状态不佳的组员及时参与讨论。反馈阶段也可以提供更多组员表现的信息，以帮助其他组员更好地参加 PBL 讨论。优秀记录者要求文字清晰，简洁连贯，排版之前对整个内容有总纲。为让大家都能通过记录员得到锻炼，每次讨论最好更换记录员，小组组员在各次 PBL 讨论中轮流担任。

（三）PBL 讨论后的资料搜集、汇总和整理

课后以小组形式查文献，以小组为单位活动，不应分工；不同人查阅检索能力不同，有强项的同学相互介绍经验。

资料收集后共同讨论及相互评估数据来源及准确性。第二次讨论前就学习目标初步达成一致。

小组组员角色技巧提示：在没有小组组长的 PBL 讨论中，最关键的是各组员要相互激励，以良好协调的状态组成团队，学习中发挥互助合作及团队精神，并在团队中发挥积极作用。

1. 相互鼓励，各组员要充分发挥自我意识、增强自信、独立收集数据、提炼出讨论论点，而后共同制订学习目标。

2. 各组员均对 PBL 讨论有使命感，均应具有一定责任与权利，促使小组成员组成团队，发扬互助合作及团队精神，发挥责任感共同携手向前。

3. 及时检讨反馈，相互促进：在讨论结束后，小组成员对当次讨论中小组老师、记录员及成员之间的表现互评与鼓励，以增加彼此间默契，并填写学生自我评价表与相互评价表，使下次讨论成效更好。

李冠武

第四部分　PBL 的流程与步骤

经典单一案例 PBL 课（两幕）在 2 周内分次实施：每周安排 2 次讨论，分别安排在周一和周四（或周二和周五），每次时长 2~3 小时。

PBL 基本流程与步骤简介如下：

1. 参与小组老师和学生轮流自我介绍（1 名小组老师，6~10 名学生）。

2. 小组老师简单讲解 / 复习 PBL 基本程序、规则和方法。

3. 由学生选出 1 名记录员（原则上由组员轮流担任），记录的同时参与讨论，在白板上呈现并初步整理讨论内容。

4. 小组 PBL 步骤：详见下表。

5. 评价与反馈：包括学生对自我、其他学生、带教小组老师和 PBL 过程的评价与反馈，以及小组老师对学生和 PBL 过程的评价与反馈。

评价与反馈环节至关重要，无论时间是否超时，这个过程都不可省略，在 PBL 课程结束之前一定要执行此环节的活动。

6. 如时间充裕，由小组自行决定是否进行总结环节，即简要总结学习成果，回归并审视案例问题，明确问题解决成效。

进程	目的	步骤
第 1 次讨论	发现问题，设定目标，制订时间管控方案	1. 研读案例，归纳事实，澄清概念，找出线索 2. 列出并明确要探讨的问题（需达成共识） 3. 就问题进行头脑风暴（基于现有知识和认知进行讨论） 4. 分析问题，提出并最终整合形成用于解释问题的假说 5. 围绕假说，明确学习议题 6. 讨论已有知识是否足以解决所列问题，以此确定尚待学习的范围 7. 回顾步骤 4~6，共同制订出明确、具体、相关、预期能够实现的学习目标，并按重要性依次排列

（续表）

第 1 和第 2 次讨论之间	查证，研读，分析，求解	8. 小组成员各人自行搜集资料和信息，每个成员的学习任务应覆盖与学习目标相关的全部议题，避免以省事省时为动机的任何形式的任务分配和包干行为
第 2 次讨论	分享，求证，讨论，批判，总结	9. 将个人学习成果（信息来源和内容）在小组内以口头讲解配合白板书写的形式呈现，并进行互动性讨论，包括分享困难、寻求解决 10. 小组通过团队合作，尝试应用所学新知识共同解决或分享第 1 次讨论所设定的问题及相关探讨

龙　廷

第五部分　PBL 实施中的评价与反馈

PBL 强调以学生为中心，注重学生学习过程，目标是培养学生主动学习、终身学习能力。学生要对自己的学习过程及结果负责。因此，PBL 评价方式也必然异于传统以知识考核为主的终结性评价模式。PBL 更注重小组讨论课结束后的即时反馈，为学生提供改进其个人行为和态度最有效的意见和建议。

一、形成性评价和终结性评价

形成性评价和终结性评价是两个重要的概念。传统教育常用以笔试为主的考试形式，以此将学生学习成果优劣进行分类，便于施教者判断或奖惩，此种评价形式称为终结性评价。终结性评价的目的是对学生学习成果进行判断。PBL 采用多元化形成性评价模式，其目的是帮助学生改进学习过程。诚如每次 PBL 小组讨论后学生自我以及对组内同学口头评价、小组老师给学生即时口头反馈等，都可以帮助学生认识和保持自己学习过程中的优点，发现不足，并利用小组老师在即时反馈中提供的建议改进学习方法，调整学习方向。

二、PBL 中常用的面对面即时反馈、评价表的应用

1. 形成性评价之一：即时口头反馈

（1）目的：帮助学生、小组老师发现自己的长处和短板，指向性地扬长避短，积极地优势互补。

（2）形式：每次 PBL 小组讨论结束前，都需要利用 10~15 分钟时间进行学生对自我、组员、小组老师及小组老师对组员的面对面反馈。

该反馈也可以利用评价表进行（自我评价、同伴评价、小组老师评价学生、学生评价小组老师）。不过常因为时间紧迫，在讨论结束后行即时口头面对面反馈。

（3）反馈技巧

1）口头评价注重客观性观察，而非基于主观性推论，注重使用描述性语言而非判别性词句。无论正面还是负面评价，都要根据评价者（小组老师或其他指定人）观察到的场景，引用被评价者的语言，有针对性地进行评价。

2）多使用正性语言进行评价。

3）分享经验，避免说教。

4）尽量以各种数据 / 证据示人，不宜用解答或解决方式。

5）反馈内容要对被评价者有所裨益，而非反馈者的个人情绪发泄。

6）给予对方的建议应充分考虑对方能够接受的程度。

7）应适时适地提出反馈，以减少个人伤害。

8）反馈时宜着眼于“对方所说”，而非“为何而说”。

小组老师应特别留意学生间相互评价与反馈时所持的态度，及时善意地纠正不适当的行为、语言及态度。

2. 形成性评价之二：PBL 评价表（表 1 ~ 表 3）

（1）目的：在即时反馈前形成系统评价，保留资料以形成学生学习档案，也可形成量化测量参数，用于未来终结性评价。

（2）形式：可以在每次 PBL 结束前进行；也可在课后填写网络评价表（非即时反馈，效果略逊）。

（3）注意事项

1）如果需要为终结性评价提供参数，学生应该提前知道评价方法。

2）应进行阶段性总结并为学生提供相应阶段性反馈，帮助学生认识自己的优点，知晓急需改进的方面。

3）基于不同目的和使用便利，形成性评价和终结性评价两者可结合使用。

4）评价表填写比较费时，学生若无耐性或不负责任填写，会影响评价信度和效度。因此，评价表需谨慎设计。

5）评价分数要赋予整数值。

表 1　PBL 学生评价表（教师版）

班级 ________　小组 ________　小组老师 ________　日期 ________

评价项目	学生姓名									备注
1. 参与程度										
2. 发言有效性										
3. 团队合作及沟通能力										
4. 资料准备										
5. 领导力 / 同理心										
总分										

总体反思

优点：

缺点：

建议：

附：评价项目细则（计分均为整数）

项目	0分	1分	2~3分	4~5分
1. 参与程度	缺席	无：出席但完全/几乎没有参与讨论	参与：但非主动，在同学或小组老师的暗示或督促下参与	积极参与：主动分享自己的观点，积极补充同学发言，观察组员行为并提出反馈
2. 发言有效性	缺席	无：附和其他同学，没有个人观点，发言少	一般：发言简洁度、完成讨论目标能力不足； 或仅复述资料，缺乏个人观点陈述； 对他人发言无法提出意见和建议； 对推动小组讨论进程缺乏帮助	有效：发言简洁，目标明确； 对其他组员发言能提出个人意见或补充，提出的观点可以积极推动小组讨论进程； 能够对组员提供有效反馈
3. 团队合作及沟通能力	缺席且没有参与课前小组准备活动，由小组同学界定	差：参与课前的小组准备活动，课上没有有效互动、合作	一般：课前、课上比较积极地参与小组讨论和活动； 组员与其相处比较愉快	好：在讨论陷入困境时能够协调组员找到目标、摆脱困境； 有明确的小组目标并为之服务； 组员对其合作能力评价高
4. 资料准备		简单：复制和复述； 资料来源缺乏可靠性	归纳总结：进行了资料整理，分析了各类资料的可靠性并有所选择	内化：资料来源可靠，发言时可以脱稿、画图演示
5. 领导力/同理心		无：出席但没有表现出领导力或同理心	有：时间控制好； 明确小组目标，并提示组员注意讨论进程； 主动提出与“社会”“行为”相关的学习目标； 对案例所描述情境可以“将心比心”地进行分析	优秀：有明确的团队目标，在关键时刻引领任务进程； 组员对其领导力评价高； 对案例中患者所处境地进行换位分析，并积极寻找资料、提出有效解决方案

表 2　PBL 小组老师评价表（学生版）

班级＿＿＿＿＿　小组＿＿＿＿＿　小组老师＿＿＿＿＿　日期＿＿＿＿＿

序号	项目	（1）非常同意	（2）同意	（3）无意见	（4）不同意	（5）非常不同意
1	小组老师清楚本案例学习目标并有意识地引导学生完成					
2	小组老师通过问题引导学生进行逻辑性、批判性思考					
3	小组老师常用鼓励性话语激发学生探索知识的兴趣					
4	小组老师表现出良好的职业素养，包括着装、言谈、伦理等					
5	小组老师能够给予学生有效、具体的反馈，帮助学生认识自身优点和改进点，并指出改进学习的方向					

请提供您对小组老师其他的建议事项或意见：

1. 主要优点有哪些?

2. 主要缺点有哪些?

3. 下次小组讨论您认为小组老师应该做些什么或不做些什么，以便加以改进?

表 3 PBL 讨论学习评价表（团队及自主学习的反思与互评）

班级＿＿＿＿＿ 小组＿＿＿＿＿ 小组老师＿＿＿＿＿ 日期＿＿＿＿＿

序号	项目	（1）非常同意	（2）同意	（3）无意见	（4）不同意	（5）非常不同意
1	本组同学参与度良好					
2	同学之间互动良好					
3	本组讨论之进行流程顺利					
4	讨论内容有系统性、组织性并充实					
5	本组同学均认真搜集资料					
6	同学们的学习兴趣高昂					
7	本组同学大多能达到预定学习目标					
8	对学习方法、思维能力培养有帮助					

1. 您认为自己在本案例讨论中：

（1）最突出优点和能力各是什么？

（2）与上个案例比较哪些方面已有实质性改进？哪些还需改进？

2. 您认为哪位 / 几位组员最值得钦佩？最值得钦佩的地方是什么？

3. 您认为哪位 / 几位组员还需要帮助？需要帮助的地方是什么？

林常敏

第六部分　学生在 PBL 学习中的常见问题与解决建议

问题 1. 发现我们这组有同学迟到或不认真准备资料，导致其他同学讨论时比较辛苦，该如何处理?

建议 1：请迟到的同学解释迟到原因，以平和的方式告诫他下次要留意约定时间。

建议 2：大家可以有意识地创造条件让准备不足的同学也能主动参与讨论进程，促进他对小组作出贡献，例如激发他在分享与讨论过程中主动提出问题和质疑，请他帮助整理归纳学习成果等。

建议 3：在自评和反馈环节，请他说明本次自主学习的时间安排和学习成效，向他提出下次改进的建议。（龙廷）

问题 2. 小组老师是该案例内容方面的专家，有疑虑时可以请他回答吗?

建议：小组老师有些是该案例内容方面的专家，有些不是，有疑虑时可以请教他，小组老师自然会处理。大部分（负责任的）小组老师会考量 PBL 精神再做决定，如指导学生怎样到专业网站检索以解惑，不推荐直接给答案。如果学生有问题，小组老师必答，这就陷入传统教学一问一答的误区，造成学生对小组老师的依赖性（被动性）。（李伟中）

问题 3. 小组老师介入时犯了一些资讯上的错误，该纠正他吗?

建议：小组老师和同学都是组员，小组老师也会犯错误，所以要相互尊重、相互纠正。小组老师介入时犯了一些资讯上的错误，同学可以委婉地告知所查资料内容与小组老师所言差异之处，但不需要追根究底证明小组老师是错误的。小组老师若知道自己犯错，也应该有师者风范、有则改之。（辛岗）

问题 4. PBL 案例让我们觉得老套又没有讨论空间，可以及早结束讨论吗?

建议：如果案例真如同学所说老套而没有讨论空间，那就真该换一个案例了。当然，案例都是经过专家审核，并在同学中试用才确定使用的，所以是有意义的。其实，只要小组老师引导得当，学生在下课后常常还在不断争论、分享。之所以有时不知讨论何种话题，是因为他们大多在讨论中过分关注专业知识或者临床疾病诊断和治疗，而往往忽视“群体－社区－制度”及“行为－习惯－伦理”两个方面内容，这就要求小组老师根据“教师指引”要求，适时给予正确引导、启发，让学生从 P（population）、B（behavior）、L（life science）三个方面进行更深入的讨论，培养学生自主探索的学习精神。（吴丽萍）

问题 5. 小组老师介入过多时该如何反应才能让他知道？

建议：在进行反馈环节，首先对小组老师的付出表示感谢，然后诚恳表达希望小组老师在下次课程中让学生主导小组学习与讨论。（黄展勤）

问题 6. 该案例结束后仍有疑问，该向谁求助？

建议：在案例分享过程中会发现一些新的疑问，对于这些疑问，如有需要，我们可以继续讨论以形成新的学习目标，在课后继续进行资料查找和学习。在分享结束后的学习过程中，也可能遇到一些个人新发现的问题和疑问，你同样可以自我形成学习目标，进行资料查找和学习。当然，这些新的学习目标，我们没有安排同学们再次聚集在课堂上讨论，但如果你觉得必要，可以联系同学，进行线上或面对面讨论和分享，这也是 PBL 所倡导的自主学习精神。当然，如果你们的学习和讨论不能解决悬而未决的疑问，请教学长和相关导师也是一种途径，但你们需要确保自己没有过分依赖该途径。（王革非）

问题 7. 同学收集的资料与我收集的不同时，该如何认定谁的才是正确的？

建议：首先应明确彼此资料的来源，对于不同资料可信度进行大致界定，应以来源于教科书及权威学术性期刊资料为主，其他网络资料为辅。其次应进一步讨论不同资料是否是从不同侧面对问题进行解说，而并非“孰对孰错”。同时，也应在讨论过程中关注是否对资料解读存在人为误解。（吴凡）

问题 8. 讨论的时候有部分同学针锋相对，火药味很重，我要怎么办？

建议：首先，尽量不要依赖或求助小组老师来解决问题，尝试组员自己解决内部矛盾。PBL 鼓励大家发表不同意见，但也需发扬求同存异的民主精神，不搞小圈子，不搞对立。我们可以对发生争执的同学说：“这个问题既然大家有不同意见，那我们回去查阅参考文献，下次再来讨论吧。” 以此来缓解矛盾，切勿在此时言辞激烈地支持某一方而激化矛盾。如果组员仍无法调解矛盾，可向小组老师征询解决意见。（彭青）

问题 9. 讨论时若发现有些同学不够积极，该如何处理？要纠正吗？

建议：需要适度纠正。

（1）邀请“不积极”同学阐明自己对所讨论问题的观点（在陈述阶段，发现其“不积极”的原因）。

（2）邀请其他组员对“不积极”同学所发表的观点做出一定阐述与反馈，分析 “不积极”同学论点对解决问题所做的贡献，并分析异同（互动阶段，增加组员间交流）。

（3）继续利用小组团队力量去正面影响他们，使其积极参与讨论。（张国红）

问题 10. 收集资料时，是我们每个同学都要搜集完整资料，还是分工协作搜集资料呢？如果是分工搜索，资料如何分享？

建议：收集资料不采取分工协作方法，每位同学都要搜索不同主题的资料，并进行汇总。在 PBL 讨论之前，相互分享资料，并准备就自己的资料进行总结，在讨论时发表观点。分享资料可以通过网络、打印等多种途径进行。（李冠武）

问题 11. 在讨论中，有时候会谈到大家都非常感兴趣的事情，但和主题关系不大，小组老师（或小组组长）见大家热情高涨，也未打断，这个时候组员该怎么办？

建议：这是讨论中经常遇见的问题，组员需要对这样的问题委婉地打断或者谈及某个主题，将现有话题自然岔开。（李冠武）

第七部分　PBL 常用资源

一、中文参考书

1. 关超然，李孟智 . 问题导向学习之理念、方法、实务与经验：医护教育之新潮流 . 北京：北京大学医学出版社，2015.

2. 黄钢，关超然 . 基于问题的学习 (PBL) 导论：医学教育中的问题发现，探索，处理与解决 . 北京：人民卫生出版社，2014.

3. 徐平 . PBL 我们的思考与实践 . 北京：人民卫生出版社，2015.

二、英文参考书

1. Amador JA, Miles L., Peters CB. The practice of problem-based learning: a guide to implementing PBL on the college classroom. Bolton, MA: Anker Publishing Company, 2006.

2. Barrows HS, Tamblyn RM. Problem-based learning: An approach to medical education. New York: Springer, 1980.

3. Barrows HS. How to design a problem-bases curriculum for preclinical years. New York: Springer, 1985.

4. Davidson JE, Sternberg RJ. The psychology of problem solving. Cambridge: Cambridge University Press, 2003.

5. Lambros A. Problem-based learning in middle and high school classrooms: At teacher's guide to implementation. Thousand Oaks: Corwin Press, 2004.

6. Ronis DL. Problem-based learning for math & science: Integrating inquiry and the internet. 2nd ed. Thousand Oaks: Corwin Press, 2008.

7. Savin-Baden M. Problem-based learning in higher education: Untold stories. Philadelphia: SRHE and Open University Press, 2000.

8. Savin-Baden M., Wilkie K. Challenging research in problem-based learning. Berkshire. Open University Press, 2004.

9. Savin-Baden M., Howell Major C. Foundations of problem-based

learning. New York: Open University Press, 2004.

10. Savin-Baden M., Wilkie K. Problem-based learning online. New York: Open University Press, 2006.

三、网站

1. http://cll.mcmaster.ca/resources/pbl.html
2. http://cmucfd.cmu.edu.tw/pbl_01.html
3. http://www.studygs.net/pbl.htm